初学者のための
# 小児心身医学テキスト

編 日本小児心身医学会

Primer of Psychosomatic Pediatrics

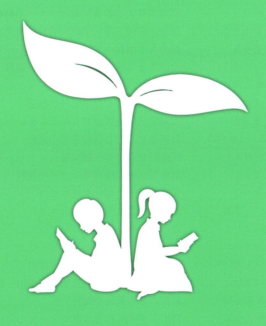

南江堂

■ 編集
日本小児心身医学会

■「初学者のための小児心身医学テキスト」編集委員会（五十音順：*担当理事，**委員長）

| 大野　貴子 | おおの　たかこ | 西部島根医療福祉センター脳神経小児科 |
| 大堀　彰子 | おおほり　あきこ | 帝塚山学院大学大学院人間科学研究科 |
| 奥見　裕邦 | おくみ　ひろくに | 近畿大学医学部心療内科 |
| 亀田　誠 | かめだ　まこと | 大阪はびきの医療センター小児科 |
| 小林　穂高 | こばやし　ほだか | 名張市立病院小児科 |
| 小柳　憲司* | こやなぎ　けんし | 長崎県立こども医療福祉センター小児心療科 |
| 作田　亮一 | さくた　りょういち | 獨協医科大学埼玉医療センター　子どものこころ診療センター |
| 汐田まどか | しおた　まどか | 鳥取県立総合療育センター小児科 |
| 識名　節子 | しきな　せつこ | 発達神経クリニックプロップ |
| 柴田　光規 | しばた　みつのり | 川崎西部地域療育センター |
| 鈴木　雄一 | すずき　ゆういち | 福島県立医科大学医学部小児科学講座 |
| 須見よし乃 | すみ　よしの | こころと発達クリニックえるむの木 |
| 藤田　一郎 | ふじた　いちろう | 福岡女学院大学人間関係学部子ども発達学科 |
| 渕上　達夫 | ふちがみ　たつお | 日本大学病院総合診療センター小児科 |
| 細木　瑞穂 | ほそぎ　みずほ | 細木小児科 |
| 松島　礼子 | まつしま　れいこ | 大阪府済生会茨木病院小児科 |
| 村上佳津美 | むらかみ　かつみ | 近畿大学医学部内科学心療内科部門/堺咲花病院心身診療科 |
| 渡部　泰弘** | わたなべ　やすひろ | 秋田県立医療療育センター |

■ 査読委員会（五十音順）

| 井口　敏之 | いぐち　としゆき | 星ヶ丘マタニティ病院小児科 |
| 石﨑　優子 | いしざき　ゆうこ | 関西医科大学総合医療センター小児科 |
| 大堀　彰子 | おおほり　あきこ | 帝塚山学院大学大学院人間科学研究科 |
| 岡田あゆみ | おかだ　あゆみ | 岡山大学病院小児医療センター小児科　子どものこころ診療部 |
| 梶原　荘平 | かじわら　そうへい | 金沢こども医療福祉センター小児科 |
| 北山　真次 | きたやま　しんじ | 姫路市総合福祉通園センター |
| 金　泰子 | きむ　やすこ | 大阪医科薬科大学小児科学教室 |
| 河野　政樹 | こうの　まさき | 広島県立障害者療育支援センターわかば療育園 |
| 小林　繁一 | こばやし　しげいち | 静岡県立こども病院発達小児科 |
| 小柳　憲司 | こやなぎ　けんし | 長崎県立こども医療福祉センター小児心療科 |
| 汐田まどか | しおた　まどか | 鳥取県立総合療育センター小児科 |
| 識名　節子 | しきな　せつこ | 発達神経クリニックプロップ |
| 髙宮　靜男 | たかみや　しずお | たかみやこころのクリニック |
| 竹中　義人 | たけなか　よしと | たけなかキッズクリニック |
| 田中　英高 | たなか　ひでたか | OD低血圧クリニック田中 |
| 永光信一郎 | ながみつ　しんいちろう | 久留米大学医学部小児科学講座 |
| 藤田　之彦 | ふじた　ゆきひこ | 日本大学医学部附属板橋病院小児・新生児病科 |
| 藤本　保 | ふじもと　たもつ | 大分こども病院小児科 |
| 渕上　達夫 | ふちがみ　たつお | 日本大学病院総合診療センター小児科 |
| 村上佳津美 | むらかみ　かつみ | 近畿大学医学部内科学心療内科部門/堺咲花病院心身診療科 |
| 山崎　知克 | やまざき　ともかつ | 浜松市子どものこころの診療所 |
| 渡部　泰弘 | わたなべ　やすひろ | 秋田県立医療療育センター |

## ■ 執筆者（執筆順）

| | | |
|---|---|---|
| 村上佳津美 | むらかみ かつみ | 近畿大学医学部内科学心療内科部門/堺咲花病院心身診療科 |
| 冨田　和巳 | とみた かずみ | こども心身医療研究所 |
| 宮本　信也 | みやもと しんや | 白百合女子大学人間総合学部 |
| 小柳　憲司 | こやなぎ けんし | 長崎県立こども医療福祉センター小児心療科 |
| 多田　　光 | ただ ひかる | 多田小児クリニック |
| 汐田まどか | しおた まどか | 鳥取県立総合療育センター小児科 |
| 竹中　義人 | たけなか よしと | たけなかキッズクリニック |
| 吉田　誠司 | よしだ せいじ | 大阪医科薬科大学小児科 |
| 識名　節子 | しきな せつこ | 発達神経クリニックプロップ |
| 藤原　由妃 | ふじわら ゆき | こども心身医療研究所 |
| 金　　泰子 | きむ やすこ | 大阪医科薬科大学小児科学教室 |
| 松島　礼子 | まつしま れいこ | 大阪府済生会茨木病院小児科 |
| 深井　善光 | ふかい よしみつ | 東京都立小児総合医療センター心療内科 |
| 石谷　暢男 | いしたに のぶお | 石谷小児科医院 |
| 大石　　興 | おおいし こう | 橋本市民病院小児科 |
| 大堀　彰子 | おおほり あきこ | 帝塚山学院大学大学院人間科学研究科 |
| 加藤　　敬 | かとう たかし | こども心身医療研究所 |
| 田副　真美 | たぞえ まみ | ルーテル学院大学総合人間学部 |
| 小林　穂高 | こばやし ほだか | 名張市立病院小児科 |
| 島津　智之 | しまづ ともゆき | 国立病院機構熊本再春荘病院小児科 |
| 石﨑　優子 | いしざき ゆうこ | 関西医科大学総合医療センター小児科 |
| 藤田　之彦 | ふじた ゆきひこ | 日本大学医学部附属板橋病院小児・新生児病科 |
| 藤本　　保 | ふじもと たもつ | 大分こども病院小児科 |
| 岡田あゆみ | おかだ あゆみ | 岡山大学病院小児医療センター小児科 子どものこころ診療部 |
| 梶浦　　貢 | かじうら みつぐ | 梶浦医院 |
| 奥見　裕邦 | おくみ ひろくに | 近畿大学医学部心療内科 |
| 神原　雪子 | かんばら ゆきこ | ゆきこどもクリニック |
| 鈴木　雄一 | すずき ゆういち | 福島県立医科大学医学部小児科学講座 |
| 鈴木　由紀 | すずき ゆき | 国立病院機構三重病院小児科 |
| 港　　敏則 | みなと としのり | 公立豊岡病院組合立豊岡病院小児科 |
| 亀田　　誠 | かめだ まこと | 大阪はびきの医療センター小児科 |
| 土生川千珠 | はぶかわ ちず | 国立病院機構南和歌山医療センター小児アレルギー科 |
| 渕上　達夫 | ふちがみ たつお | 日本大学病院総合診療センター小児科 |
| 柴田　光規 | しばた みつのり | 川崎西部地域療育センター |
| 佐野　博彦 | さの ひろひこ | さの小児科クリニック |
| 細木　瑞穂 | ほそぎ みずほ | 細木小児科 |
| 渡部　泰弘 | わたなべ やすひろ | 秋田県立医療療育センター |
| 山根知英子 | やまね ちえこ | 水野診療所 |
| 五月女友美子 | そうとめ ゆみこ | 公立福生病院小児科 |
| 小林　繁一 | こばやし しげいち | 静岡県立こども病院発達小児科 |
| 芳賀　彰子 | はが あきこ | Dr.HAGA 茶屋町クリニック |
| 梶原　荘平 | かじわら そうへい | 金沢こども医療福祉センター小児科 |
| 金原　洋治 | かねはら ようじ | かねはら小児科 |
| 髙宮　靜男 | たかみや しずお | たかみやこころのクリニック |

| | | |
|---|---|---|
| 山崎　知克 | やまざき ともかつ | 浜松市子どものこころの診療所 |
| 河野　政樹 | こうの まさき | 広島県立障害者療育支援センターわかば療育園 |
| 柳本　嘉時 | やなぎもと よしとき | 関西医科大学小児科学講座/関西医科大学総合医療センター小児科 |
| 大野　貴子 | おおの たかこ | 西部島根医療福祉センター脳神経小児科 |
| 田中　英高 | たなか ひでたか | OD低血圧クリニック田中 |
| 星野　崇啓 | ほしの たかひろ | さいたま子どものこころクリニック |
| 片山　威 | かたやま たけし | 津山中央病院小児科 |
| 錦井　友美 | にしきい ゆみ | 国立病院機構長崎病院小児科 |
| 水谷　聡志 | みずたに さとし | 淀川キリスト教病院小児科 |
| 鍋谷まこと | なべたに まこと | 淀川キリスト教病院小児科 |
| 長濱　輝代 | ながはま てるよ | 大阪公立大学大学院生活科学研究科 |
| 作田　亮一 | さくた りょういち | 獨協医科大学埼玉医療センター 子どものこころ診療センター |
| 北山　真次 | きたやま しんじ | 姫路市総合福祉通園センター |

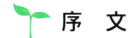

# 序　文

　日本小児心身医学会は2014年,「子どもの心身症」の定義を発表した．それは「子どもの身体症状を示す病態のうち,その発症や経過に心理社会的因子が関与するすべてのものをいう．それには発達・行動上の問題や精神症状を伴うこともある」というものである．子ども時代は心身が未分化で,心理社会的因子の影響が身体症状として出現しやすい．そのため,この定義を日常臨床にあてはめると,多くの疾患が心身症の側面を持つことになる．つまり,小児医療において心身症は日常的な病態であり,小児心身医学の知識と技術は,専門家だけでなく子どもに関わるすべての職種に必要なものである．そのことを前提に,本書は次に挙げるような人たちを読者対象としている．

1) 小児科医をはじめとする子どもを診療するすべての医師の方へ

　子どもの総合診療医である小児科医は,意識するしないにかかわらず,一般診療において数多く心身症に遭遇している．心身症は,診療する医師が少しの工夫をもって関われば,劇的に改善する場合があり,それを無意識に行っている医師は,地域で「名医」と呼ばれている．心身症の治療には,専門医だけでなく多くのプライマリ・ケア医が関わる必要があり,その知識と技術はすべての医師のためのものであるといえる．

2) 日本小児心身医学会の認定医および認定医を目指す方へ

　日本小児心身医学会は,2010（平成22）年から学会認定医制度を運用している．認定医は,いわゆる「神の手」を持つ医師を養成するためのものではなく,広く一定基準以上の知識と技術を持った医師の養成・認定のための制度である．認定基準は,研修ガイドラインや各疾患の診療ガイドラインで示されているが,本書もその基準の1つとなる．

　また,2018（平成30）年現在,専門医制度の改革が行われており,子どもの心に関わる医師のための制度である「子どものこころ専門医」は,サブスペシャリティ専門医として日本専門医機構からの承認を目指している．専門医資格を取得するうえで小児心身医学の知識と技術は必須であり,本書は子どものこころ専門医を目指す専攻医にとっても必携の書となる．

3) 心理士をはじめとする子どもの健康な心身の成長のために働く方へ

　心理士の国家資格として,公認心理師法が2015（平成27）年に議員立法で成立し,2017（平成29）年に施行された．第1回公認心理師試験は2018年に行われるが,国家資格としての心理士が誕生すれば,医療や教育機関などでの重要性は飛躍的に高まる．子どもに関わる心理士において,小児心身医学の知識は必須である．

　同様に,保育・学校関係者など子どもの成長発達に関わる職種の人たちにも,小児心身医学の知識は欠かせないといえる．

　以上のように,本書は子どもに関わるすべての方が手に取り,学習することを前提として執筆・編集した．本書が子どもたちの心身の健康に寄与できることを祈念する．

2018年3月

日本小児心身医学会理事長
村上 佳津美

# 「初学者のための小児心身医学テキスト」編集にあたって

「心の問題は取り扱いが難しい．よって，学びたい者は誰かに教えてもらうのではなく，自分で勉強し，自分で自分の診療スタイルを身につけなければならない」

　私が小児心身医学の勉強を始めた25年ほど前，研修に対する意識は，学ぶ方，教える方のどちらにとってもこのようなものでした．確かにそれは間違いではないかもしれません．本当の技術は，誰もが自ら主体的に学び，悩んでつかみ取らないと，決して身につかないものだからです．しかし，研修の制度自体がそのままでは，医学としても診療技術としても大きな発展は望めません．名人芸ではなく，学びたいと考える人がみなスタンダードを学び，実践できる環境を整備しないと全体のレベルは向上しないからです．

　そのような思いから，日本小児心身医学会では，まず初めに専門家として診療を続けている医師たちの意見を集約し，心身症の診療について一定の方向性を出していこうと，エキスパート・コンセンサスとしての診療ガイドラインの作成に取り組みました．その成果が実を結び「小児心身医学会ガイドライン集」として発刊されたのは2009年のことです．その後，ガイドライン集は2015年に改訂され，第2版が出版されました．しかし，診療ガイドラインは現実に診療にあたっている医師のための手引き書であり，「子どもの心について勉強したい！」と志したばかりの医師の学習教材としては，必ずしも適切なものではありませんでした．

　今回，新たに編集された「初学者のための小児心身医学テキスト」は，そのような，子どもの心の問題に興味を持ち，これから学習を始めたいと考える若い医師が，まず手にとって読むのに最適となる書籍を目指しました．小児心身医学の総論・各論を中心に，小児科臨床のなかで比較的よく遭遇する子どもの精神医学的問題，不登校などの行動の問題，虐待や貧困などの社会的問題，災害時の対応まで，子どもの心の問題について幅広く論じ，初学者が子どもの心の問題の全貌をイメージできるようにまとめられています．

　各項目の執筆者としてお願いしたのは，日本小児心身医学会のなかで中心的に活動している，オピニオンリーダーから中堅の医師と心理士です．また，その執筆内容には，査読者および編集委員の厳しいチェックが入っています．その結果，本書はそれぞれの執筆者の日常臨床における子どもの心の診療に対する熱意に溢れ，かつ全体として一定の方向性がしっかりと示される書籍に仕上がりました．なお，それぞれの執筆者において，開示が必要な利益相反事項はありません．

　本テキストによって，多くの医師が子どもの心の診療に興味を持ち，関わってくださること，それによって，多くの子どもと家族が少しでも前向きに，希望をもって生活していけるようになることを期待しています．

　2018年3月

「初学者のための小児心身医学テキスト」編集委員会担当理事
小柳 憲司

# 目 次

## 総 論

### 1. 小児心身医学の基礎 —————————————————————— 2
- A．小児心身医学の概要と日本小児心身医学会 ————————————— 2
  - 1　小児心身医学とは ……………………………………… 村上佳津美 … 2
  - 2　日本小児心身医学会について ………………………… 冨田和巳 … 5
  - 3　小児心身医学の守備範囲 ……………………………… 村上佳津美 … 8
- B．ストレスと身体 ……………………………………………… 宮本信也 … 11
- C．子どもにおける心身症 ————————————————————— 16
  - 1　子どもの心身症の定義 ………………………………… 小柳憲司 … 16
  - 2　心と身体のつながり …………………………………… 小柳憲司 … 19
- D．子どもの心の発達 …………………………………………… 多田　光 … 22

### 2. 医療における面接 —————————————————————— 28
- A．初診時の関係の作り方 ……………………………………… 汐田まどか … 28
- B．情報収集しておきたいこと ………………………………… 汐田まどか … 33
- C．初診時の診たてと説明 ……………………………………… 竹中義人 … 38
- D．治療継続のしかた …………………………………………… 竹中義人 … 43

### 3. 検　査 ———————————————————————————— 48
- A．医学的検査の進め方 ………………………………………… 小柳憲司 … 48
- B．自律神経機能検査 …………………………………………… 吉田誠司 … 52
- C．心理学的検査 ————————————————————————— 58
  - 1　心理検査の進め方 ……………………………………… 識名節子 … 58
  - 2　発達・知能検査 ………………………………………… 識名節子 … 61
  - 3　質問紙検査 ……………………………………………… 藤原由妃 … 66
  - 4　描画検査法などの投影法 ……………………………… 藤原由妃 … 71

### 4. 治　療 ———————————————————————————— 74
- A．治療の基本 ——————————————————————————— 74
  - 1　支持的カウンセリング ………………………………… 金　泰子 … 74
  - 2　生活指導と環境調整 …………………………………… 松島礼子 … 78
- B．薬物療法 ———————————————————————————— 83
  - 1　薬物療法の基礎 ………………………………………… 深井善光 … 83
  - 2　向精神薬の使い方 ……………………………………… 石谷暢男 … 88
  - 3　漢方薬の使い方 ………………………………………… 大石　興 … 94

- C．心理療法 ……………………………………………………………………… 97
  - 1　心理療法の基礎 …………………………………………… 大堀彰子 …… 97
  - 2　リラクセーション法・自律訓練法 ……………………… 加藤　敬 …… 100
  - 3　認知行動療法 ……………………………………………… 田副真美 …… 103
  - 4　遊戯療法・箱庭療法 ……………………………………… 田副真美 …… 106
- D．家族支援 ……………………………………………………… 小林穂高 …… 109

## 5．連　携 — 115
- A．医師と心理士の協働治療 …………………………………… 大堀彰子 …… 115
- B．入院治療における病棟チーム ……………………………… 島津智之 …… 118
- C．教育・福祉・司法との連携 ………………………………… 加藤　敬 …… 121
- D．移行期 ………………………………………………………… 石﨑優子 …… 125
- E．他科との連携 ………………………………………………… 藤田之彦 …… 129

## 6．保険診療について — 藤本　保 — 131

## 7．研修制度について — 岡田あゆみ — 134

# 各　論

## 1．子どもに多い心身症 — 142
- A．起立性調節障害 ……………………………………………… 梶浦　貢 …… 142
- B．機能性消化管障害（機能性腹痛障害）—FD, IBS を中心に … 奥見裕邦 …… 153
- C．慢性機能性頭痛（片頭痛・緊張型頭痛など） ……………… 神原雪子 …… 163
- D．摂食障害 ……………………………………………………………………… 170
  - 1　神経性やせ症 ……………………………………………… 鈴木雄一 …… 170
  - 2　回避・制限性食物摂取症 ………………………………… 鈴木由紀 …… 178
- E．過換気症候群 ………………………………………………… 港　敏則 …… 182
- F．アレルギー疾患 ……………………………………………………………… 188
  - 1　気管支喘息 ………………………………………………… 亀田　誠 …… 188
  - 2　アトピー性皮膚炎 ………………………………………… 土生川千珠 … 195
- G．睡眠障害 ……………………………………………………………………… 202
  - 1　不眠・概日リズム睡眠-覚醒障害 ……………………… 渕上達夫 …… 202
  - 2　夜驚症 ……………………………………………………… 柴田光規 …… 208
- H．排泄系の問題 ………………………………………………………………… 211
  - 1　遺糞症 ……………………………………………………… 奥見裕邦 …… 211
  - 2　夜尿症・昼間尿失禁（遺尿）症 ………………………… 佐野博彦 …… 215
  - 3　心因性頻尿 ………………………………………………… 細木瑞穂 …… 221
- I．その他 ………………………………………………………………………… 224
  - 1　チック症・トゥレット症 ………………………………… 渡部泰弘 …… 224
  - 2　習癖：指しゃぶり，爪かみ ……………………………… 山根知英子 … 229
  - 3　円形脱毛症・抜毛症 ……………………………………… 五月女友美子 … 232
  - 4　心因性視覚障害・心因性聴覚障害 ……………………… 小林繁一 …… 235
  - 5　慢性疼痛 …………………………………………………… 石﨑優子 …… 238

## 2. 子どもに多い精神疾患 — 241

- A．不安症 241
  - 1　分離不安症　　芳賀彰子　241
  - 2　社交不安症　　梶原荘平　245
  - 3　選択性緘黙（場面緘黙）　　金原洋治　249
- B．強迫症　　髙宮靜男　252
- C．変換症，解離症，身体症状症 256
  - 1　変換症（転換性障害）　　山崎知克　256
  - 2　解離症（解離性障害）　　山崎知克　260
  - 3　身体症状症　　山崎知克　267
- D．心的外傷後ストレス障害　　河野政樹　270
- E．ARMS　　山崎知克　277

## 3. 小児心身医学が関わるさまざまな問題 — 282

- A．不登校　　柳本嘉時　282
- B．神経発達症（発達障害）　　大野貴子　291
- C．いじめ　　田中英高　301
- D．行動の問題 305
  - 1　非行・盗癖・性的問題行動　　星野崇啓　305
  - 2　メディア依存　　片山　威　309
  - 3　自傷行為　　細木瑞穂　312
- E．小児医療におけるさまざまな問題 315
  - 1　慢性疾患・悪性疾患の心身医学　　錦井友美　315
  - 2　終末医療　　水谷聡志・鍋谷まこと　321
  - 3　周産期医療　　長濱輝代　324
- F．虐待・貧困などの子どもの社会的問題　　作田亮一　327
- G．災害時の対応　　北山真次　334

索　引 — 339

# 総　論

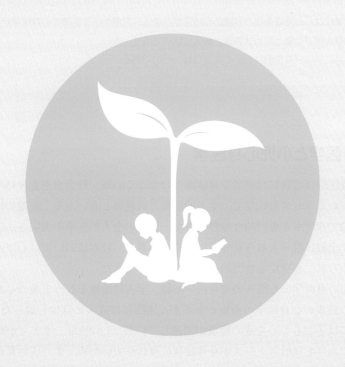

総論

# 1. 小児心身医学の基礎

## A 小児心身医学の概要と日本小児心身医学会

### 1 小児心身医学とは

日本の小児心身医学について，歴史的流れを踏まえて理解する

#### POINT

1. 心身医学には，心身症を扱う狭義の心身医学と全人的医療を行う広義の心身医学がある．
2. 小児心身医学で対象となる状態は，成人に比べて広く，多い．
3. 小児心身医学は日常診療において欠かせないものである．

#### 1 心身医学と小児心身医学

　心身医学は広義には患者を身体面だけでなく心理・社会面をも含めて総合的・統合的に診ていこうとする医学で，全人的医療と同義語ともいえる．狭義には心身症を固有の方法論で診療する専門的な分野をさす．前者の全人的医療の大切さが広く認識され，近年医学全般に取り入れられてきている．後者は，日本においては心療内科が標榜科として認められ，心身症を専門的に扱う科ができてきた[1]．

　小児心身医学にも成人の心身医学同様，全人的医療を行う広義の心身医学と，心身症を扱う狭義の心身医学の両面があるが，実際には成人とは少し違った側面がみられる．それには子どもの心身症の特徴が関連している．1つ目は，子どもが成人より心身が未分化であり心理的ストレスが身体症状に現れやすいため，より広い範囲に心身症を発症すること，2つ目は，子どもは成長発達している存在であり，常にそれを意識する必要があることである．言い換えると，小児心身医学の対象となる状態は成人に比べより多く日常診療の中に含まれるといえる．

## ❷ 日本における心身医学と小児心身医学

　前述の心身医学と小児心身医学の違いは，日本における心身医学と小児心身医学の発展の歴史の違いが関係している．

### a 心身医学の歴史

　心身医学は，精神分析の立場からの不安症や変換症（転換性障害）などにおける心身相関の研究が始まりで，次に，消化性潰瘍や気管支喘息などの身体疾患の発症や経過に心理社会的因子が密接に関連しているものを研究対象としてきた．その後，対象を心身症という特定の疾患に絞るのではなく，心身両面から総合的・統合的に病状をとらえ，全人的な医療を行うことを心身医学とする方向で進んでいる[2]．

　日本における心身医学は，第二次世界大戦後に米国の医学が急速に導入された時期に，精神身体医学という概念が日本に紹介されたことから始まっている．そして，1960（昭和35）年に日本精神身体医学会が開かれ，翌年には精神身体医学の機関誌が発刊された．その後，日本精神身体医学会は日本心身医学会と名称が変更されている．

### b 小児心身医学の歴史

　日本における小児心身医学は，成人における心身医学とは別に，学校保健の中で第二次世界大戦以前から注目されていた．長畑によると[3]，いわゆる「虚弱児」という言葉で問題とされていた状態に心身症の病態が含まれていたと考えられる．虚弱児はもともと，結核予防の観点から，結核にかかりやすい状態の子どもを指していた．そのため，栄養不良の状態によって起こる病態が主体であったが，それ以外に神経性体質，無力性体質や呼吸器系，消化器系疾患にかかりやすいもの，その他身体虚弱なものなどが含まれており，それらの一部は現代では起立性調節障害や過敏性腸症候群にあたると思われる．すなわち，日本における小児心身医学の原点の1つは虚弱児対策であるといえる．その治療としては，虚弱児対策のための特殊養護施設が設置され，当初は身体的鍛錬が主体で行われていたが，1920年代後半には，一部では心身両面からの治療が行われるようになっていた．

　1930年代から40年代にかけては虚弱児を神経質児としてとらえるようになった．木田文夫は[3]，体質の研究から神経質の研究へと発展させ，「乳幼児から神経質はみられるがまだ未分化であり，年長児になると種類が多くなり神経性体温異常，神経性疼痛，神経性発汗，神経性咳，神経性下痢，神経性便秘，神経性心悸亢進，神経性不整脈，神経性めまい，神経性疲労，神経性やせなどに分類され，それらは神経機能の過敏性に由来する」ととらえている．これらの分類は現代の心身症の分類に類似しており，対応としても現代の心身症治療に近いものが考えられていた．それ以後は，戦中・戦後に入り，生活の困難から栄養失調や伝染病などが問題となって虚弱児や神経質児の問題は影に隠れていたが，戦後の復興が進むにつれ学校現場で再び語られるようになった．1953（昭和28）年に当時の文部省は身体虚弱について「身体虚弱とは，先天的または後天的原因により身体機能の異常を示し疾病に対する抵抗力が低下し，あるいはこれらの徴候が

起こりやすく，そのため登校停止の必要は認めないが，長期にわたり，健康児童生徒と同等の教育を行うことによって，かえって健康を障害する恐れのある程度のものをいう」とし，それらへの対策の必要性が語られた．

　その後，1960年代に入ると栄養状態が改善するにつれ，かつて虚弱児と言われていたものに，頭痛，腹痛，頻尿，遺尿などの機能異常と精神神経状態不安定といった名称が用いられるようになり，いわゆる心身症と考えられるものが明らかになっていった．その後は精神身体医学の概念のもと，子どもにおいても小児精神身体医学会が発足して心身症について独立した概念が確立されていった．

　なお，小児心身医学の実践に関する歴史は，次項「日本小児心身医学会について」に詳しく述べられている．

## ❸ 小児心身医学の重要性

　このように，日本の小児心身医学は心身医学が一般的になる以前に学校環境において問題になったことから始まり，一般の小児医療の中で扱われ，全人的医療の実践として始まっていた．すなわち一般の小児科医にとって，小児心身医学は日常診療において普通に存在し重要なものであるといえるであろう．

### 文献

1) 末松弘行ほか（編）：心身医学を学ぶ人のために，医学書院，piii，1996
2) 中川哲也：心身医学の歴史．心身医学標準テキスト（第3版），久保千春（編），医学書院，p5-6，2009
3) 長畑正道：日本における小児心身症の変遷．小児の心身症，小児内科，小児外科編集委員会（編），東京医学社，p12-16，1991

【村上佳津美】

A. 小児心身医学の概要と日本小児心身医学会

## 2　日本小児心身医学会について

学会のあゆみを通して小児心身医学を考える

### ❖ POINT

❶ 本学会は日本における小児心身医学唯一の全国規模の学会で，大学中心ではなく活動してきた歴史がある．
❷ 日本における小児の心身医療の初期は，系統的な実践より，個人の努力によりなされてきた面が大きい．
❸ 本学会は小児科医以外に，心理士，教師など多くの職種が会員であり，臨床家による横の連携を大切にしている．

### 1　日本小児心身医学会の目的（目指すところ）

　心身医学は bio-psycho-socio-ecoethical medicine と呼ばれるように「身体的・心理的・社会的・生態的・倫理的医学」で，専門医が行う医療というより，すべての医師がその理念をもって臨床をしていく理想を目指した基本医学である．このような趣旨を持つので，本学会は当初から小児科学会の分科会として，1983（昭和 58）年に研究会という名称で第一歩を踏み出した．なお，発足時の役員は運営委員長が岩波文門，事務局長が吉岡重威（ともに防衛医科大学校）であったが，事情があり*，すぐに運営委員長が高木俊一郎（上越教育大学），事務局長が冨田和巳（大阪大学）に替わった．

　第 1 回の研究会は 1983（昭和 58）年 3 月 19 日開かれ，一般演題の募集は行わず，教育講演 1 題と 5 名の演者によるシンポジウムになった．そして当分の間，学術集会は毎年 9 月に東京と大阪で交互に行い，運営委員会は日本小児科学会と本研究会の学術集会開催時の年 2 回開催することが決められた．会員が増加して学術集会を各地で開くことができる規模になれば，随時他の地域でも開催していくことにし，実際には 6 年後に沖縄で開催されるまで，東京と大阪で交互に開かれた．

### 2　学会発足以前のこの分野の動き

　学会成立前にも，この分野での活動は散発的にあったようで，筆者の知る範囲で特筆したいのは，戦前に大阪の一内科開業医である別所彰善が，独自の医療観で子どもの心身医療を現在の宝塚市（兵庫県）で学校まで設立して大規模に行っていたことである．この活動を紹介したのは本学会の 2 代目理事長を務めた長畑正道である*．また，初代理事長を務めた高木は，1955（昭和 30）年に九州厚生年金病院の小児科で，系統的な子どもの心身医療の実践を始めた．初代運営委員長の岩波は 2 年後に心身医学の本場ドイツに，母子関係に注目して留学している．

高木は自らの経験から1964（昭和39）年に「小児精神医学の実際」（医学書院）を，岩波も「臨床小児神経症」（医学書院）を出版している．これらは小児科医によって書かれたこの分野での最初の専門書で，4年遅れて精神科医の牧田清志（東海大学）が「児童精神医学」（岩崎学術出版）を出版している．なお，書名に「心身医学」あるいは「心身症」と称した専門書は，それから10余年を経過した1980（昭和55）年，内科医の河野友信（都立駒込病院）による小冊子的書籍の「小児の心身症」（医歯薬出版）が初めてで，それ以降は少しずつ発刊され，現在は多くの専門書が小児科医によって発刊されている．

なお，高木はわが国の心身医学を実質的に創設・実践した池見酉次郎と同じ九州大学出身で，生まれも同じ福岡県（高木が2年遅い）で，亡くなったのはともに1999（平成11）年である．成人と子どもの心身医学を最初に実践した2人の巨人は共通性が大きいのに驚く．

## ③ 学会の発展と経過

学会は1996（平成8）年に定年制（70歳）を採用し，選挙で役員を選出するようになった．これを機に創設期からの何人かの理事が勇退し，以降，3年ごとに役員選挙が行われ，委員の若返りが行われていく体制になった*．現在，文字どおり小児科分野における心身医学の唯一の学術集団であり，医師以外の心理士や教師なども会員になっている．

なお，前記の日本小児心身医学研究会が発足した1983（昭和58）年，それまで主に成人を扱っていた日本心身医学会が，第24回学術集会（加藤伸勝会長）で総合シンポジウム「小児科領域における心身医学」（高木と岩波の司会）を企画し，子どもの問題が特集として初めて取り挙げられた．シンポジストは生野照子（大阪市立大学），久徳重盛（久徳クリニック），冨田和巳であった．

また，1983（昭和58）年4月から診療報酬で「小児特定疾患カウンセリング料」（当時400点）が認められたのも，時期的にはこの分野の重要性が認識され始め，機運がそれなりに高まってきていたことを示している．昭和58年が小児心身医学元年といえるかもしれない．

その後，学会は年を追うごとに発展し，10回まで学術集会会長はすべて大学教授であったが，第11回の村山隆司（JR東京総合病院）からは心身医学の臨床を熱心に行っている全国の小児科医が会長になるようになり，やがて家庭医も会長を務めるようになった．会員数も発足時の約100名が年々増加し，現在は1,000名を超えている．

さて，戦前に大阪周辺で子どもの心身医療が行われていたことを最初に紹介したが，心身医学は成人・子どもを問わず伝統的に西日本で盛んである．もちろん，全国にはさまざまな試みがなされているであろうが，この分野は常に個人的努力によって実践されてきた経緯があり，公的記録が少ない．小児科領域の公的な全国的活動は本学会の活動から始まるが，この学会設立に大きな力になったのが，それに先立つ6年前の1977（昭和52）年に創設された「大阪小児心身症研究会」であり，現在は名称が変わり「大阪総合医学・教育研究会定例学術集会」として350回（2018年1月現在）を超えて継続中である*．

## ④ これからの展望

　現在，日本小児心身医学会には地方会があり，各地に小規模ながら独自の研究会もある．しかし，学生教育と研修に大きく関わる大学の小児科学講座の中で，心身医学が独立して教室をなしているところは皆無で，心身医学の講義が行われているところも数えるほどである．また，たとえ大学といえども，興味を持った医師個人の熱意によってかろうじて実践されている現状は，数十年前と同じであり，熱心な医師が大学から転出するとすべてが消滅する．教育機関である大学の姿勢が現状のようであれば，これからも個々の医師が所属にかかわらず独自に実践していくことで，この分野や学会は運営されていくであろう．その意味でも，日本小児心身医学会が大学中心でなく運営されてきた歴史や，臨床家による横の連携を大切にしているのは実に好ましく，現実的な対応ができているといえる．

　文中敬称は略させていただき，所属は当時のものとした．
　本項は筆者の知る範囲で記述したが，これまで公式記録として「日本小児科学会の百年（1997）」誌 p185-186 と「日本心身医学会50年史（2010）」誌 p243-245 にまとめている．学会誌では「日本小児心身医学会20年の歩み－学術集会のプログラムを中心に－」と題した報告を日本小児心身医学会雑誌 **12**(1)：52-75, 2003 に，また「学会の設立創設期―私的な思いを込めて振り返る」として同誌 **21**：35-39, 2012 にも筆者が執筆している．文中の＊を付けた部分はこれらの文献に詳しい．

【冨田和巳】

## 3　小児心身医学の守備範囲

身体症状とともに精神・行動面の問題にも関わる

### ❖ POINT

❶ 小児心身医学の守備範囲は成人に比べると広い．
❷ 小児期は心身が未分化であるため心理社会的ストレスが身体症状として表現されやすい．
❸ 年齢によって対象となる状態は変化する．

### 1 小児心身医学の対象

　小児心身医学の対象となる状態は成人よりも広い．それはp2で解説されているように，子どもでは心身が未分化であり，心理的ストレスが容易に身体症状として表現されやすいこと，また成人では心身症を起こすようなストレスによって身体症状だけでなく精神・行動面の問題を起こしやすいことなどによる．つまり，単一症候的な反応性の身体症状や行動面の問題が中心になっているものでも，子どもにおいては心身医学的対応の対象となる．

　よって，小児心身医学の対象となる状態については表1[1]に示すようなものとなる．第1項はいわゆる成人領域の心身症の定義に該当するもの，第2項は反応性の身体症状のみであるもの，第3項は身体症状を伴う行動面の問題である．

### 2 発達段階と心身症

　子どもは心身ともに成長発達していくものであり，年齢によって対象となる状態も変化する．対象となる状態の年齢による変化について図1[2]に示す．乳幼児期には夜泣きや夜驚症のような睡眠の問題，トイレットトレーニングに関わる頻尿や遺尿などの泌尿器系心身症，周期性嘔吐症や反復性腹痛といった消化器系心身症がしばしばみられる．

**表1　小児心身医学の対象**

1. 典型的な心身症の状態
　　慢性身体疾患（心身症）：気管支喘息など
　　完成された心身症症候群：過敏性腸症候群など
2. 反応性の身体症状
　　反復性腹痛，頻尿など
3. 身体疾患ではないが心身医学的視点が有用なもの
　　不登校，神経性やせ症など

A. 小児心身医学の概要と日本小児心身医学会

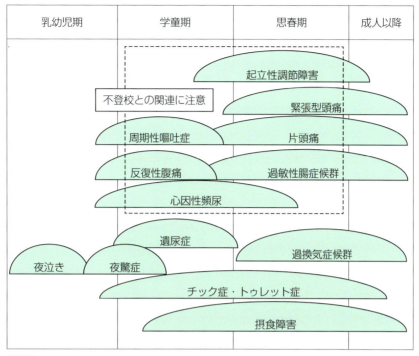

**図1** 各種心身症の好発年齢
（田中英高：心身医学 53：212-222，2013 より引用）

しかし，乳幼児期の症状は曖昧で，訴えも明確ではない．学童期以降になると頭痛，腹痛，めまい，全身倦怠感などの訴えが明確化してきて，成人でもみられるような片頭痛，緊張型頭痛，過敏性腸症候群などの疾患がみられるようになる．治療の観点からは，乳幼児期には子ども自身への対応より家族への助言が中心となるが，年齢が上がると子ども自身への対応が中心となる．

## 診療・研修に活かす

### ● 小児心身医学の守備範囲の実際

　小児心身医学は，専門的な考え方からのみの発展ではなく，小児科医が日常診療において，常に意識している（人によっては無意識にできている）内容が体系化したものだと考えられます．小児期のどのような疾患（ウイルス感染症などの急性疾患から慢性的な身体疾患，心身症的な症状など）においても訴えを傾聴し，（出現している症状に対して）丁寧な対策を立て，子どもと家族に明確な説明をすることが，治療において一番大切であることを，古くから小児科における名医と呼ばれる人たちは意識して，または無意識に実践してきました．私たちもその先人たちの教えを日常診療で実践していくことが，名医への第一歩となるでしょう．

## 文献

1) 宮本信也:小児心身医学の対象.子どもの心身症,星加明徳ほか(編),永井書店,p10-14,2003
2) 小柳憲司:小児科における心身症診療の実際.小児心身医学会ガイドライン集(第2版),南江堂,p19,2015

【村上佳津美】

# B ストレスと身体

心が身体に影響する経路は2つです

## ◆ POINT

1. 人においてストレスとは，一般的には，心身への刺激（ストレッサー）に対する心身の反応の意味で用いられている．
2. ストレスが身体状態に影響を与える経路には，自律神経系と神経内分泌系がある．
3. ストレスによる身体影響を調節する中枢は，視床下部（間脳）である．

## 1 ストレスとは

　英語のstressにはさまざまな意味があるが，身体面や精神面への刺激に対して生じている状態としてのストレスは，力学や工学領域で用いられている応力（stress）から派生して用いられるようになった用語といえる．応力とは，物体に外力が加わったとき，その物体の中に生じる外力に対抗して元に戻ろうとする力のことである．カナダの生理学者Selyeは，外部からの刺激への生体の反応と適応を研究し，この用語を用いてストレス学説を提唱した．現在，人においてストレスの用語が用いられる場合，心身への刺激に対する心身の反応を意味しているのが一般的である．

　現在，人において，ストレスとは，「何らかの刺激や事態によって心身の安定していた状態が変化した状態および安定した状態に戻ろうとする反応」と理解される．気をつけなければならないのは，望ましくない状態ばかりでなく，個人にとっては喜ばしいことでも，心身の状態あるいは生活状況に変化が生じている場合，その状態はその人にとってストレスとなるということである．ストレスを引き起こすきっかけとなった刺激や事態をストレッサーと呼ぶが，ストレッサーとストレスを合わせた意味で「ストレス」という用語が使われていることも少なくない．

## 2 緊急反応とストレス学説[1]

　ストレスと身体の関連性を最初に示したのは，米国の生理学者Cannonである．彼は，犬を目の前にした猫の血液中にアドレナリンが大量に存在することから，交感神経系の興奮状態が生じることを示した．こうした危機的状況に対する反応は，緊急反応あるいは闘争・逃走（fight or flight）反応と呼ばれる．Cannonは，生命維持のために身体の状態を一定に保とうとする性質に対して恒常性（homeostasis）という用語を提唱し，恒常性を維持するために自律神経や内分泌系が活動するが，その活動が長期化した場合，

二次的に身体機能の問題が出てくると述べた．

一方，Selyeは心身相関のメカニズムを説明する最初の学説と考えられるストレス学説を提唱した．彼は，ストレス状況では，主として副腎皮質ホルモンの影響によって身体にさまざまな反応が生じるとした．そして，全身に生じる反応を全身適応症候群（general adaptaion syndrome：GAS）と呼んだ．この反応は一種の生体防御反応と考えられ，①警告反応期，②抵抗期，③疲弊期の3段階に分けられる．警告反応期は，ストレッサーを受けて身体にさまざまな急性の変化（心拍・血圧の変動など）が生じる時期である．抵抗期は，ストレッサーに対する抵抗力が増加し，一見安定したようにみえる時期である．疲弊期は，ストレッサーの持続により抵抗力が弱まり，さまざまな身体変化が再び出現する時期である．心身症やさまざまな自律神経症状は，この疲弊期に生じる状態と考えることができる．

Cannonは自律神経系を介した心身相関を示し，Selyeは主として内分泌系の視点からの心身相関を示したといえるであろう．

## 3 ストレスから身体への経路

ストレスが身体の状態に影響を与える経路には，自律神経系と神経内分泌系がある．どちらの経路も，ストレス状況への中枢神経系の反応を受けて身体組織に影響を与える．

### a 自律神経系[2]

自律神経系の中心を構成しているのは遠心系である．遠心系の自律神経系には，交感神経系と副交感神経系がある．なお，自律神経にも求心系は存在し，内臓感覚を伝達している．

#### 1）交感神経系

交感神経は，興奮・緊張したり，身体を活発に動かしたりする必要性があるときに主として活動する神経系である．交感神経が活動すると，循環や呼吸の活動が亢進し，血圧の上昇が起こる．ただし，消化管に対してはその活動性を低下させる作用がある．交感神経機能の本質は，身体のエネルギーを消費する方向への活動であり，消化管活動の低下もその点で理解される．

#### 2）副交感神経系

副交感神経は，各器官の活動性を抑える働きをしている場合が多い．睡眠中やリラックスしているときに活動することが知られている．副交感神経は，身体にエネルギーを蓄える方向に作用している神経ということができる．

#### 3）自律神経の調節系

自律神経を制御する中枢は，大きく2つに分けて考えることができる（表1）．

下位中枢と呼べるものが，脊髄と脳幹である．反射的な機序で循環や呼吸機能など，単一器官あるいは単一機能に関する調節を行っている．調節は，自律神経反射を介して行われているものが多い．

上位中枢には，視床下部，大脳辺縁系，大脳皮質などがある．上位中枢の中心は視床

**表1 自律神経の制御中枢**

1. 下位中枢
   a. 脊髄：反射性の制御
   b. 脳幹：循環，呼吸，嚥下，嘔吐，排尿の制御
2. 上位中枢
   a. 制御機能
      1) 視床下部
         体温，血糖，水分，本能行動の制御
         自律神経と内分泌系（下垂体系）の橋渡し
   b. 修飾機能
      1) 大脳辺縁系：扁桃体，海馬，帯状回
         情動と自律神経の橋渡し
         高次脳機能と自律神経の橋渡し
      2) 大脳皮質：前頭前野，島皮質
         ストレッサーと自律神経の橋渡し
         高次脳機能と自律神経の橋渡し

**表2 ストレスに対する神経内分泌系の反応**

1. 視床下部-下垂体-副腎皮質系
   ストレッサーに反応してグルココルチコイドが分泌される系
   ストレス耐性を高める
2. 交感神経-副腎髄質系
   ストレッサーに反応してカテコールアミンが分泌される系
   活動性を高める

---

下部である．視床下部は，自律神経の節前ニューロンと連絡しており，直接的に自律神経機能を調節することができる．一方，視床下部は大脳辺縁系から多くの投射を受けており，大脳辺縁系の影響を受けている．

したがって，大脳辺縁系は直接に，大脳皮質は大脳辺縁系を介して，それぞれ視床下部に影響を与え，結果として，脳幹・脊髄レベルでの自律神経機能に影響を与えることになる．結局，大脳皮質，大脳辺縁系，視床下部は，相互に神経線維連絡があり，交感神経系を中心として自律神経の節前ニューロンを調節するシステムを形成しているということができる．

## b 神経内分泌系[3]

神経内分泌系には，2つのシステムが存在する（表2）．

### 1) 視床下部-下垂体-副腎皮質系

大脳皮質で認識されたストレッサーは，その性質と程度に応じて，大脳辺縁系で不快な情動を引き起こす．視床下部にある視床下部室傍核（paraventricular hypothalamic nucleus：PVN）は，前頭前野，扁桃体，海馬から神経連絡を受けており，ストレッサーの影響を受けることとなる．PVN は，正中隆起を介して下垂体前葉に影響を及ぼしている．ストレッサーの情報を受けた PVN では，コルチコトロピン放出ホルモン（corticotropin releasing hormone：CRH）産生ニューロンが活性化され，CRHの分泌が亢進する．増加したCRHは，下垂体前葉からの副腎皮質刺激ホルモン（adrenocorticotropic hormone：ACTH）の分泌を亢進させ，結果として，副腎からのグルココルチコイド（コルチゾール，コルチコステロン）の分泌が増加することになる．グルココルチコイドは，ストレスホルモンとも呼ばれている．糖代謝をはじめとして各種代謝過程を活性化し，ストレス耐性を高める．

**2）交感神経‒副腎髄質系**

　視床下部‒下垂体‒副腎皮質系で増加したCRHは，青斑核にあるノルアドレナリン神経をも活性化し，その刺激は副腎に伝えられる．結果，副腎髄質からのカテコールアミン（ノルアドレナリン，アドレナリン）の分泌が増加する．カテコールアミンは，交感神経節後線維の神経伝達物質と同じであり，交感神経が活発になったのと同じ作用をもたらす．そのため，個体の活動性が増強し，ストレッサーへの対処能力も上がることが期待できる．

## 4 ストレスが身体に影響する流れ

　大脳皮質で認知されたストレッサーは，大脳辺縁系に影響を与える．大脳辺縁系は快・不快などの情動を引き起こす．大脳辺縁系からは視床下部に神経線維の連絡があり，視床下部に影響を及ぼす．視床下部は自律神経の中枢であり，さらに下垂体でのホルモン分泌を調節している．

　身体の抵抗力を作っている免疫系も，自律神経系や内分泌系の影響を受けている[4]．交感神経系はNK細胞の活性低下や顆粒球の数・活性調節を，副交感神経系はリンパ球の活性化を生じる．グルココルチコイドは，リンパ球やマクロファージの活性低下を生じる．

　視床下部が受けた情動の影響は，自律神経系，内分泌系，免疫系の働きに影響を与え，その結果，身体機能のさまざまな不調が生じてくることになる．自律神経系の中枢とされる視床下部は，神経系においては大脳皮質，大脳辺縁系，大脳皮質，脳幹，脊髄と神経線維連絡を持ち，内分泌系においては下垂体を介して各内分泌器官とつながっている．前者はCannonが述べた系，後者はSelyeが述べた系ということができる．

**診療・研修に活かす**

● **ストレスによる身体反応の説明は診療に有用です**

　ストレス状況下でさまざまな身体症状や心身症状態が出現していると判断された子どもでは，心の不安定な状態が実際に身体の不調を起こすことを，その機序を含めて丁寧に説明することは，臨床的にも意味があります．そうした子どもは，症状を気のせいだとか気持ちの問題だとか言われ，辛さを理解してもらえないと感じていることが少なくありません．身体症状や体調不良は気のせいではなく，そうした問題を生じる身体の仕組みがあることを説明してもらうことで，苦しさを受け止めてもらえたという思いを子どもや家族が持つことができ，それが治療関係の第一歩ともなるからです．

　なお，説明は子どもの発達段階に応じて，子どもが理解できる言葉で行う配慮が必要です．そのためには，普段から身体について説明する語彙を増やしておくとよいでしょう．

## 文献

1) 宮本信也：心身相関のメカニズム．よくわかる子どもの心身症－診療のすすめ方，星加明徳ほか（編），永井書店，p3-14，2003
2) 本郷道夫：自律神経概説．自律神経の基礎と臨床（改訂3版），後藤由夫ほか（編），医薬ジャーナル社，p16-27，2006
3) 木村淑恵ほか：ストレスと自律神経．自律神経の基礎と臨床（改訂3版），後藤由夫ほか（編），医薬ジャーナル社，p113-119，2006
4) 室伏きみ子：ストレスと免疫反応．ストレスの生物学，オーム社，p37-57，2005

【宮本信也】

## 総論 — 1. 小児心身医学の基礎

# C 子どもにおける心身症

## 1 子どもの心身症の定義

そもそも，心身症って何だろう？

### ❖ POINT

1. 子どもにおいては，心理社会的因子が関与するすべての身体症状を心身症と考える（ただし，器質的・機能的障害が明確に否定されるものを除く）．
2. 症状が慢性的にくり返すことで，日常生活に支障をきたす場合に心身症として扱う．
3. 子どもの心身症では，発達・行動上の問題や，精神症状を伴うことも多い．

### 1 心身症の定義の変遷

　日本における心身症の定義は，1970（昭和45）年に日本心身医学会から出された「身体症状を主とするが，その診断や治療に心理的因子についての配慮が特に重要な意味を持つ病態」に始まる．これは，臨床場面では理解しやすく使いやすい定義ではあるが，身体愁訴が多いタイプのうつ病や神経症と，心身症との境界が曖昧になるという問題が指摘されていた．

　そのような点から1991（平成3）年に，当時の米国精神医学会によるDSM-Ⅲ，DSM-Ⅲ-Rを参考に，「心身症とは身体疾患の中で，その発症や経過に心理社会的因子が密接に関与し，器質的あるいは機能的障害の認められる病態をいう．ただし，神経症やうつ病など他の精神障害に伴う身体症状は除外する」と定められた[1]．なお，この定義の中の「心理社会的因子が密接に関与する」とは「心理社会的因子が明確に認められ，発症や経過ないし病像との関係がはっきりしている」という意味であり，「器質的あるいは機能的障害が認められる」とは「自律神経系・内分泌系・免疫系などを介し，特定の器官系統に固定した器質的病変や機能的障害が出現するもの」とされている[2]．

### 2 子どもの心身症

　心身症についての基本的理解は，日本心身医学会の定義（1991）の中に十分盛り込まれている．問題は，子どもの臨床において，このような明確な定義が適用できるかどうかである．子どもは成人と異なり心身が未分化で全身的反応を呈することが多い[1]ため，心身症も特定の器官系統に固定した病変・機能的障害とはなりにくく，心理社会的因子

> **表1** 「子どもの心身症」の定義（日本小児心身医学会，2014）
>
> 子どもの身体症状を示す病態のうち，その発症や経過に心理社会的因子が関与するすべてのものをいう．それには，発達・行動上の問題や精神症状を伴うこともある．

と病像との関係も明確でない場合が多い．ストレスにうまく対応できないため，家庭や学校での小さなトラブルをやり過ごせずに抱え込んでしまい，心理的に破綻して身体的不調を呈するような例が多いのである．子どもは不安や緊張，抑うつなどの感情を身体的不定愁訴として表現しやすく，それに心理社会的因子の関係が予測できるものの，症状との関連が明確にはならない場合がしばしばあり，成人の基準をそのままあてはめて考えることができないのが現実である．

そこで，日本小児心身医学会では 2014（平成 26）年，子ども（18 歳未満）における心身症を 表1 のように定義した．つまり，特定の器官に固定した器質的病変や機能的障害が明らかでなくても身体症状を呈しており，それに心理社会的因子の関与が推測される場合には，心身症としてとらえ，治療していこうということである[3]．ただし，これは日本心身医学会の定義にある「器質的あるいは機能的障害の認められる病変」の有無をまったく問わないということではない．患者の訴える症状が器質的・機能的疾患に基づくものであるということが，診察や検査によって明確に否定された場合は除外される．すなわち，身体症状症（身体表現性障害），変換症（転換性障害），仮病（詐病），作為症（虚偽性障害）と診断される場合には，たとえ患者の訴える身体症状に心理社会的因子が関与しているとしても，心身症とは診断されないということである．

## ❸ 慢性化という要件

人の心と身体は一体のものであり，心の動きはどんな場合においても身体の状態に影響を与える．発表会の前に緊張して腹痛を起こしたり，大切な試験が終わってホッとした翌日から風邪を引いたり，という経験は誰にでも一度はあるだろう．これらも明らかに「心理社会的因子が関与する身体症状」である．しかし，このような単発的な症状を，あえて心身症と診断することはない．心身症は，あくまで「心理社会的因子が関与することによって症状がくり返し出現し，日常生活に支障をきたすようになった病態」だからである．単発的な症状であれば，治療において心理社会的因子に気を配る必要はないが，くり返し出現することで日常生活に支障をきたすようになれば，その治療に心身医学的配慮が欠かせない．つまり，心身症という診断は，心身医学的配慮が必要となった場合につけられるということでもある．

## ❹ 子どもの心身症の特殊性

子どもは心身が未分化で全身的反応をきたしやすいため，不安や抑うつに伴う身体症状を，心身症による症状と明確に区別することは難しい．また，体調不良が持続することによって不安や抑うつが引き起こされる場合もあるなど，身体症状と精神症状を切り

離して考えることはできない．さらには，体調不良が不登校の引き金となったり，学校に対する不安が身体症状を増悪させたりするなど，身体症状と行動障害との関連も強い．

　成人の心身症では，完璧主義や執着気質，過剰適応がストレスを増幅させる因子として取り上げられることが多いが，子どもでは，このような性格傾向だけではなく，神経発達症（発達障害）に伴うストレス耐性の低さが影響していると考えられる患者がしばしば存在する．「子どもの心身症は，発達・行動上の問題や精神症状を伴うこともある」という，子どもの心身症の定義の後半部分はこのような特殊性に基づいており，臨床上も，成長・発達を含む幅広い視野をもって治療にあたる必要があるといえる．

### 診療・研修に活かす

#### ● 心身症と変換症（転換性障害）の違いについて

　学校でいじめにあっている状況で，子どもが身体症状を訴えて受診したとします．子どもの訴えが歩行障害ならば，神経学的検査や整形外科的診察で異常がないことを確認したうえで，器質的・機能的障害に基づかない「変換症」と診断されますが，頭痛であれば，画像診断で異常がないことを確認したうえで，機能性頭痛（心身症）と診断されるでしょう．頭痛に関しては，明確に証明されないにしても，緊張型頭痛や片頭痛，あるいは起立性調節障害が関係していると推測できるからです．

　このように，子どもにおける心身症と変換症は紙一重の部分があります．心身症も変換症も治療の基本は「症状の経過を見守りながら心理社会的因子への気づきを促す」ことですが，心身症は症状に対応しながら経過を追う，変換症は症状にはあまり注目しないほうがよいという違いがあります．臨床的には「症状に対応する（症状を緩和できる）手段があれば，心身症として扱う」と考えてもよいかもしれません．

文献

1) 日本心身医学会教育研修委員会（編）：心身医学の新しい診療指針．心身医学 31：537-573, 1994
2) 中川哲也：心身医学の新しい診療指針（案）．心身医学 31：18-25, 1991
3) 小柳憲司：小児科医のための心身医療ガイドライン．小児心身医学会ガイドライン集（第2版），日本小児心身医学会（編），南江堂，p2-23, 2015

【小柳憲司】

## 2 心と身体のつながり

子どもの臨床における心身相関

### ❖ POINT

① 子どもでは，心が身体に及ぼす影響以上に，身体が心に及ぼす影響に配慮する必要がある．
② 心理社会的因子は「背景」と「きっかけ」に分けて考えることができる．
③ 原因を単一の問題に帰属させるのではなく，さまざまな問題の絡み合いと考えることが大切である．

### 1 心身相関とは何か

　心と身体のつながりのことを「心身相関」というが，これには次のような2つの道筋がある．それは，①心が身体に及ぼす影響と，②身体が心に及ぼす影響である（図1）．心が身体に及ぼす影響とは，「発症前から，家庭や学校に何らかの心理社会的ストレス状況が存在し，それによって心身症が発症したり増悪したりする」という，発症に関わる心理社会的因子の作用をさす．一方，身体が心に及ぼす影響としては，「症状がくり返し生じることによって不安が強まり，症状を敏感にとらえるようになることで，より症状の頻度が高まってしまう」「症状が持続することで，元気がなくなり抑うつ的になってしまったり，学校に行けなくなってしまったりする」という，症状が存在することによって新たに生じる問題がある[1,2]．心身症における心身相関を考える場合，常にこの両者を頭に置いておかなければならないが，特に子どもの臨床においては，後者の作用が大きいことを知っておく必要がある．

### 2 発症に関わる心理社会的因子

　身体に影響する心理社会的因子としては，さまざまなものが考えられるが，それらは大きく「背景（準備因子）」と「きっかけ（誘発因子）」に分けることができる（図2）．

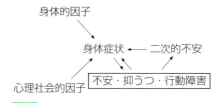

図1　心と身体のつながり
（小柳憲司：日児誌 118：455-461, 2014 より引用）

# 総論 ― 1. 小児心身医学の基礎

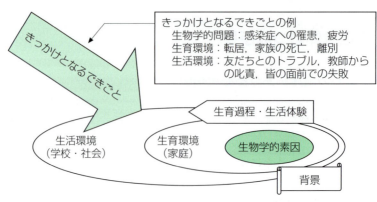

**図2** 心理社会的因子の構成
（小柳憲司：日児誌 118：455-461，2014 掲載の図表を元に作図）

「きっかけ」とは，発症の引き金となったできごとで，原因として注目されがちではあるが，あくまで発症に関わる最後の一押しにすぎないことを認識しておかなければならない．背景として，子ども自身の持つ素因，家庭（生育）環境における問題，学校環境における問題などが関係し，発症の準備状態が形成されていることを理解するのがより大切である[1]．

さらに最も大切なのは「心身症は単一の原因で起こるものではない」ということである．しばしば「家庭環境が問題だ」「学校の対応に問題がある」などといわれるが，単一の原因に帰属させようとするのは悪者探しをすることにすぎず，解決にはつながらない．さまざまな因子が絡み合っているのだと認識し，解決できるところから少しずつ修正していく，という姿勢が大切である．

## 3 発症に関わる身体的因子

心理社会的因子が身体化し，心身症として発症するには何らかの身体的因子の関与が必要であり，どのような身体症状として現れるかには個人差が大きい．どの器官に症状が出現するかを心理学的に意味づける考え方もある[2]が，臨床的には「もともと体質的に頭痛をきたしやすいので，頭痛として出現したのではないか」「感染性胃腸炎に罹患して間もない時期なので，腹痛や下痢として発症したのではないか」など，子ども自身の持つ素因（体質）や，発症のきっかけとなるできごと（感染や外傷）と関連づけて理解するのが自然である．

## ❹ 症状の存在によって生じる問題

　症状は単発的に生じるだけならば，それほど心に影響を及ぼすことはないが，くり返し生じると心に大きな影響を及ぼすようになる．毎日のように症状が出現すれば，子どもは「また出るかも」と症状にとらわれ，症状につながる身体感覚に過敏になるため，より症状を感じやすくなるのである．また，「自分はどうなってしまうのだろうか」「もうだめかもしれない」と不安や抑うつ感が強まると情緒的にも不安定になり，より症状を増幅させる．さらには，症状のために学校生活が送れなくなるなどの行動障害が生じれば，学校に行くこと自体が怖くなるという「二次的不安」が出現し，学校に行こうとすると症状が出現するなど，複雑な病態を呈するようになる[3]．

　成人であれば，これまでの体験に照らし合わせて「大丈夫だろう」と受け流せることが，子どもでは生活体験の少なさから受け流せず，とらわれにつながってしまう．自分の身体との付き合いが短い分だけ，子どもは成人よりも症状に振り回されてしまうのである．そのため，子どもの心身症においては，成人よりも「身体が心に及ぼす影響」についての配慮が必要になる．

### 診療・研修に活かす

#### ● 心身症につながる言葉―失感情症・失体感症・過剰適応

　心身症の病態理解において，しばしば取り上げられる概念に，失感情症（アレキシサイミア，alexithymia）があります[1]．心身症になりやすい人は，自分の感情の動きに気づきにくく，言葉での表現も苦手なので，感情のはけ口が身体に向かいやすい．また，そのような人は自分の身体の変化にも気づきにくい（失体感症）というものです．さらには自分の感情を表に出さないため，過剰適応になりやすいともいわれます．

　子どもは発達の途上にあるため，失感情症ではないにしても，自分の感情の動きがうまく理解できなかったり，言葉で表現できなかったりして，身体症状として現れやすいと考えられます．適応状態に関しては，我慢強く，明らかに過剰適応が発症の要因になっている子どももいますが，神経発達症（発達障害）のある子どもでは，適応不全とストレス耐性の低さから容易に身体化している場合もあり，一概にはいえないようです．

### 文献

1) 久保千春ほか：心身相関の最近の考え方．現代心療内科学，久保千春（編），永井書店，p117-124，2003
2) 小川暢也：器官選択．新版心身医学，末松弘行（編），朝倉書店，p93-96，1997
3) 小柳憲司：小児科医のための心身医療ガイドライン．小児心身医学会ガイドライン集（第2版），日本小児心身医学会（編），南江堂，p2-23，2015

【小柳憲司】

総論 — 1. 小児心身医学の基礎

# D 子どもの心の発達

子どもは大人のミニチュアではない

## ❖ POINT

① 子どもは常に発達過程にある．
② 子どもは心身ともに成長していく．
③ 身体疾患が成長・発達過程に影響を与えることもある．

　子どもは常に発達過程にある．つまり心身ともに成長していく存在である．五感の発達とともにまず母乳を与えてくれる母親を認識し，その後，父親をはじめきょうだいや家族を認識するようになる．スキンシップは大きな役割を果たす．家族など特定の大人との継続的な関わりにおいて，愛されること，大切にされることで，情緒的な絆（愛着）が深まり，情緒が安定し，人への信頼感を育んでいく．

### 1 子どもの心の発達とは

　子どもの心は「身体の発達」とともに発達していく．そのため，乳幼児の運動発達を知っておくことは必須である．スクリーニングとして，デンバー式発達スクリーニング検査法などがある．乳幼児期は身体の成長も著しいが，同時に寝ているばかりの生活から移動が可能となり，さまざまな体験が可能になる時期である．
　子どもの発達について，かつては考えが大きく2つに分かれていた．もともと脳内にプログラムを持っていると考える「素因」説，生まれてからの周囲の働きかけを通して発達していくと考える「環境」説である．これに対して，20世紀前半，スイスの動物学者でのちに心理学者となったPiagetが，自然に成熟する能力と，環境に働きかける子どもの相互作用の双方に焦点をあてた．Piagetは子どもの思考の発達段階を4つの段階に分けて示した（表1）．
　心の発達と脳の成長は，特に子どもにとって重要である．脳の重量は生後半年で2倍，3年で3倍になるが，この時点で成人の9割に達している．何らかの理由で3歳までに脳の成長が遅れている子どもは，その後の脳重量が正常域に達しないという報告がある．相原は子どもの年齢における心の発達と前頭葉機能の発達をまとめているが，その一部を表2に示した．

## D. 子どもの心の発達

**表1** Piagetの理論に基づいた子どもの発達段階

| 発達段階 | 特徴 | 行動・言葉 |
|---|---|---|
| 感覚・運動期<br>（0〜2歳頃） | 五感によって存在が確認できるものしか認識できない | ・対象をつかんでそれで遊ぶ<br>・積み木を積む<br>・自分でコップを持って飲む<br>・マンマ，ママ等身近な単語を発し2語文を話すようになる |
| 前操作期<br>（2〜7・8歳頃） | 言葉や絵など象徴を使った思考が可能となる | ・ごっこ遊びをする<br>・お手伝いができる<br>・身の回りのことが1人でできる<br>・3歳をすぎると名前や年齢が言え，発音の誤りはあっても他人に理解される会話をし，7歳前後で普通に会話できるようになる |
| 具体的操作期<br>（7・8歳〜11・12歳頃） | 具体的な事物を使った論理的な思考が可能となる | ・母国語をほとんど使いこなせる<br>・時間，数，量，重さなどの概念を獲得する<br>・対人関係において協力したり，他人の考えを尊重したりすることができる |
| 形式的操作期<br>（11・12歳以降） | 抽象的な概念を用いた思考が可能となる | 仮説を立てて検証できる |

**表2** 心の発達と前頭葉機能

| 年齢 | 心の発達 | 前頭葉機能の発達 |
|---|---|---|
| 2〜4歳 | 外界の支配から解放<br><br>非言語的表出能力が誕生<br>ソーシャルスキル | 行動抑制<br>(behavior inhibition) |
| 5〜6歳 | 言語的表出能力<br>セルフコントロール | 作動記憶<br>(working memory) |
| 7歳〜 | プランニング | 実行機能<br>(executive function) |

（相原正男：子どもの脳の発達．子どもの心の診療入門，中山書店，p37，2014より抜粋して引用）

総論 ― 1. 小児心身医学の基礎

## ❷ 月例・年齢別に発達をみる

### a 新生児期（0～1ヵ月）

　五感が未熟であるために，外界を把握する能力に乏しい．空腹や痛みなどに啼泣するのみである．養育者は自分を頼ろうとする子どもの反応に触発され，何とか子どもの不快を取り除こうと没頭する．この養育者の「原初的没頭」（Winnicott DWによる）によって子どもは満足し，養育者に対し「基本的信頼感」（Erickson Eによる）を得る．原始反射の1つである吸啜反射は，新生児の口唇に指をあてると吸いつくかのように口をすぼめる動作であるが，哺乳類として母体（人工乳のこともあるが）から授乳してもらうことで生命を維持していくために作られた，遺伝情報に由来する行動である．養育者と子どもとのコミュニケーションの始まりであり，愛着行動の第一段階である．

　一方，愛着行動の発達からみると対象はまだ不特定である．そのため，携帯電話を片手に，またはテレビをみながらの授乳は，この機会を失うことになる．

### b 乳児期（0～1歳）

　2ヵ月以降「快」をほほえみとして表わす．3ヵ月を過ぎると母性的な人物に対して親密に働きかけるようになる．子どもの表情やしぐさなどで表わされる子どもの情緒を養育者が適切に読み取ることによって，子ども側の情緒はさらに発達していく．4ヵ月頃になると昼夜の区別がつくようになる．6ヵ月を過ぎると視聴覚弁別機能がより発達し，8ヵ月頃いわゆる「人見知り」が始まる．

　子どもは，このころまでに体験した養育者との親密な関係によって構築された基本的な信頼感を心の拠りどころとし，徐々に身近な人に働きかけることで行動範囲が広がっていく．この身近な人との関係がぎくしゃくすると，愛着形成がうまくいかず，「寝ない」「離乳食がうまく進まない」「人見知りしない」などの症状となって現われることがある．神経発達症（発達障害）の子ども，とりわけ自閉スペクトラム症の子どもは養育者に対する働きかけ（欲求）が少なく，養育者が愛情を注いでも，その愛情を理解しにくい．

### c 幼児期

　1歳を過ぎると言葉や遊びなどを模倣によって習得していく．身近な人や周囲の物，自然などの環境と関わりを深め，興味・関心の対象を広げ，認識力や社会性を発達させていく．養育者が不在時にも自分を愛する者の存在を確信するとともに，自分を叱る養育者も優しい養育者と同じ人であることを受け入れるようになる（対象恒常性）．生身の人間と接することがこの時期の発達には特に重要である（スマホに子守りをさせないで！）．

　3歳を過ぎると特定の他者と二次的人物の区別ができるようになる．そして，第一反抗期といわれる「自己主張」をするようになる．養育者への信頼があるからこそ，反抗することができるのだといえる．また，養育者（主に母親）と離れ友人と遊ぶなど，家族以外の世界を作っていく第一歩でもある．この時期の遊びはまとまって集団で遊ぶの

ではなく，個々に遊んでいる子どもたちの集団であることが多い．神経発達症（発達障害）の子どもは養育者に見守られているという感覚を抱きにくいため，分離が容易か非常に困難かのどちらかである．

4〜5歳になると，過去・現在・未来の区分，1日の中での朝・昼・夜，午前・午後の区分が理解できるようになる．社会性が発達し，仲間がほしいという気持ちが生まれる．集団の中で子どもたちの行き来があり，語彙も発達してくる．言語コミュニケーションの発達の有無が問われる年齢でもある．自分と違う他者の存在や視点に気づき，相手の気持ちになって考えたり，ときには葛藤を覚えたりする中で，自分の感情や意志を表現しながら，協同的な学びを通じて，十分に自己を発揮し，他者を受け入れることを経験していく．こうした体験を通じ，道徳性や社会性の基盤が育まれ，自己肯定感が獲得されていく．

しかし，神経発達症（発達障害）の子どもは，自らの意志とは無関係に衝動的な行動をとるため落ち着きがなく，さらには，安定した対人関係の維持が難しいこともあって不適切な行動をとりがちである．からかわれることも多く，傷つくと回復に時間がかかるため自己肯定感が育ちにくい．養育者も子どもの特性を理解し，それに合わせた養育態度をとることが必要となる．

### d 学童期

学童期に入ると養育者から離れて同年代の子どもと過ごす時間が増える．低学年では善悪の判断や理解ができるようになり，言語能力や認識力も高まり，自然などへの関心が増える．小学2年生で「時刻と時間」を学習し，3年生ごろから今日を中心に過去，未来の流れを1本の線でつなげて考えられるようになる．

高学年になるにつれて仲間意識がさらに芽生える．他者への理解，思いやりが育つ時期である．友だちとの関係がうまくいかないと，心身症や不登校などが起こりやすい．

神経発達症（発達障害）の子どもは時間の感覚を獲得することや，集団・社会のルールを理解し，守ることが難しい．さらにはコミュニケーションの障害や想像力の障害から孤立してしまい，不登校につながることも少なくない．

### e 思春期

二次性徴が始まり，心身の変化に伴い独自の内面世界があることに気づき，自分の生き方を模索し始める．いわゆる第二反抗期である．「大人になりたい」「自分で何でもしたい」という気持ちの一方で「子どもでいたい」「見捨てないで」「まだ甘えたい」という気持ちもあり，悩んだり葛藤したりする時期である．性意識が高まり，生殖能力も獲得するため，近年はこの年齢を狙う犯罪も多い．養育者の目が届きにくくなる年齢でもあり，問題行動が表出しやすい．不登校の子どもの割合が大幅に増えて，引きこもりも増加する．心身症，学業成績の低下，非行，性の問題など，さまざまな問題を抱えても誰に相談したらよいのか迷う時期である．

二次性徴が始まることで，心の性別と身体の性別が異なる性別違和（性同一性障害）に苦しむ子どももいる．近年，社会的認知度が高まっているが，学校などの現場ではま

だまだ認識されていないのが現状である．性のあり方は多様であり，その多様性を尊重することの大切さを教えていくことは必要である．一方，思春期は子どもが自己同一性を獲得する時期で，性別の違和感が自己否定の表れであったり，一時的な固執であったりする場合もあるため，慎重な理解と対応が求められる．

### f 青年期

養育者の保護のもとから離れ，社会に参画し貢献できる自立した成人になるための最終移行期である．「自我同一性」が確立し，本来，固有の適応的行動を取ることができる時期であるが，昨今，この時期の子ども（若者）は社会や公共に対する意識，関心が低下している．自らの将来を真剣に考えなかったり，悲観したりする傾向がある．一方で，目の前の快楽だけを求めて薬物に手を出す者も少なくない．

## 3 身体疾患と子どもの心の発達

「病は気から」と昔から言われているが，子どもは特に精神的なストレスが身体症状や行動に現われやすい．発熱，頭痛，腹痛などの主訴で受診した場合，まず器質的疾患の否定は必須であるが，くり返したり，長引いたりしているときには心身症の存在を考えて診療にあたる必要がある．身体疾患が心の発達に及ぼす例を 表3 に示す．

## 4 「生きる力」を育む

子どもに必要な「生きる力」を育むには，健やかな身体と豊かな心が大切であると中央教育審議会答申などで述べられている（図1）．

**表3　身体疾患が子どもの心に及ぼす影響の例**

- 気管支喘息，てんかん，糖尿病，腎疾患などの疾患があり症状が激しいと，子どもの心の発達に影響を及ぼす．
- さらに慢性化すると，治療意欲の低下や疾病利得を引き起こす．

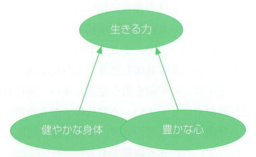

図1　「生きる力」を育むささえ
（「生きる力」を育む中学校保健教育の手引き，文部科学省，p2, 2014 より引用，改変）

## 診療・研修に活かす

● 未知なる可能性を秘めた子どもの発達を楽しんでください！

　子どもの心身症を学ぶにあたっては，まず健康な子どもの発達を学ぶことが必要です．保健所や医療機関の乳幼児健康診断に積極的に関わり，1人でも多くの健康な子どもと接する機会を持ってください．そして，診療にあたっては「何か変？」という感覚を持つことが大切です．そのためには常にアンテナを張り巡らせないといけません．経験を積めば，適切な評価や診断ができるようになり，養育者への助言や指導が適切なものとなります．

　筆者が小学4年生から関わった子どもが，近年高校を卒業し自立しました．当初は4年生にもかかわらず言語発達も未熟で，限局性学習症（学習障害）があり，母子関係も希薄でしたが，学校と連携を取るなど，まさに多職種で関わったことで，発達段階に応じて母親と子どもに適切なアドバイスができました．この子どもの発達に長く関わらせていただいたことで，自立した今，親に近い喜びと達成感があります．まだ通院中ではありますが，このような喜びと達成感は，まさに子どもの心身症に関わる醍醐味だといえるのではないでしょうか．

### 参考書籍

1) 文部科学省ホームページ
2) 齊藤万比古：子どもの心の診療入門，中山書店，p16-37，2014
3) 厚生労働省雇用均等・児童家庭局：一般精神科医のための子どもの心の診療テキスト，厚生労働省，p2-5，2008（ホームページ公開）
4) 深井善光：小児の心の発達．子どもの心の健康問題ハンドブック，小児心身症対策の推進に関する研究」班（編），小林陽之助（監），平成14年度厚生科学研究費補助金（子ども家庭総合研究事業），p6-10，2002（ホームページ公開）
5) 「生きる力」を育む中学校保健教育の手引き，文部科学省，p2，2014

【多田　光】

総論

# 2. 医療における面接

## A 初診時の関係の作り方

子どもが主役

### ❖ POINT

① まず，できるだけ子どもと話をして，子どもが「自分が主役である」と感じられるようにする．
② 心理面接における傾聴・共感，転移・逆転移について理解する．
③ 初診時に心の問題に立ち入りすぎないようにする．

### 1 面接の基本[1)]

#### a 傾聴・共感

　心理面接では傾聴と共感が重要である．ただし，単に受け身で聞くのではなく，積極的関心を持って聞く．そして，子どもの立場になったら物事がどうみえ，受けとられるかを想像して共感すると同時に，少し距離をおいて自分と相手とのやりとりを全体的に俯瞰し，把握するという観察の態度も必要である．共感的態度は，言葉だけでなく，うなずき，表情，相手との距離などの非言語的なメッセージでも示すようにする．
　一方で，自分以外の人間を完全に理解することはできないことも事実であり，自分の解釈を相手に押しつけないようにすることも大切である．

#### b 転移・逆転移

　転移とは，精神分析的治療において，患者が育った過程で重要だった人物（主として両親）との関係から来る感情を，治療者に対して向けることをいう．逆転移は，そのような感情を治療者が患者に対して持つことである．たとえば，子どもが拒否的な態度で話をしようとしない場合，家族や学校の先生との関係がうまくいかなかったことを反映している可能性がある．治療者から患者への逆転移も避けられないものであるが，重要なのは，治療者自身がそれを自覚し，感情をコントロールできることである．

> **表1** 子どもの治療者に求められるもの
>
> 1. 子どもが安心して話せる雰囲気がある
> 2. 子どもに1人の人間としての敬意をはらう
> 3. 子どもの視点に立って，子どもの悩みや苦痛に対して無批判に傾聴し，共感できる
> 4. 家族の苦悩や罪悪感にも共感できる
> 5. 「転移」「逆転移」を理解し，治療の中で正しく扱うことができる
> 6. 自分自身の葛藤や感情を，子どもや家族に対して出さないだけの自我の強さを持つ
> 7. 子どもの年齢・発達・行動に合わせて対応する柔軟性を持つ
> 8. 言語だけでなく，非言語的なメッセージに対しても感受性を持つ

以下の文献を参考に作成.
(吾郷晋浩：心身症の治療－総論－. 心身医学標準テキスト(第3版)，久保千春(編)，医学書院，p238-245，2013)
(山崎 透：心理・社会的治療. 子どもの心の診療医の専門研修テキスト，厚生労働省雇用均等・児童家庭局，p31-34，2008)

### c 客観と主観

医学には客観性が必要であるが，心身医学や人と人との関わりで起こることは客観的に説明できることばかりではなく，この割り切れなさも受け入れなければならない．以上の点を踏まえ，子どもの心の診療にあたる治療者に求められる資質について表1に示す[2,3]．

## ❷ 医師-子ども-家族の3者関係モデル

医師-患者関係は以下の3つのタイプに分類される[4]．
① モデル1(能動-受動関係)：救急医療など患者の意識がないような場合，医師は一方的に医療を行い，患者は受動的に治療を受ける(原型は養育者-乳児関係)．
② モデル2(ガイダンス-協力関係)：急性感染症などの場合，医師は説明，指示をして，患者は指示どおり処方された薬を内服するなどの協力をする(原型は養育者-子ども関係)．
③ モデル3(相互参加)：慢性疾患や精神療法では，医師は患者と協力関係を作ることによって自己治癒を援助する(原型は成人-成人関係)．

成人の心身症では，医師-患者関係はモデル3の相互参加である．一方，小児医療では，医師と患者である子どもとの関係だけでなく，家族の存在があり，家族から情報を得て治療を行う．また，治療では子どもをとりまく家庭や学校などへのアプローチも重要である．小児医療における医師-子ども-家族の3者関係モデルを奥山は図1のように示した[5]．このなかで，心身医学はモデル3とモデル3(+)である．

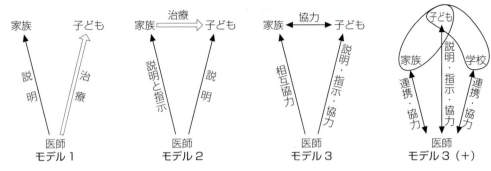

**図1** 医師-子ども-家族の3者関係モデル
(奥山眞紀子：発達の心理学と医学 1：575-580, 1990 より許可を得て改変して転載)

## ③ 初回面接で大切なこと

初回面接で大切なのは，①医師と子ども自身および家族との信頼関係を作ること，②診断のための情報を得ること，③現時点の診断と治療目標を確認することである．

治療目標の確認は丁寧に行う．身体医学では治療目標が明確である．たとえば発熱で受診した場合，通常，どうなりたいのか，医師に何を求めるのかを改めて確認することはしない．一方，小児心身医学では，治療目標は「治癒」というよりも「子どもが生活しやすくなる」「成長を支援する」ということも多く，家族の考えと一致するとは限らない．たとえば，不登校の治療で，家族は「登校できるようにしてほしい」と考えて受診しているかも知れないが，治療目標は再登校とは限らないのである．

初診では確定診断ができない場合も多いが，単に「検査をしてみましょう」というのではなく，現時点の診たて（考えられること）と，ひとまずどのように対応すればよいかについて，診察の終わりに説明する．

神経発達症（発達障害）の場合，保育所・学校から勧められて受診することも多い．家族が受診に納得しておらず，子どもに気になる行動があってもあえて否定（心理的防衛）することや，家庭ではまったく困っていないこともある．このようなとき，無理に発達に問題があることを理解してもらおうとしてもうまくいかない．当面の関わりについて提案し，今後困ることがあれば，また相談してもらうように伝える．

## ④ 具体的配慮

### a 診察・治療環境

診察室は，子どもがリラックスして話せるような環境にする．プライバシーが保たれた静かな空間にして，可能であれば，おもちゃ，絵本，お絵かきセットなどを置く．

診療は，できれば一般小児科の合間ではなく，心療外来・発達外来などの特殊外来として設定し，時間的なゆとりを持つことが望ましい．

治療では，「枠」を明らかにして，家族や子どもと確認しておく．具体的には「診察は診察室で診療時間内に行う」ということである．枠を作ることで，子どもや家族は生

活とは切り離された場として安心して話をすることができ，また，医師も守られる．診察時間外に話を聞く，診察室以外で相談にのる，個人的なメールのやりとりをするなどの行為は，親切心から行ったとしても，子どもと家族の依存を強める危険性があり適切ではない．

### b 子どもへの配慮

年齢にかかわらず，子どもに対して敬意をはらい，子どもの目の高さに合わせて名前を名乗ってあいさつをし，来てくれたことへの歓迎の意を表す．

子どもと医師との関係性を作るために，また，治療の中心は子どもであることを意識してもらうために，子どもだけと話す時間をつくる．1人で医師と話すことに抵抗がある場合もあるので，1人だけで話をしてよいか，家族と一緒のほうがよいかは子どもに確認する．

年齢や発達に応じた言葉を使うこととともに，子どもの反応によって対応を変える柔軟性も求められる．年齢が低い場合，言語のコミュニケーションには限界があるので，子どもと遊べるスキルがあるとよい．幼児が好きなキャラクターを知っていたり，絵が描けたりすると関係を築きやすい．また，思春期の子どもの場合には，ゲームやマンガの話に乗れると話が円滑に進みやすいことが多い．

子ども自身の受診へのとらえ方は，「問題に気づいておらず困っていない」「なんとなく気づいているがうまく言えない」「言いたくない」などさまざまである．受診を希望していないのに家族につれてこられてとまどっていたり，診察に拒否的な態度をとったりすることもある．緊張のためあまり話せないこともある．このようなとき，子ども自身の気持ち（何を話してよいのか困っている，来たくなかったのにつれてこられて怒っている，緊張しているなど）を想像することも必要である．

主訴についてあまり話したがらないときには，好きな遊びなど話しやすそうなことを話し，無理に聞き出そうとはしない．最初から心理的な面に立ち入りすぎないようにすることが大切である．

身体診察をどうするかは主訴や年齢による．身体症状を訴えている場合は身体診察を丁寧に行うが，身体症状があまりなく，思春期で診察に抵抗がありそうなときには診察をしないこともある．

なお，保育所や学校の状況などは，子どもの前ではなく別に聞くなどの配慮が必要である．

### c 家族への配慮

心と身体は密接に関わりあっているため，身体症状を訴えている場合，心理社会的因子の影響が大きいとしても，子ども自身は苦痛を感じていることを家族に伝える．「身体的には問題ない」と言われると，家族は「気のせい」「問題がないのに症状を訴えるのは心が弱いからだ」など，「身体の問題でなければ心の問題」という極端なとらえかたをしてしまいがちだからである．

また，医師（特に小児科医）は子どもを中心に物事を考える傾向があるので，家族に

対して批判的な感情を持つことがある．そのときにも批判的な言動はひかえ，家族なりの子育ての苦労や努力を認めるようにすることが大切である．

### 5 よい治療のために

面接・診療のスキルを磨くためには，症例検討や学会発表，スーパーバイズなどによって自分の診療をふりかえり，第三者の批判を仰ぐことを心がける．また，自分自身の心身の健康も大切である．

#### 診療・研修に活かす

##### ● 求められる資質 ～「治療的自己」について

心身医学を行う医師に求められる資質として，Watkins JG は，「治療的自己(therapeutic self)」という概念を確立しました[6]．この概念は，患者とよい関係を築いて治療効果を高めることができる治療者と，そうでない治療者の資質の違いは何か，そして，望ましい資質は育成が可能か，についての研究から導かれています．

治療的自己においては，①患者を客体として理解する客観的理解と，②感情を通して共感的・体験的に理解する主観的理解の両方が必要であり，2つが偏ることなく調和することが治療に大きく作用します．主観的理解は「共鳴(resonance)」とも表現され，訓練によって高められるとされています．

また，「どう在るか(being)」という，患者が信頼できる存在であることも求められます．信頼される人になるのは簡単ではありませんが，偉い人である必要はありません．謙虚さを持ち，自分の感情や欠点を自覚でき，広い視野をもって人間を理解できるように努めたいものです．

### 文献

1) 村瀬嘉代子：子どもへの心理療法．特集子どもの治療とは何か，滝川一廣ほか(編)，そだちの科学 **19**：16-22，2012
2) 吾郷晋浩：心身症の治療－総論－．心身医学標準テキスト(第3版)，久保千春(編)，医学書院，p238-245，2013
3) 山崎　透：心理・社会的治療．子どもの心の診療医の専門研修テキスト．厚生労働省雇用均等・児童家庭局，p31-34，2008
4) Szasz TS, et al：A contribution to the philosophy of medicine；the basic models of the doctor-patient relationship．AMA Arch Intern Med **97**：585-592，1956
5) 奥山眞紀子：病児と家族に対応する医師-患者関係．小児科の相談と面接，奥山眞紀子ほか(編)，医歯薬出版，p127-131，1998
6) ジョン・G・ワトキンス(日本心療内科学会治療的自己評価基準作成委員会訳)：治療的自己．アドスリー，p221-259，2013

【汐田まどか】

# B 情報収集しておきたいこと

情報は包括的に把握する

## ❖ POINT

1. 初診時の情報収集は，診断仮説を立て当面の検査や治療計画を進めるために行う．
2. 受診のきっかけになった主訴とは別に，子ども自身が困っていることや症状をどのようにとらえているかを聞く．
3. 心理社会的因子は包括的に把握して，症状と因子の関係を単純な直線的因果関係で結びつけないようにする．

## 1 問診からの情報

心身医学における初診は「インテーク面接」とも呼ばれ，問診票や病歴聴取で情報を収集し，大まかな診断仮説を立てる作業を行う．表1に必要な情報について示す．

表1 初回面接で収集する情報

| 1. 主訴・現病歴 | ・誰が困っているか<br>・子どもはどうとらえているか<br>・症状が出たときの状況・ライフイベント<br>・どのようなとき症状が改善，あるいは増悪するか<br>・解釈モデル（家族・子ども） |
|---|---|
| 2. 既往歴・家族歴 | ・周産期歴<br>・これまでに罹患した疾患および体質<br>・家族構成・家族関係・家族の職業<br>・きょうだい関係<br>・家族の疾患（身体疾患・精神疾患） |
| 3. 発達歴・生育歴 | ・発達マイルストーンの確認<br>・主な養育者，育児に対する考え方<br>・保育所・幼稚園の入園時期，様子 |
| 4. 生活の状況・心理社会的因子 | ・スケジュール<br>・登校（登園）しぶりの有無<br>・友だち関係<br>・学習の状況 |

### a 主訴

　誰が困っているのか，子ども自身はどうとらえているのかを聞く．子どもではなく家族が困って受診することも多い．さらに，子どもも家族も問題を感じていないが，学校などから勧められて受診することもある．受診のきっかけになった主訴と子どもの困っていることが違う場合もある．たとえば，落ち着きがなく指示が聞けない，友だちとのトラブルが多いと学校から指摘されているが，子どもは「いつも自分ばかり先生に叱られる」と感じていることもあり，これも，子どもからみた真実である．

### b 現病歴

　症状が出た時期や，改善，増悪した時期と「ライフイベント」との関係を確認する．ライフイベントは人生におけるさまざまなできごとのことである．子どもの場合は，生活上の小さな変化も心身に影響を及ぼしやすい．たとえば，下の子の誕生，入園・入学，進級，運動会などの行事，友だち関係の変化などである．日本における子どものライフイベントについては，宮本によってまとめられている[1]．

　心身医学の外来には一般小児科からの紹介も多いが，紹介した医師からどのような説明を受けたかを確認する．たとえば，「身体的には異常がないので心理面をみてもらいましょう」という説明がされていて，これについて子どもや家族が納得できていないことがある．また，「心理カウンセリングをすれば治る」というように過度の期待を抱いていることもある．「身体と心は影響し合うものであり，どちらか一方だけの問題ということはなく，心身両面の治療が必要である」と話しておくほうがよい．

　また，症状をどうとらえて理解しているか（解釈モデル）を確認する．解釈モデルは人によって異なる．たとえば，朝になると頭痛を訴えて登校できないが，学校を休むと治るという場合，家族は「学校を休むと治るのだから身体に問題はなく，学校に行きたくないからおおげさに言っているのではないか」と感じ，子どもは「頭が痛いのだから，身体のどこかがうまくいっていないはず」と思っている，などである．

　そして，ストレス状況について聞く．子どもがストレスを自覚している場合とそうでない場合がある．子どもはストレスを言語化できないことも多い．登校をしぶる，学校から帰るとぐったり疲れたりイライラしている，できていたことができなくなったりひどく甘えたりする（心理的退行）などは，ストレスや不安のサインである．

　生活の様子として，子どもには保育所や学校は楽しいかどうか，休憩時間にしていること，友だちや，勉強についてなどを聞く．家族には，家族からみてどんな子どもか，好きな遊び，得意なこと，きょうだいとの関係，友だち関係，習いごとのスケジュールなどを聞く．

### c 家族歴・周産期歴

　家族構成，きょうだいについて聞く．家族や親族の身体疾患，精神疾患も確認する．神経発達症（発達障害）の場合は，「このお子さんと同じようなタイプの方はいらっしゃいましたか」というような言い方で聞くとよい．

　虐待が疑われるときは，家族の生育歴の情報も必要であるが，答えることに抵抗があ

る場合は無理に初診時に聞かなくてもよい．

　父母の職業，生活リズム，休日の過ごしかた，間食や食事の様子，メディア歴（ゲームやインターネットをしている時間）などを聞くことによって，家庭の社会的背景や子育てについての考えかたを知ることができる．

　周産期歴では，在胎週数，出生体重，周産期障害の有無などについて聞き，母子手帳で確認する．母子手帳の記載が乏しいときや，予防接種を適切に受けさせていない場合はネグレクトの可能性も視野に入れておく．

### d 既往歴・発達歴・生育歴

　発達歴として，運動・言語・社会性について，これまでの主な発達マイルストーン（首のすわり，おすわり，つかまり立ち，有意語が出るなどさまざまな発達段階がどの時期にできるようになったか）を聞く．母子手帳の乳幼児健診の記録もみる．

　保育所や学校などの集団生活では，就園のときなかなか慣れない（分離不安）ようなことはなかったか，友だちと遊べていたか，小学校以上では学習全般や特定の教科の遅れの有無などについて確認する．

### e 病態と関係する因子について

　病態と関連する因子については，単一的・直線的な因果関係にならないように，情報は包括的に得るほうがよい（表2）．ただし初診で網羅する必要はなく，子どもや家族との信頼関係を作ることを優先する．

　症状に関係する心理社会的因子を，症状との関連から，①準備因子，②誘発因子，③持続・増悪因子，④軽快因子の4つに分けると理解しやすい．準備因子は，発症の背景となる因子，誘発因子は実際の症状が出るきっかけとなった因子，持続・増悪因子は症状を持続させている因子，軽快因子は症状がよくなるきっかけとなる因子である．それぞれに，個人的因子と社会環境的因子がある．

**表2** 関連する因子の包括的アセスメント

| 身体的因子 | 心理的因子 | 社会的因子 |
|---|---|---|
| ・体質<br>　（アレルギー，自律神経など）<br>・基礎疾患<br>・症状・検査所見<br>・薬物の影響 | ・気質<br>・発達<br>・性格傾向<br>・状態不安・特性不安<br>・ストレス対処行動<br>・防衛機制<br>・社会的スキル<br>・自己評価 | ・家族関係<br>　（養育の質，親子関係，きょうだいとの関係）<br>・学校（保育所・幼稚園）での適応状況<br>・学習の状況<br>・ライフイベント<br>・ソーシャルサポート<br>　（友だちとの関係）<br>・社会経済的環境 |

## ❷ 観察からの情報・非言語的な情報

　待合室の様子からも多くの情報を得ることができる．たとえば，服装が清潔で季節に合っているか，活動性，家族の子どもへの関わりがどうか，などである．子どもが待合室で遊んでいるとき，母親はどのくらい目を配ったり声をかけたりしているか，子どもと座って待っているときの距離はどのくらいか，などによって普段の親子関係の雰囲気が伝わる．

　診察のときは，子どもや家族の表情や態度にも注意する．「子どもは困ってないと答えたが，うまくいってない感じはあるのかもしれない」「話しかけると目を合わさずお母さんのほうをみるから緊張が強いのか」「学校から勧められて受診したが，親としてはあまり受診に納得されていないようだ」などを考えながら診察することが大切である．

## ❸ 問診票・質問紙の活用

　限られた時間で包括的に情報を得るために，問診票を活用する．問診票によって口頭では聞きにくい情報が得られ，家族自身の問題の整理にもなる．また，子どもが「困っていることはない」と答えたときに，問診票をみながら「お母さんはあなたが学校になかなか行けないことを心配されているみたいですね」などと話題にすることもできる．

　問診票は各医療機関でも作成されているが，子どもの心理社会的問題をスクリーニングする質問紙として，Pediatric Symptom Checklist 日本版（PSC 日本語版）[2]は，信頼性，妥当性が検証されている．これは家族が記入するものである．また，子どもが記入するものとしてQTA30（Questionnaire for triage and assessment with 30 items）[3]がある．これは日本小児心身医学会研究委員会が2017年に開発した小児心身症評価スケールで，身体症状，抑うつ症状，自己効力感，不安症状，家族機能の5つの下位項目から構成されている．スクリーニングのみならず，症状の経時的評価にも活用できる．

　発達をみる質問紙としては，発達全般のスクリーニング（遠城寺式分析的発達評価検査，KIDS乳幼児発達スケール），発達特性に応じたアセスメントツール（M-CHAT，ADHD-RS，PARS-TR），適応状況や支援ニーズのアセスメントツール（Vineland II 適応行動尺度，MSPA）などがある（p66～70参照）．

## ❹ 関連機関からの情報

　保育所・幼稚園・学校などの集団生活における適応状況について，家族の了解のもとに情報を得る．神経発達症（発達障害）の場合，文部科学省「児童・生徒理解に関するチェック・リスト」[4]は総合的に情報を得ることができ有用である．一方，不適切な養育が疑われ，家族の了解なく情報を共有するときには，要保護児童対策地域協議会を通じ，ネットワークとして対応する（p327参照）．

**診療・研修に活かす**

● **家族に内緒の情報提供をどう扱うか**

　学校や保育所・幼稚園から,「家族には内々で話をしたい」と言われることがあります.大まかな内容を聴いたうえで,虐待や不適切な養育が疑われる場合は,市町村の子育て支援課などに要保護児童対策地域協議会(要対協)の窓口が置かれているので,そこに連絡してもらい,要対協として複数機関で情報共有します.スクールソーシャルワーカー(SSW)から要対協につなぐ場合もあります.

　神経発達症(発達障害)や不登校の場合,家族には伝えづらいが,実は困っているので,それを医療に伝えたいということもあります.このときも,可能であれば,学校(保育所・幼稚園),家族,医療の3者で一緒に話すことが望ましいと考えられます.別々に話すと中立性が保ちにくく,こちらの意図とは違う形で話していない方に伝わるリスクがあります.ただし,一緒に話すと伝えたいことが伝えられないデメリットもあるので,学校の情報を書面で別にもらうなどの配慮も必要です.家族を責めるのでなく,子どもが集団生活しやすくなるようにみんなで協力して支援するという共通理解のもと,率直に話しあうことができると理想的です.

## 文献

1) 宮本信也：乳幼児における life event と健康状態の関連性. 心身医学 **31**：392-397, 1991
2) 石﨑優子ほか：Pediatric Symptom Checklist 日本語版の小・中学校および教育相談所における有用性の検討. 子どもの心とからだ **10**：39-47, 2002
3) 石井隆大ほか：小児心身症評価スケール(Questionnaire for triage and assessment with 30 items). 日児誌 **121**：1000-1008, 2017
4) 文部科学省：特別支援教育の支援体制整備のためのガイドライン.（http://www.mext.go.jp/a_menu/shotou/tokubetu/material/1298152.htm, 2018年1月閲覧）

【汐田まどか】

総論 — 2. 医療における面接

## C 初診時の診たてと説明

診たてと説明のコツやポイントは？

### ❖ POINT

① 心理社会的因子の関与が多いため，病歴だけでなく生育歴・生活歴を聴取し，診療では必要に応じた検査を実施する．心身症以外の身体疾患や精神疾患の鑑別や，それらの併存にも注意する．
② 症状の辛さや家族の心配をありのままに受け止め，重篤な疾患がある場合を除いて生命の危険性がないことを保障し，子ども・家族の不安の軽減を図る．
③ 当初は原因が判明しなくても，一緒に考えていく姿勢を示しながら，今後の見通しや治療的対応について説明する．

### 1 最初に子どもを診るときのコツ

#### a 問診の仕方とそのポイント

　心身症が強く疑われる場合，心身の症状や問題行動の発症時期，出現しやすい日時や時間帯，出現しやすい場面や特定の状況などを問診で確認する（表1）．診たてには子どもや家族からの情報を入手する必要があるが，時間の制約もあり，初診時にすべての情報を聴取できないこともある．子どもに対しては医師がにこやかに挨拶・自己紹介をし，やさしく語りかけて（君はいくつ？ どこの学校？ など）緊張をほぐすように努める．

　同時に，声かけに対する子どもと家族の反応にも注意し，症状や問題行動についての現病歴や既往歴を聴取する．さらに生育歴（主な養育者，母乳か人工乳か，乳幼児期の養育歴，排泄のしつけ，きょうだい出生時の反応，転居や転園・転校歴，新規の集団生活環境での子どもの反応など）をできるかぎり聴取する．家族歴・生活歴については，家族構成や年齢，職業，可能なら宗教や経済状況なども尋ねることが望ましい．時間の節約のためにこれらの情報収集は問診票を利用してもよい．

　夫婦や家族関係が子どもの症状や行動に大きな影響を与えていることもあり，家族が子どもに（子どもが家族に）聞かせたくない情報があるなら，個別での診察が必要となる．

#### b 心身症や問題行動のある子どもの特性を知る

　心身症の子どもには，過剰適応や感情への気づきに鈍い失感情症（アレキシサイミア）の特性を持つ者も多い．初対面では緊張もあり，医師の質問にはまったく声を発せずうなずくだけで，気持ちをほぐすための声かけにも無表情に家族の顔色を伺い，らちがあ

かないこともある．しかし，初診時に言葉での情報が得られなくても，子どもの表情や態度がその後の診断・治療への重要な情報源になる．過剰適応の子どもは無意識によい子のままで自分の心が傷つくような言動はとらず，失感情傾向の子どもは自分の感情への気づきや感情表現が苦手なため，言葉で気持ちを引き出すことが難しい．

一方で，症状や問題行動のある子どもの中に，視線が合いづらく，多動で，執着が強く，一方的に自分の興味のある話をする，相手との距離のとり方に問題がある（初対面でべたべたする，距離をおくなど）子どもも存在する．このような場合，その後の診察や心理・発達検査を通して，自閉スペクトラム症や注意欠如・多動症，虐待を含む情緒的問題が明らかになることもある．

## ❷ 初診時の診察

表1のような所見があると心身症の疑いが強くなるが，ただちに心身症と決めつけてはならない．最終的に心身症であった場合でも，心理社会的問題の関与がない一般的な身体疾患の診断をするのと同様に丁寧な診察から始める．診察は視診，聴診，触診など一般的な診察を行い，必要に応じて内科的検査を実施する．

### a 器質的身体疾患の鑑別

問診からは心身症に伴う症状であると判断される場合でも，後に診察や検査所見から心身症以外の重篤な器質的疾患が見つかることがある．特に，てんかんや脳腫瘍などの神経疾患[1,2]，重篤な血液疾患の存在には注意が必要である[2]．

#### 表1 心身症を疑わせる症状や問題行動

1. 症状や問題行動の発症時期
   例：断乳してから，入学（入園）後から，通塾してから，家族・教師（保育士）に叱られてから，いじめられてから
2. 出現しやすい日時・時間帯
   例：夜間寝る前に出現する，登校（登園）前に出現し帰宅後消失する，平日は出現するが休日には出現しない（少ない），覚醒時に出現し睡眠中は出現しない
3. 出現しやすい場面や特定の状況
   例：登校（登園）前に玄関を出ると出現する，特定（教師や友だちなど）の人物の前で出現する

#### 表2 心身症以外の精神・身体疾患の存在への注意が特に必要な場合

1. 従来の症状が増悪する，別の精神症状や身体症状が加わる
   ⇒他の専門領域の小児科専門医，小児科領域以外の他科医とも連携を図る
2. 前医の思い込みに影響され，初診時に心身症と思い込みすぎる
3. 軽微で予後良好な疾患であると思い込む（夜尿症など）
4. 不登校や引きこもりのため，家族のみで受診を続けている（子ども不在）

## 総論 — 2. 医療における面接

さらに症状の増悪や別の症状が加わる場合には，他の身体疾患の合併にも注意しておく．当初，起立性調節障害が疑われ，後に慢性骨髄性白血病であった例や，当初，心因性嘔吐と診断していたが，胆汁性嘔吐が出現し，先天性腸回転異常が見つかった例などもある[2]．表2に示したような状態の変化や，子ども（家族），さらには診察者（前医など）の思い込みには十分に注意が必要である．

### b 精神疾患の鑑別

当初，心身症と考えていた例でも，精神疾患の併存や進展に注意が必要なこともある．ガス型過敏性腸症候群と診断後，放屁はないのに自分が匂うと確信する自己臭妄想であった例や，身体不定愁訴が統合失調症に伴って出現していた例，摂食障害で後に境界性パーソナリティ障害と診断される例，不登校で昼夜逆転し，うつ病と診断される例もある．精神症状が出現し小児科では対応困難であれば，精神科での治療が必要となる．

## ❸ 初診時の家族への関わりや説明の仕方

### a 子どもと家族との関わりを診る

子どもの心身症の発症やその症状の変化には，心理社会的因子が深く関与する．子どもを取り巻く心理社会的因子で最も大きいのは家族（特に父母）との関わりである．この観点から，家族関係に対する評価は子どもの心身症の診療に欠かすことができない．初診時には，子どもだけでなく家族も一緒に入室することが多いが，家族の子どもに対する態度や関わり方の見極めも重要である．たとえば，親が子どもと離れた位置から「自分で症状を話しなさい！」と求め，もじもじしながら振り返る子どもに「何故自分で説明できないの！」と苛立つ場面がある．このような場合，「親が自立を求めすぎなのか？ 厳格なのか？ 子どもの親への依存が強いのか？」など，さまざまな推測が可能である．

医師の子どもへの声かけに対して親が即座に返答し，子どもが考える時間の余裕を与えないときもある．「どこの小学校？」という子どもへの問いかけに，親がすぐさま「この子は○×小学校です．お友だちがいい子ばかりなのに症状が出てしまって登校できなくて……」などと話し続け，子どもが表現する機会が奪われ，一言も発しないまま診察が終わることもある．このような場合は，「過干渉かな？ 親の不安が強すぎるのか？ 子どもの自立を阻んでいるのか？」などと推測することもできる．また，父母の態度や対応が大きく異なれば夫婦間の不和や認識のずれが疑われる．いずれにせよ，子どもの症状の出現には，子どもと家族の関係性に課題があると考えられる．

### b 子どもへの対応と説明

初診時，子どもは緊張し，症状に不安を抱きながら医療機関を受診していることが多い．医師はやさしく挨拶や声かけを行い，子どもの悩みをしっかりと聞く姿勢が大切である．

一通りの診察・検査が終わって大きな異常がないときに，「検査で異常がないのでた

| 表3 | 子どもや家族にとって辛い言葉 |
|---|---|

1. 子どもに対して
   怠けている，気持ちが弱すぎる，根性がない，もっとがんばりなさい，がまんしなさい
2. 子どもと家族に対して
   たいしたことではない，気の持ちようなので気にしないで，原因はわかりません，いつまで続くかわかりません
3. 家族に対して
   育て方の問題です，親が悪いです，親がしっかりしないといけません

いしたことはありません．もっとがんばりなさい」などと説明するのは，子どもに「自分の症状を軽く扱われている，信じてもらえていない」と感じさせ，医師との信頼関係の構築を難しくする（表3）．

診察・検査で異常がなくても症状が持続している子どもは，症状を否定され仮病や怠けだと疑われるのが一番辛い．このため「症状があるのによくここまでがんばってきたね．でも，診察や検査では異常がなく，命に関わる重症の病気の可能性はないから安心して．検査で異常がなくても身体に症状が出ることはあるから，症状がどうして出るのか，症状を軽くするにはどうしたらよいか一緒に考えていこう」などと説明する．

### c 家族への対応と説明

心身症の症状や問題行動を訴えて来院している子どもの家族は，子どもの症状や行動に不安や戸惑いを感じながら医師の元を受診することが多い．まず，「よく来てくださいましたね」とねぎらい，家族の訴えや思いを十分に傾聴する．さらに，「生命に関わるような病気や有効な治療法のある病気がないか，きちんと調べていきましょう」と伝え，「症状や問題となる行動については落ち着いて一緒に考えていきましょう」という姿勢を示す．初診時にいきなり「親御さんの育て方が原因です．そのために症状が出現し，登校（登園）できなくなっています．お子さんへの関わり方を変えなければなりません」などと説明すれば，育て方や関わり方を否定されたと感じ，二度と医師の前に姿を現さないかもしれない．また，初診時に「原因はわからない」「見通しがつかない」などというのも，不安を助長し，病院を転々とさせることにつながる．原因や見通しがつかなくとも一緒に考えていこうという姿勢を示すことが大切である（表3）．

一方で，家族が子どもの症状は仮病や怠けと思っていることもある．このような場合は，心理社会的ストレスでも身体症状が出現することや，家族も大変だが子どもが一番苦しんでいることを説明して，心身症を理解してもらうよう努める．可能なら，子どもと家族を個別に面接するのもよい．

心身症の可能性が高いと考えた場合には，身体症状や問題行動を軽減する治療や具体的な工夫（症状を持つ子どもが少しでも家の手伝いや勉強をがんばる姿を家族が積極的にほめるようにするなど）を家族とともに考え，家族の子育てに対する姿勢と取り組みを評価することが，その後の家族との信頼関係の構築に最も大切である．

## 診療・研修に活かす

### ● コミュニケーションで双方向的に理解を深めよう

　医師は専門性が高まるほど，重症疾患から軽症疾患への位置づけをし，生命予後に関わる疾患をトリアージすることが習慣づけられています．しかし，重度の摂食障害や重症うつなどを除き，通常の心身症診療の中では，ただちに命に関わるほどの疾患に遭遇することは多くありません．医師が取るに足らないとした軽症例でも，子どもは症状を深刻に受け止めている場合もあります．医師が子どもの思いをまったく理解せず，一方的にたいしたことではない，大丈夫だと説明し診療を終われば，子どもは理解してもらえなかったと感じてしまうでしょう．

　心身症の治療を志す医師は，少しでも子どもと家族に寄り添い，その悩みや相談を受けとめて，医師の立場からだけの一方通行的説明にならないように心がけ，双方向的に理解を深める姿勢が大切です．

## 文献

1) 小柳憲司：心身症の治療について．小児心身医学会ガイドライン集（第2版），日本小児心身医学会（編），南江堂，p9-17，2015
2) 竹中義人：心身症と鑑別を要する主な身体疾患．小児内科 31：641-646，1999

【竹中義人】

# 治療継続のしかた

コミュニケーションが第一

## ✤ POINT

① 患者は医師とのコミュニケーションを重視し，しっかりと話を聞いて説明する医師を求めている．心身症の治療もこれが基本である．
② 治療の継続には，限られた時間や枠組みの中で，子どもと家族が話しやすく，安心して過ごせる空間や人的環境も工夫する．子どもと家族の葛藤が強い場合は，個別面接を行う必要もある．
③ 治療の継続性を高めるには，自身の能力・経験も勘案しながら診療し，能力を超える場合は無理に抱え込まずに他の専門機関や専門医につないでよい．

### 1 医師-患者間の相互信頼関係の構築

医療全般にわたっていえることではあるが，特に心身症では，全人医療的関係を保ちながら，子どもと家族の心身両面に関わっていくことが大切である．そして，治療の継続性を担保しそれを高めるためには，子どもや家族としっかりした信頼関係を構築することが最も重要である．ある調査によると，患者側からみた「信頼できる医師」とはしっかり説明をしてくれる医師が31％，人柄やその対応・姿勢が25％，患者の話をよく聞くことが24％であった．一方，医師に知識や技術があるとの回答は14％に過ぎなかった（図1）．

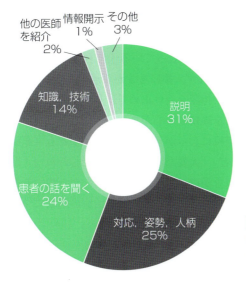

**図1** 患者からみた「信頼できる医師」とは
Mediweb.Inc. のアンケート結果（2008年7月206名より回答）より抜粋．
(http://www.3bees.com/blog/?p=1528)

医師とのコミュニケーションを重視する回答が8割を占め，しっかりとコミュニケーションをとってくれる医師を「信頼できる医師」と考えているといえる[1]．

## ❷ 相互信頼関係を構築するための診療形態

心身症を患っている子どもとその家族は，長引く身体症状によって不安や緊張を伴いやすく，病気の原因や診断を求め，少しでも症状を改善して欲しいという思いで来院することが多い．信頼関係を構築するためにコミュニケーションの重要性について前述したが，さらに治療の継続性を高めるための注意点について述べる．

### a 診察の場所・時間の調整・予約

初診時は子ども・家族とも不安や緊張を感じながら来院することが多いため，診察の場所も静かでリラックスできる雰囲気が望ましい．できるだけ予約制にして，初診時は30分から1時間程度（再診は30分程度）を確保する．

しかし，多忙な一般外来のなかで診療せざるをえない場合は，診察や必要な検査を実施したうえで，「もう少しゆっくり相談できる時間を設定します」と説明し，改めて予約外来を取り直すようにする．

### b 治療継続のための説明のしかた・傾聴のしかた

診療当初，心身症の子どもと家族は自分の訴えや思いを医師に対して十分に説明しきれていないことがある．一方で，医師がわかりやすく説明したつもりでも，説明が十分に理解できていなかったり，説明を理解していたとしても，気持ちの整理がつかずに医師の指示（生活指導や内服など）が受け入れられなかったりすることもある．このような場合，医師が「前にも説明したじゃないですか！」「聞いていなかった？」といらだち，ため息をつき，ぶっきらぼうな態度を取ると，子どもや家族にも伝わり，せっかく築こうとした信頼関係を壊すことになりかねない．たとえわかりやすく説明しても，相手が100％理解しているという思い込みは持たず，別の機会に前回の説明が理解できたかを問いかけ，十分に理解できていない場合はくり返し説明する寛容さも必要である（図示やパソコンの利用も効果的）．特に心身症を患っている子どもとその家族は，さまざまな医療機関を受診したが問題解決が図れず，藁にもすがる思いで受診することも多い．自分の訴えを理解してほしい，悩みや相談を受け止めてほしいという思いで来院しているため，訴えを十分に傾聴し，治療を継続する心がまえが大切である[2]．

具体的対応として，それまでの経緯にしっかりと耳を傾け，子ども（家族）には「そうなんだ（そうでしたか）」「なるほど」「大変だったね（大変でしたね）」「がんばったね（がんばってきましたね）」などと声をかけ，相手の表情をみながら相づちを入れて会話することが，思いを受容・共感することになり，その後の治療の継続につながる．

## ❸ 子どもに対する治療継続の具体的対応

　子どもに対しては，年齢や性別，成長・発達段階を評価したうえで，言語でのやり取りができる場合には，子どもの関心事や趣味を話題にすることも治療の継続性を高める．医師が直接子どもと関わってもよいし，医師が家族と面接している間に，個別に看護師や心理士などが関わりを継続するのもよい．言葉を介したコミュニケーションが未発達・苦手な子どもには，好きなゲームやアイテムで一緒に遊んだり，絵を描いたり，コラージュや箱庭を作成したりして関わりを継続する．

　さらに，子どもの学習面や日常生活でのがんばりをしっかりほめることも効果的であり，安心して通院し，治療を継続できるような空間的・人的環境を整えておくことも大切である．

## ❹ 家族に対する治療継続の具体的対応

　当初は子どもの心身の症状が話の中心になることが多いが，経過中に心理社会的な問題がクローズアップされることもある．「注意してもいうことを聞かない」「期待に反することばかりする」「怠けているようにみえる」などが家族の訴えになる場合もある．そのようなときには，子どもと家族を別室で個別に面接することが望ましい．前述のように医師が家族と面接し，子どもは看護師や心理士の協力のもと継続的な関わりを持つのもよい．

　個別に面接を進めると，子どもに対する関わりへの戸惑いや不安，子どもの現状に対する親の責任，他の家族の育児への取り組みに対する不満，学校・園への不満など，さまざまな問題がうきぼりになることもある．学校や塾での厳しい対応や友だち関係（いじめなど）が心身症の症状に深く関与している例もあり，状況によっては家族との同意のうえ，教師や保育士と面談することも，一層の信頼関係の構築と治療継続に役立つ．

## ❺ 医師自身の心がまえ

### a 熱血漢になりすぎない

　特に初学者や若い医師が陥りやすい点として，子どもを治したいという一心で，診療時間や治療の枠組を超えて安易に相手との面談や電話などに応じることがある．これは，治療構造の逸脱だけでなく，子どもと家族の医師への依存度を高め，結果的に自主性の向上や治癒能力を妨げることにもなる．さらに，医師自身も自分のがんばりに陶酔し，無意識に自分の心を蝕むことになりかねない．自己陶酔しすぎていないか，診療でストレスがかかっていないか，常に医師自身が自分の心に問いかけ，健全な心身の状態で診療する心がけが大切である．

### b 心身症を毛嫌いしすぎない

「心身症」と聞くだけで拒絶感を抱き,自分は専門外だという医師もいるだろう.その際にしてはならないことは,「何の問題ありません」「気の持ちようです」などと説明し,患者と距離をおいて,その思いを十分に聞かずに一方的に診療を終結させてしまうことである.子どもと家族はさまざまな思いで医師の元を訪ねている.医師自身が問題解決を図れなければ,専門医や他機関に紹介するか,あるいは自己研鑽を積み,できる範囲で診療を試みる姿勢も大切である.

### c 治療の継続性を高める

図2に示すように,初学者が初めて心身症の診療にあたり,治療を進めていく場合は,心身症への初期対応を習得し臨床にあたることが望ましい.初期対応が無効であれば,専門書や心身医学の研修を通してさまざまな心身医学的治療（図2では△○療法や,●◎療法としている）を習得し,実際に臨床で試みてみる.これによって経験を積むとともに,治療の継続性を高める.そのとき1～2度の失敗にくじけない心も必要である.

もし,経験の乏しさや能力に不安や限界を感じるなら,図2の下段で示すように,初期対応の医師が,信頼できる医師や他の専門職に引き継ぐ.引き継ぎや紹介を行うと同時に自分自身も研鑽を積み,その後に同様の患者が来院した場合に対応をレベルアップする心がまえも大切である.

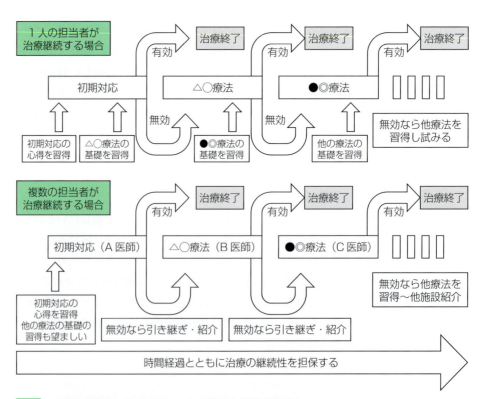

図2　治療の継続性（担当者が1人の場合と複数の場合）

**診療・研修に活かす**

● **がんばりすぎず，抱え込みすぎず，拒絶しすぎず**

　医師自身が診療能力の限界や役割の現状を知ることと同時に，研鑽を積んで診療能力の向上を図ることは，心身症に対する治療レベルやその継続性を高めるうえで大切です．情熱あふれる熱血医師が陥りがちですが，自分1人で子どもを救いたいという思いが強く，抱え込みすぎても治療効果は上がりません．自分だけの治療では困難と感じる場合には，信頼できる他医や専門機関へ躊躇せずにつなげます．そうすると，子どもと家族の多くは紹介してくれた医師に感謝の念を抱き，その後の信頼関係の強化に大きくつながります．

　一方で，心身症と聞くだけで拒否感を持つ医師（このテキストさえ触れてくれないかもしれませんが）には，初診時に心身症患者を診察した場合は，必ず心身症が得意な医師や専門医に紹介し，自分で終結させないことを願い，メッセージとします．

### 文献

1) (http://www.3bees.com/blog/?p=1528, 2018年1月閲覧)
2) 小柳憲司：心身症の治療について．小児心身医学会ガイドライン集（第2版），日本小児心身医学会（編），南江堂，p9-17，2015

【竹中義人】

総論

# 3. 検査

## A 医学的検査の進め方

やりすぎは禁物，心身症の可能性を意識して

### ❖ POINT

❶ 心の影響が強く疑われる症状に対しては，検査の進め方に注意し，生命に関わる疾患や特異的治療が存在する疾患の鑑別を最低限行う．
❷ 状態の把握に，QTA30 や侵襲の少ない自律神経機能検査などを活用するとよい．
❸ 軽微な検査値の異常や，コンセンサスの得られていない疾患を，原因のように説明しない．

### 1 心身症の診断と治療における検査の位置づけ

　心身症の診断と治療に関わる検査としては，大きく分けて医学的検査と心理学的検査がある．医学的検査は身体の状態を把握するために，心理学的検査は心理的状態を把握するために施行されるが，いずれも必須というわけではなく，子どもの状態に応じて選択する必要がある．本項では主に医学的検査の進め方について述べ，心理学的検査については別項に譲る（p58〜60 参照）．
　また，心身症における心理社会的因子の作用について評価する質問紙として，日本小児心身医学会が開発したものに QTA30 がある[1]．これを経過中適宜利用することで，子どもの状態を評価し，治療に活かすことができる．

### 2 心身症における医学的検査の意義

　心身症は，心理社会的因子が発症や経過に関与する身体疾患（症状）をいい，その身体疾患が器質性か機能性かについては問わない．よって，血液・画像検査のような内科的検査で異常が認められる場合も認められない場合もある．つまり，心身症かどうかという診断そのものにおいて，内科的検査は必須であるとは言えない．しかし，治療を踏まえて考えれば，検査の実施は欠かすことができないといえる．

心身症の治療に身体面へのアプローチは欠かせないが，非特異的対症療法よりも，疾患特異的治療のほうが症状の改善に効果的なのは言うまでもない．小児心身医学の臨床で診断と治療に最も頻用されるのは，起立性調節障害に対する起立試験だが，起立試験によって起立性調節障害という診断がつけば，心身医学的関わりとともに生活指導や薬物療法といった特異的治療が行われ，症状の改善により効果を持つのである．

## ③ 実臨床における医学的検査の進め方

### a 検査を進めるにあたっての基本的注意

子どもが身体症状を訴えて病院を受診したとき，通常，症状から疑われる疾患を確定させるため，医学的検査を進めていくことになる．そのとき注意が必要なのは，医師が「何か見過ごしている器質的疾患があるはずだ」という考えにこだわり，やみくもに検査を進めてしまうことである．心が影響する身体症状には，多彩で変化しやすいという特徴がある．そのような性質の症状を標的として網羅的に検査を進めてしまうと，つい過剰な検査にまで踏み込んで，子どもの身体を傷つけたり，不安を強めてしまったりする．それによって症状へのとらわれが増強し，かつ日常生活からも引き離されることで，不登校を助長してしまう可能性もある[2]．心の影響が強いと考えられたときには，より控えめに検査を進めていくことが大切である．

### b 心の影響をどう疑うか

心の影響が強い症状には，表1に示すような特徴がある．このような症状を見た場合，身体的原因疾患を突き止めるのではなく，最低限，見落とすことで直接生命に危険が及ぶような疾患と，通常考えられる疾患の中で，明確に特異的治療法が確立されている疾患を検索するための検査を選択して施行するようにする．

**表1　心身症を疑わせる所見**

1. 症状の程度や場所が移動しやすい．
2. 症状が多彩である．
3. 訴えのわりに重症感がない．
4. 理学的所見や検査所見と症状が合わない．
5. 曜日や時間によって症状が変動する．
6. 学校を休むと症状が軽減する．

（日本小児心身医学会（編）：小児心身医学会ガイドライン集（第2版），南江堂，p11，2015より許可を得て転載）

表2 3段階に分けた検査

| | | |
|---|---|---|
| 第1段階 | 血液検査，尿検査，超音波検査，血圧（起立試験），心電図検査，単純X線検査 | 原則として施行 |
| 第2段階 | CT検査，MRI検査，脳波検査 | 症状の程度や家族の希望に応じて施行 |
| 第3段階 | 髄液検査，胃内視鏡検査，大腸内視鏡検査，生検 | 原則として施行しない |

（日本小児心身医学会（編）：小児心身医学会ガイドライン集（第2版），南江堂，p12, 2015より許可を得て転載）

### c 検査の選択基準

　子どもの訴える症状と疑われる疾患によって必要な検査は当然変わってくるが，心の影響が強く疑われる場合には，原則として侵襲度の高い検査は控えるようにする．検査の選択に関しては，表2のように検査を段階的に考えるとわかりやすい[3]．このうち第3段階の検査に関しては，心の影響が強く疑われる場合には原則として行わない．しかし，治療にあたって疾患の否定が欠かせないときには，その限りではない．

　自律神経機能検査は，心身症に多くみられる身体の機能的異常を客観的にとらえるために有用である．成人領域では，消化管機能検査や内分泌検査などによって身体の機能的障害を明確化し，診断に活かそうという動きが進んでいる[4]．子どもにおいては現在，成人領域ほど導入されてはいないが，手軽で侵襲の少ない検査であれば，積極的に活用してよい．

### d 検査結果の取り扱い

　心身症の治療においては，検査結果をしっかり説明して子どもと家族に理解してもらうことが大切である．生命に関わる疾患ではないことを明確に伝えれば，それは安心につながるし，特異的治療のある疾患がある場合には，その説明によって症状緩和への道筋を示すことができる．しかし，決してその疾患が唯一の原因であるかのように説明してはならない．疾患を治療すればすべてが解決するというのではなく，「症状が緩和できると，症状の持続が心に及ぼす影響を緩和することができる」と説明するのである．

　最も問題となるのは，軽微な検査値の異常を唯一の原因のように説明する行為や，疾患として確立されていない（コンセンサスを得られていない）診断をつけ，それが原因であると断定する行為である．そのような対応は，身体症状自体の解決にもつながらないし，子どもと家族が心の影響について考える機会まで失わせてしまう．1つの問題だけに意識を集中させると，人はそれ以外の問題に目を向けようとしなくなるからである．

## 診療・研修に活かす

### ● どうして検査を進めてしまうのか

　心が影響する症状はなかなかすっきりとよくなりません．そのため，医師も患者も「何か一発逆転で治る方法があるのではないか」と考えてしまいます．それが「どうにか身体的原因疾患を見つけ出したい」という焦りにつながり，過剰な検査に向かわせてしまうのです．しかし，ほとんどの場合，そんな夢のような疾患が隠れていることはありません．

　心身症は心と身体のさまざまな因子が複雑に絡み合う慢性疾患なのです．医師が身体的原因疾患の検索にこだわり続ける間は，患者のほうも，症状に付き合う覚悟ができません．そのため，状態はさらにこじれ，経過を長引かせてしまうのです．早めに検査の連鎖に終止符を打ち，治療の軌道修正を図るのが，臨床的には非常に大切です．

### 文献

1) 石井隆大ほか：小児心身症評価スケール（Questionnaire for triage and assessment with 30 items）．日児誌 **121**：1000-1008，2017
2) 冨田和巳：医原性登校拒否の 35 例．日児誌 **85**：408-417，1981
3) 小柳憲司：小児科医のための心身医療ガイドライン．小児心身医学会ガイドライン集（第2版），日本小児心身医学会（編），南江堂，p2-23，2015
4) 中井吉英：心療内科の診断法．現代心療内科学，久保千春（編），永井書店，p289-300，2003

【小柳憲司】

総論 — 3. 検査

#  自律神経機能検査

機能的障害を的確に判断するために

## ❖ POINT

① 機能的障害の診断は容易ではなく，心因性と判断される可能性も少なくない．
② 機能的障害の診断には，自律神経機能検査が有用である．
③ 自律神経症状の把握には，問診による症状の聴取が重要である．

### 1 心身症に対する自律神経機能検査の必要性

　子どもの心身症は「子どもの身体症状を示す病態のうち，その発症や経過に心理社会的因子が関与するすべてのものをいう」と定義されている[1]．心身症の病態は，自律神経系・内分泌系・免疫系などを介して，特定の器官系統に固定した器質的病変や機能的障害が出現しているもの，と規定されている[2]．
　しかし，機能的障害の診断が容易ではないことから「心因性」と診断され，患者の納得が得られず医療不信につながる危険性がある．機能的障害の診断には，血液検査や画像検査よりも自律神経機能検査が有用である．
　また，思春期は子どもから成人への過渡期として自律神経バランスが不安定な時期であり，自律神経機能検査は特に重要である．

#### 診療・研修に活かす

● 自律神経症状把握のカギは問診にあり

　自律神経機能障害に伴う身体症状は身体診察所見だけでは把握困難であり，問診による症状の聴取が重要になります．
　立ちくらみ，失神，頭痛，動悸，冷え，のぼせ，発汗過多，発汗低下，嘔吐，便秘，下痢，腹痛，頻尿，羞明，涙液分泌低下，唾液分泌低下などが自律神経症状です．

## ❷ さまざまな自律神経機能検査[3]

### ⓐ 能動的起立試験・head-up tilt 試験

#### 1）原理・目的

起立によって約 500～700 mL の血液が胸腔内から下半身に移動する．これを代償するため低圧系・高圧系圧受容体反射が生じて，抵抗血管や容量血管の収縮ならびに心拍上昇が起こる．その結果，健常者では心拍出量は約 20％低下するが，血圧は一定に維持される．一方，圧受容体反射経路の障害があると，血圧低下や代償性の過剰な頻脈が認められる．循環血液量の低下した状態でも同様の変化が生じる．

#### 2）方法

能動的起立試験・head-up tilt 試験どちらも，心電図モニター，蘇生セットを準備し，血圧・心拍数を安定させるため安静臥位 10 分間を保つ．起立は，能動的起立試験では被検者が自ら起立し，head-up tilt 試験では tilt テーブルを 60～70°に挙上する．血圧・心拍数の測定は連続血圧測定装置や自動血圧計などによって 10 分間行う．自動血圧計で測定するときは 1 分ごとに測定する．連続血圧測定装置がなければ起立時の血圧回復時間の測定が困難であるが「小児起立性調節障害診断・治療ガイドライン」[4]に記載されている新起立試験を実施すれば，連続血圧測定装置がなくても血圧回復時間が測定できる．

#### 3）基準値・判定

起立性調節障害の診断のためには午前中に検査を実施する．それぞれのサブタイプ（起立直後性低血圧，体位性頻脈症候群，遷延性起立性低血圧，血管迷走神経性失神）の診断基準については，各論の別項（p142 以下参照）に詳細が記載されている．

検査中にみられる起立不耐症状（ふらつき，眼前暗黒感，頭痛，動悸，倦怠感など）の評価も重要である．血管迷走神経性失神については，失神前症状出現後，数秒で失神や心停止をきたすことがあり，失神前症状出現後は早めに臥位に戻す．血管迷走神経性失神の再現性は head-up tilt 試験よりも能動的起立試験のほうが高い[5]．

head-up tilt 試験では，成人の基準値を使用する．起立 3～4 分以上経過して，収縮期血圧が 20 mmHg 以上，または拡張期血圧が 10 mmHg 以上の低下を認めるか，気分不良など前失神状態や失神を生ずれば陽性と判定する．

#### 4）適応疾患

心血管系の自律神経機能評価として簡便であり汎用性が高い．子どもの心身症では，特に起立性調節障害の評価に有用な検査である．朝起き困難を伴う不登校状態の子どもでは，起立性調節障害の有無を診断する必要があり，本検査が必須である．うつによる不登校では，通常，本検査で異常を認めない．

### b 心電図 R-R 間隔変動（$CV_{R-R}$）

#### 1）原理・目的
　呼吸や循環に関わる自律神経活動（心臓迷走神経など）の影響によって，R-R 間隔には一定ではなく周期的なゆらぎが存在する．このゆらぎの解析から自律神経機能を評価することができる．一定時間内の変動のばらつきを解析する方法である時間領域解析として $CV_{R-R}$（coeffecient of variation of R-R intervals）について説明する．

#### 2）方法
　心電図計から R-R 間隔時系列デジタルデータを取り出し，R-R 間隔の平均値（M）および標準偏差（SD）から下記の式で算出する．

$$CV_{R-R}(\%) = \frac{SD}{M} \times 100$$

　一般に副交感神経機能を反映していると考えられているが，交感神経機能の影響も受けるため，副交感神経機能の評価のためには交感神経系の影響が少ない状況下で測定する必要がある．時間領域解析は，一定時間内の自律神経機能の総和を反映するものであり，交感神経，副交感神経を評価するためには，後述の周波数解析を行うことが多い．

#### 3）基準値・判定
　健常者の $CV_{R-R}$ 標準予測値は，〔－0.66×年齢＋6.840〕となる[6]．

#### 4）適応疾患
　疾患特異性はないが，自律神経障害によって $CV_{R-R}$ は低下する．うつ病でも低下すると報告されている．

### c 心拍・血圧変動の周波数解析

#### 1）原理・目的
　心拍だけでなく血圧にも自律神経活動の影響によって周期的なゆらぎが存在する．これらのゆらぎの解析から，自律神経機能を評価することができる．このゆらぎの変動に関与する周波数の成分を抽出する解析法を周波数解析（スペクトル解析）と呼ぶ．

#### 2）方法
　心拍ゆらぎは R-R 間隔時系列デジタルデータから，血圧ゆらぎは指尖容積脈波法（Finapress 法）やトノメトリ法より得られた血圧時系列デジタルデータから，それぞれ周波数解析を行う．周波数解析の方法は，高速フーリエ変換や自己回帰モデル，最大エントロピー法が使用され，主に高周波成分（high frequency：HF）と低周波成分（low frequency：LF）に分けることができる．R-R 間隔変動の HF は心副交感神経機能を，LF/HF は心交感神経機能を，血圧変動の LF は血管運動性交感神経機能を反映するとされている．

#### 3）基準値・判定
　健常小児（$n=38$, 13.5±0.8 歳）の筆者所属施設における検査結果を示す（mean±SE）[7]．
- R-R 間隔変動の HF（$mSec^2$）；臥位 1097.3±165.5，立位 235.8±29.5
- R-R 間隔変動の LF/HF；臥位 1.38±0.15，立位 3.81±0.42
- 拡張期血圧変動の LF（$mmHg^2$）；臥位 8.59±1.0，立位 12.38±1.16

※臥位は安静臥床4分間，立位は能動的起立後4分～7分の3分間のデータ

#### 4）適応疾患

起立性調節障害など心血管系の自律神経機能評価として有用である．診断確定が困難なGuillain-Barré症候群などのニューロパチーは，しばしば心因性と診断されるが，本検査により自律神経機能異常を証明することが可能である[8]．

### d 近赤外分光法（NIRS）

#### 1）原理・目的

電磁波のうち約700～900 nmの波長を持つ近赤外光は，生体の主要構成要素である水，蛋白，脂肪，骨などを透過しやすい性質がある一方で，ヘモグロビン（Hb）には吸収されるという性質を持つ．これによって酸素化・脱酸素化Hb濃度を計測し，Hb酸素代謝動態などを計測し，脳循環動態の自律神経機能を評価する．

#### 2）方法

起立試験やhead-up tilt試験などの体位変換試験時に，心電図・血圧と同時にNIRSによる計測を行う．

#### 3）基準値・判定

健常小中学生33名の起立中の酸素化Hb低下は$-4\,\mu$Mまでであり，$4\,\mu$M以上の低下を有意な低下と判定する[9]．

#### 4）適応疾患

特に起立性調節障害の評価に有用な検査であるが，注意欠如・多動症や自閉スペクトラム症の前頭葉機能評価への応用が広がってきている．

### e 皮膚温測定（サーモグラフィ）

#### 1）原理・目的

サーモグラフィによって人体表面から放射される赤外線を測定し，皮膚温度の分布を知ることができる．皮膚温度は自律神経に制御された皮下組織の血流量で決定される．

冷水負荷サーモグラフィは，手足を冷却すると血管が収縮して皮膚温度が低下し，その後の回復過程での温度の上昇幅は血流量と相関するとの考え方から，自律神経の血管への調節障害の程度を評価するものである．

#### 2）方法

測定環境は室温$26\pm1$℃とし，測定部位を露出した状態で15分間馴化することが推奨されている．冷水負荷サーモグラフィの冷却方法には，10℃冷水・1分間（手袋着用）か0℃または4℃氷水・10秒（手袋なし）の2種類がある（15分後の回復率は同等）．判定は，時間ごとの回復率〔t分回復率（％）＝（負荷後t分の皮膚温度－負荷直後の皮膚温度）÷（負荷前の皮膚温度－負荷直後の皮膚温度）×100〕で行う．

#### 3）基準値・判定

- 安静時サーモグラフィ：0.5℃以上の左右差は異常と判定する．
- 冷水負荷サーモグラフィ：健常小児29名（6～16歳）の10℃冷水・1分間による冷却時の15分後の回復率の基準値は，第3指で89.1％以上，手背部で79.4％以上である[10]．

### 4）適応疾患

末梢循環障害や自律神経障害を示す広範な疾患に適応可能である．

#### f 温熱性発汗試験

##### 1）原理・目的

温熱性発汗は体温上昇時の最も有効な熱放散の手段であり，手掌と足底を除く全身の皮膚に発現する．発汗機能検査は，発汗異常，自律神経機能の系統的評価，障害レベルや感覚障害の他覚的評価などを目的に行われる．全身の分布をとらえるのに有用な定性法（Minor 法，ラップフィルム法），もしくは発汗過多や減少の評価が可能な定量法（換気カプセル法）に大別される．

##### 2）方法

実用的な検査法である Minor 法について説明する．

Minor 法は，ヨード・でんぷん反応を利用して汗を着色する方法である．ヨード15 g，無水アルコール溶液 900 mL，ヒマシ油 100 mL の混合液（Minor 液）を皮膚面に一様に塗布し，乾燥後でんぷんを均等に散布する．その後，加温や運動によって1.0～1.4℃を目安に体温を上昇させると，発汗部位が濃紫色に着色する．発汗を促すためにラップフィルムを巻き付けることも有用である．

##### 3）基準値・判定

加温前に多量発汗を認める場合は，その部位の発汗亢進を疑う．体温が1.0～1.4℃上昇しても発汗を認めない区域は無汗と判断する．定性法ではあるが，濃淡で発汗量の多少を推測することもできる．

##### 4）適応疾患

心因性運動障害や身体症状症（身体表現性障害）と，自律神経性疼痛性障害や複合性局所疼痛症候群（complex regional pain syndrome：CRPS）との鑑別に有用であり，前二者では発汗障害を認めない[11]．

#### 文献

1) 小柳憲司：小児科医のための心身医療ガイドライン．小児心身医学ガイドライン集（第2版），日本小児心身医学会（編），南江堂，p3，2015
2) 中川哲也：心身医学の新しい診療指針（案）．心身医学 31：18-25，1991
3) 日本自律神経学会（編）：自律神経機能検査（第5版），文光堂，2015
4) 田中英高ほか：小児起立性調節障害診断・治療ガイドライン．小児心身医学ガイドライン集（第2版），日本小児心身医学会（編），南江堂，p33-35，2015
5) Matsushima R, et al：Comparison of the active standing test and head-up tilt test for diagnosis of syncope in childhood and adolescence. Clin Auton Res 14：376-384, 2004
6) 菅原英世：心電図 R-R 間隔．心身医学標準テキスト（第3版），久保千春（編），医学書院，p97-98，2009
7) Yoshida S, et al：Variant cardiovascular regulation in children with postural tachycardia syndrome. Pediatr Int 56：328-335, 2014
8) 吉田誠司ほか：遷延する自律神経ニューロパチーが関与した歩行障害に対し心身医学的アプ

ローチにより良好な経過を得た1例．子の心とからだ **23**：294-299，2014
9）Kim YT, et al：Quantitative study on cerebral blood volume determined by a near-infrared spectroscopy during postural change in children. Acta Paediatr **98**：466-471, 2009
10）木村里美ほか：小児の冷水負荷サーモグラフィ検査の検討．医学検査 **51**：641，2002
11）田中英高ほか：小児心身医学の現状と展望．日児誌 **118**：1-8，2014

【吉田誠司】

## 総論 — 3. 検査

# C 心理学的検査

## 1 心理検査の進め方

心理検査をうまく活用しよう

### ❖ POINT

① 小児心身医学の臨床でも，心理検査を用いた「心理アセスメント」を行うことが，子どもの理解と治療・支援に役立つ．
② 医師と心理士が連携して子どもの状態に合わせた「検査バッテリー」を組む．発達・知能検査と描画検査，質問紙検査などから的確に選択する．
③ 結果のフィードバックは治療的コミュニケーションであり，ゴールではなく治療や支援のスタートである．

### 1 心理検査とは

　心理検査とは，人間の「こころ」という実体のないものを，いろいろな課題や作業を通じ，反応や行動を観察，記録，もしくは数値化することで，特徴を把握する方法である[1]．その目的によってさまざまな種類の検査があり，標準化されているものも多い．代表的な検査は，発達・知能検査，描画検査，質問紙検査などである．心理検査によってその人の「こころ」のすべてがわかるわけではないが，対象の理解や支援にとても役立つ道具である．

　心理検査などを用いた情報の収集と分析によって，客観的に個人を理解しようとする作業を「心理アセスメント」という．ただ心理検査を実施すればよいのではなく，的確な「心理アセスメント」を行うことが，子どもの理解と支援，治療計画を立てるうえで重要である．できるだけ熟練した心理士による実施が望ましい．

　子どもの心理検査には多くの種類がある．心理検査で把握できることは発達や能力に関する側面と，性格や人格に関する側面とに大別されるが，子どもは成長のさなかにある存在であり，暦年齢や発達年齢に合った検査を選択することが求められる．描画検査での反応や質問紙法への回答も，子どもという特性をよく考えて解釈していく必要がある．

## ❷ 小児心身医学における心理検査の意義

子どもの心身症の治療現場においては，症状に関与している可能性の高い心理社会的因子とその影響，さらに子ども自身の性格傾向，発達特性など個人のストレス耐性を把握するためにも心理検査は有意義である．子どもは家庭や学校など養育環境から大きな影響を受けている．そのため心理検査の数値や結果だけでなく，養育環境からの関与が大きい反応や態度に多くの情報が隠れている．これも心理アセスメントに重要な視点である．

## ❸ 検査バッテリーを組む

心理アセスメントにあたっては，どの心理検査を実施するかの判断が必要になる．いくつかの検査を選択することを「検査バッテリー」という．子どもの負担を減らすため，また子どもは受診・治療意欲に乏しいことが多いため，できるだけ種類を絞るようにする．

検査バッテリーの組み方に絶対的な決まりはないが，発達・知能検査は欠かさず実施しておく．知的レベルや能力のアンバランスを把握することが，集団生活をはじめ環境への適応度を測る大きな指標となるからである．また，発達・知能検査を行うことで，その他の検査（特に質問紙法など）の選択を的確に行うことができる．次に，描画検査を実施することによって性格傾向をはじめ無意識的な心のエネルギーの状態，家族関係の状況などを推察することが可能である．子どもは比較的描画への抵抗が少なく，遊びの延長のように絵に取り組んでくれる．それをきっかけに面接もスムースに運ぶことが多く，描画以外の有用な情報も得られる．

実際の臨床現場で選択されている検査としては，ウェクスラー知能検査，ビネー式知能検査，バウムテスト，S-HTP，SCT 精研式文章完成法テスト，P-F スタディ絵画欲求不満テストなどがある[2]．

このように，医師と心理士が密に連携しながら適切な検査を選択し，バッテリーを組むことが重要である．

## ❹ 心理検査への導入

子どもの心理検査を実施するにあたっては，検査の目的，所要時間，治療方針を立てるための有効性，そして結果説明の約束などを家族に行って同意を得る必要がある．子どもにもわかりやすく説明するが，余計な不安をあおらないよう留意する．家族が納得して安心し，医師や心理士と信頼関係が形成できれば，子どもも自然にリラックスすることが多い．ここを円滑に進めることが，その後の診断や治療にとって大きなプラスになる．

## 総論 — 3. 検 査

### ⑤ 結果のフィードバック

　実施した心理士は，専門用語をなるべく使わずに結果概要を作成し，医師と共通概念をもって共有することが大切である．検査結果の解釈も決めつけすぎず，丁寧に子どもの現状と対応させて説明していく．心理士が再度説明を行う場合や，結果レポートを作成して渡すこともある．家族への結果説明は治療的コミュニケーションの一環であり，今後の治療展開を大きく左右する．結果はあくまでもその時点での特性を示すものであり，今後変化していくこと，スタートであって決してゴールではないこと，これからも一緒に考え治療していくことなどを家族に保証できる説明が望ましい．

#### 診療・研修に活かす

● **心理検査導入時のコツ**

　「心理検査を実施しましょう」と伝えると警戒する家族が多くみられます．「それは何ですか？ 何がわかるんですか？」などと矢継ぎ早に聞かれることもあります．どのような症状でも家族は子どもの心身の状態に対する心配や不安，もしくはこのような状態に育てたことへの罪悪感を持っている場合が少なくありません．そのため，心理検査を提案すると，複雑な気持ちになるのは当然です．

　不安を和らげるためにも，ゆっくりとわかりやすい言葉で説明しましょう．発達・知能検査の場合は「学習や生活の中での得意，不得意を測ってみましょう」「パズルとか質問もします」「結果は詳しくお伝えします」などの説明が考えられます．描画検査では「お絵かきしながら子どもさんやお母さんの気づかない困りごとを探してみますね」などです．家族の状態に合わせた言葉で説明を工夫するとよいでしょう．

#### 文献

1) 明翫光宜：心理アセスメントとは？．発達障害児者支援とアセスメントのガイドライン，明翫光宜（編），金子書房，p55-61，2014
2) 小川俊樹ほか：心理臨床の場における心理検査の使用頻度について．日本心理臨床学会第24回大会発表論文集，p263，2005

【識名節子】

## 2 発達・知能検査

発達・知能検査で何がわかるの？

### ❖ POINT

① 発達・知能検査は，発達や知的側面から子どもを理解し支援や治療に生かす重要なツールである．
② それぞれの検査の特徴を把握し，目的に応じて対象児に合ったものを的確に選択する．
③ 検査結果だけではなく，入室する時点からの行動観察や，子どもを取り巻くさまざまな背景を考慮したうえで解釈することが重要である．

### ❶ 発達・知能検査の歴史

　子どもの心理アセスメントには発達・知能検査が欠かせない．簡便なスクリーニング検査から特定の能力を測定するものまで多岐にわたるが，個別検査では，現在ウェクスラー法（WISC-IV），ビネー式（田中ビネー知能検査V），新版K式発達検査2001が代表的である．

　発達・知能検査は，1905年に人間の知的能力を測定しようとフランスのビネー（Binet A）とシモン（Simon T）が考案した知能尺度（ビネー式の原型）が最初といわれている．その目的は，知的発達に遅れのある子どもの判別であり，初等教育の普及によって世界に広がっていった．ビネーらは知的発達水準を年齢表示によって表す精神年齢（MA）という概念を用いた．その後，1916年にアメリカでターマン（Terman LM）が知能指数（IQ）という考え方を取り入れ，「スタンフォード・ビネー検査」を開発した．また知的能力を分析的な視点でとらえようとウェクスラー（Wechsler D）が1940年代にウェクスラー知能検査を考案し，2つの大きな流れが形成された．

　乳幼児に対しては学童以降のように読み・書き・計算などを机上で行うことが困難なため，身体運動，認知，言語，社会的行動などの各領域を分析し，子どもの生活能力全般を把握するための検査が多く考案された．DQ（発達指数）を算出し，個人の生活年齢に対する発達の状態を数値で表すことができる発達検査も数多く標準化されている．

　当初，「判別」を目的に作成されたものが，最近は発達や知的側面から子どもを理解し，支援や治療に生かすためのツールとして確立してきた．つまり，診断の参考のみに用いるのではなく，発達特性への支援計画を立てるための1つのプロセスとして用いるという考え方である．また身体症状の背景となる環境からの影響，適応力などを効果的にアセスメントすることが治療の大きな助けになる．

## ❷ 代表的な検査法

### ⓐ WISC-IV

　子ども，特に学童期以降の知能検査で医療・教育現場で最も汎用されているのがWISC（Wechsler Intelligence Scale for Children）で，その第4版がWISC-IVである．WISC-IVは認知・神経心理学特性の把握において中心的な役割を担っている．

　検査は対面式で行い，対象は5〜16歳，実施時間は約60〜90分程度で，定型発達の子どもから神経発達症（発達障害）やその疑いのある子どもなど，多くの対象に適用が可能である．しかし，課題や教示の理解に一定以上の能力を必要とするため，知的に重度の障害を持つ子どもの評価には適さない．また，知的発達の変動や個人差が大きい幼児期にもあまり用いられない．結果の解析にはかなりの時間がかかり，その解釈には熟練を要するが，全般的な認知機能の包括的アセスメントに有用であり，貴重な臨床情報が得られる[1]．

　ウェクスラー検査では，知能は「個人の行動を全体として特徴づけることから全体的な存在である」と同時に「互いに異なる要素または能力で構成されることから特異的である」としてきた．そして個人内差（得意な能力と苦手な能力の差）を測定しようと試みてきた．

　WISC-IVでは，全検査IQ（FSIQ）と4つの指標得点（合わせて合成得点と呼ぶ）が算出される（図1）[2]．いずれの合成得点も平均が100，標準偏差が15となる標準得点に変換されている．下位検査項目では，近年の認知機能の研究の流れを受け，流動性知能（新しいことを学習したり，問題を解決する能力）が強調されている．

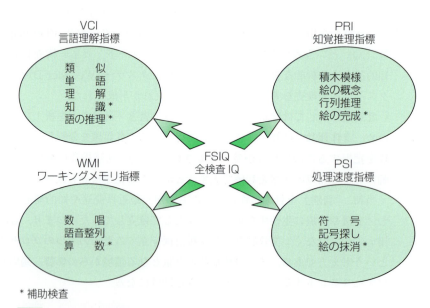

＊補助検査

**図1　WISC-IVの構成**
（日本版WISC-IV刊行委員会（訳編）：日本版WISC-IV理論・解釈マニュアル，日本文化科学社，p9，2010より許可を得て転載）

4つの指標は，言語理解指標（verbal comprehension index：VCI），知覚推理指標（perceptual reasoning index：PRI），ワーキングメモリ指標（working memory index：WMI），処理速度指標（processing speed index：PSI）である．言語理解指標は，推理，理解，および概念化を用いる言語能力を測定し，知覚推理指標は，知覚推理，流動性推理，空間処理，視覚−運動の統合を評価している．ワーキングメモリ指標は，注意，集中，実行機能などを示し，処理速度指標は，認知処理，視覚的短期記憶などを表している．

WISC-IVの解釈は，「全検査IQの報告」→「4つの指標得点それぞれの報告」→「指標間の得点の差の評価」→「強い能力と弱い能力の評価」→「下位検査間の差の分析」→「プロセス分析・反応分析」の流れで行う．個人間差の視点から個人内差の分析へと進んでいく．個人間差の視点とは，同年齢集団の平均を基準に，集団内における個人の相対的な位置を知ることをいう．この視点は，全体的な認知発達の遅れはあるのか，どの程度の遅れか，どの指標部分の遅れなのかを判定するのに重要である．個人内差の視点とは，指標得点間または評価点の差の大きさから，認知面の得意・不得意や凸凹の特徴を検討することをいう．解釈全般，特に個人内差の判定には統計的な検討が必要となる[2,3]．

検査実施時には，子どもの様子や反応の些細な部分も逃さず記載しておく．WISC-IVは知能検査の中でも特に質問・手順がしっかり定められており，究極の構造面接と考えられる．反応分析に関しては，検査者の主観や診断ありきにならないように慎重に行わなければならないが，数値以外の情報もアセスメントにはかなり有用で，家族の情報や文化的背景，教育歴，日常での適応状況，学習面の様子など子どもの背景も考慮しながら総合的に解釈していくことが求められる．

### b 田中ビネー知能検査Ⅴ

「スタンフォード・ビネー検査」をもとに1947年，田中寛一が「田中ビネー知能検査」を発刊した．その後，改訂を重ね，現在は1987年度版を踏襲しながらも，時代に即した用具やカードの使用，成人級問題の再構築などを経て「田中ビネー知能検査Ⅴ」に至っている．

検査は対面式で行い，幼児から成人までを対象としている．検査負荷が比較的低く，知的に重度の障害を持つ場合でも実施が可能なため，診察場面をはじめ，療育手帳の判定，発達相談，教育現場などに広く利用されている．

田中ビネー知能検査Ⅴにおいては，2〜13歳は精神年齢（MA）からIQを算出する．14歳以上は原則として偏差知能指数（DIQ）で表す．そのため14歳以上では「結晶性」「流動性」「記憶」「論理推理」の4分野を分析できるようになり，支援の手がかりも得やすくなった．

検査内容は，言語，動作，記憶などさまざまな領域の課題が，年齢・難易度別に並べられている．基本的には子どもの生活年齢と等しい年齢級から始め，すべて合格した年齢級とすべて不合格だった年齢級を特定し，MAを算出してIQを求める．ここでもIQの結果と併せ，行動観察はもちろん環境その他の背景も参考にしながら，子どもの理解に役立てていくことが大切である．

また，田中ビネー検査Ⅴは，標準化の過程で当該年齢の6〜7割が合格できる問題を

各年齢級に配置してあるため，精神年齢が実際の生活年齢よりも高くなる傾向にある．その点を踏まえて結果の解釈や診断に活かすことが重要である[4]．

### c 新版 K 式発達検査 2001

新版 K 式発達検査は，1951 年に島津峯眞らによって京都市児童院で開発された．ビネーだけでなく，ビューラー（Buhler C）やゲゼル（Gesell AL）の影響を強く受け「行動パターンの出現する順序と時期はほぼ一定」という考えを採用している[5]．その後改訂を経て「新版 K 式発達検査 2001」（Kyoto Scale of Psychological Development 2001）が刊行された．

対象は 0 歳～成人で，個別式で実施するが，検査者と子どもが机の角の隣り合った二辺に位置するのが原則である．不安や緊張を緩和したうえで，遊びの中から自然な形で検査課題に移行することが望ましい．特に就学までの時期に精度が高く威力を発揮するため，発達診療はもちろん，乳幼児健診の発達面の精密検査や，特別支援教育のための就学前検査などにも有用である．

検査項目は，①姿勢・運動領域（Postural-Motor Aria：P-M，身体機能の発達をみる），②認知・適応領域（Cognitive-Adaptive Area：C-A，モノの認知や操作の課題），③言語・社会領域（Language-Social Area：L-S，言語を用いた認知や操作に関する課題）の 3 領域に分かれている．各領域の DA（Developmental Age：発達年齢）および DQ と，全領域の DA，DQ を加えた 4 種類の数値が得られるため，生活年齢と比較した全般的な精神運動発達レベルと，領域ごとの発達状況が把握できる．また，検査用紙の記し方から，個人の発達の相対的な進みや遅れ，あるいは偏りを視覚的にとらえることが可能である．

検査結果は，検査態度（課題への興味や関心，自己統制など）をも加味して発達支援に役立てることが重要である．特に乳幼児への実施が多いため，1 度の施行で発達特性を判断せず，半年程度の間隔をおきながら経過観察していくことが望ましい．

なお，養育者の記入によって判定する発達検査については，質問紙検査の項（p66）に記載している．

### 診療・研修に活かす

#### ● 軽度知的発達症（知的障害）と心身症状

不定愁訴や不登校を訴えて来院する子どもに，軽度の知的発達症（知的障害）が隠れていることが少なくありません．境界域（IQ＝70〜79程度）から軽度の知的能力の遅れは，想像以上に見逃されているものです．特に小学校中〜高学年になってから，学習についていけない，友だちとうまくいかない，同じ失敗を何度もくり返すなどの状況から不適応を起こした例に軽度の遅れを持つ場合がしばしばみられます．

自閉スペクトラム症，注意欠如・多動症など他の神経発達症（発達障害）の併存がない場合，困りごとが早期に顕在化しづらく，気づかれないまま不適応を起こしやすいのです．会話上，違和感がそれほどなくても，生育歴の丁寧な聞き取りや知的側面のアセスメントを実施しましょう．

### 文献

1) 岡田　智：ウェクスラー式知能検査．発達障害児者支援とアセスメントのガイドライン，明翫光宜（編），金子書房，p78-82, 2014
2) 日本版WISC-IV刊行委員会（訳編）：日本版WISC-IV理論・解釈マニュアル，日本文化科学社，2010
3) 日本版WISC-IV刊行委員会（訳編）：日本版WISC-IV実施・採点マニュアル，日本文化科学社，2010
4) 中村淳子ほか：田中ビネー知能検査マニュアル．田中教育研究所（編），田研出版，p79-80, 2002
5) 大島　剛ほか：新版K式の基礎知識．発達相談と新版K式発達検査，明石書店，p36-40, 2013

【識名節子】

## 3 質問紙検査

何がわかる？ どのように役立つ？

### POINT
1. 子どもの心身の状態や認知発達的特性，性格傾向などのスクリーニングに活用できる．
2. 治療方針の検討，治療効果の判定に活用できる．
3. 子どもの状態を妥当に表していない結果もあるが，それも重要な情報である．

### 1 質問紙検査の概要

定められた質問項目に回答を求める検査法である．短時間で施行や結果処理ができるものは待ち時間に記入してもらい，診察や治療方針を検討する資料にすることもできる．

回答の選択肢があらかじめ準備されているため，回答者は答えやすく，結果処理も容易である．また，検査者から受ける影響を考える必要がなく，再検査時も質問内容・形式が一貫するため，状態の変化や治療効果の確認に活用しやすい．

その一方，「問題を認めたくない」「とても辛いことをわかってほしい」などの心情から，実際の状態よりも過少あるいは過剰な回答表現がなされる場合もある．また，回答者が質問を十分に理解できていないときや，子どもの状態を適切にとらえることができていないときも妥当な結果が得られにくい．

以下に，小児心身医学の臨床で使用頻度が高い質問紙検査を簡単に紹介する（表1）．実際の検査は手引書に示された手続きと結果処理に従って行う．

### 2 発達および知能に関する検査

#### a 津守・稲毛式乳幼児精神発達診断法[1-3]

①運動，②探索，③社会，④生活習慣，⑤言語の5領域で子どもの発達状態をみる．現代の生活様式にそぐわなくなっている質問もあるが，乳幼児の発達を概観する検査としては現在も有用である．

#### b 遠城寺式 乳幼児分析的発達診断検査[4]

①運動（移動運動・手の運動），②社会性（基本的習慣・対人関係），③言語（発語・言語理解）の3分野6領域から発達特性を分析できる．結果は発達グラフで表され，発達特性を把握しやすい．

## 表1　主な質問紙検査

| | 検査名 | 内容 | 適用年齢 | 実施時間 | 保険点数 |
|---|---|---|---|---|---|
| 発達・知能 | 津守・稲毛式 乳幼児精神発達診断法 | 家族が回答<br>乳幼児の発達概観 | 0ヵ月〜7歳 | 約20分 | 80 |
| | 遠城寺式 乳幼児分析的発達診断検査 | 家族が回答<br>乳幼児の発達概観 | 0ヵ月〜4歳7ヵ月 | 約10分 | 80 |
| | M-CHAT 日本語版 | 家族が回答<br>自閉スペクトラム症スクリーニング | 18ヵ月〜24ヵ月 | 約10分 | ― |
| | AQ 日本語版 自閉症スペクトラム指数（児童用） | 家族が回答<br>自閉スペクトラム症スクリーニング | 6歳〜15歳 | 約15分 | 80 |
| | ADHD-RS-Ⅳ（家庭版，学校版） | 家族・教師が回答<br>注意欠如・多動症の評価 | 5歳〜18歳 | 約10分 | 80 |
| | Conners 3 日本語版 | 子ども・家族・教師が回答<br>素行症（素行障害）・反抗挑発症（反抗挑戦性障害）の評価 | 6(子ども8)歳〜18歳 | 約20分 | ― |
| | SP 感覚プロファイル | 家族が回答<br>感覚過敏・過鈍の把握 | 3歳〜82歳 | 約30分<br>短縮版約10分 | ― |
| | S-M 社会生活能力検査 第3版 | 家族が回答<br>社会性能力の発達の評価 | 乳幼児〜中学生 | 約20分 | ― |
| 性格 | 小児ANエゴグラム | 子どもが回答<br>交流分析に基づく性格傾向の把握 | 小学生〜高校2年生 | 約5分 | ― |
| | YG 性格検査（矢田部ギルフォード性格検査） | 子どもが回答<br>5つに分類した性格特性の把握 | 小学2年生以降 | 約30分 | 80 |
| 不安・抑うつ | POMS 2 日本語版 | 子どもが回答<br>否定的な気分状態の評価 | 13歳〜17歳 | 約10分<br>短縮版約5分 | 80 |
| | CMAS 児童用不安尺度 | 子どもが回答<br>特性不安の測定 | 小学4年生〜中学3年生 | 約10分 | 80 |
| | STAI 状態・特性不安検査 | 子どもが回答<br>状態不安と特性不安の測定 | 中学生以上 | 約15分 | 80 |
| | DSRS-C バールソン児童用抑うつ性尺度 | 子どもが回答<br>うつのスクリーニング | 小学生〜中学生 | 約10分 | 80 |

※ 2017年6月現在，医科診療報酬点数表に含まれるものについては，保険点数を記した．

#### c M-CHAT 日本語版[5]

自閉スペクトラム症のスクリーニング尺度である．信頼性と妥当性が検証され，項目の一部は1歳6ヵ月乳幼児健診での必須チェック項目となっている．

#### d AQ 日本語版 自閉症スペクトラム指数[6,7]

自閉症傾向を測定する目的で開発され，自閉スペクトラム症のスクリーニングに有用である．①社会的スキル，②注意の切り替え，③細部への関心，④コミュニケーション，⑤想像力の5つの下位尺度を備える．

#### e ADHD-RS-IV（家庭版，学校版）[8]

DSM-Ⅳを基に注意欠如・多動症の診断のために開発された．不注意，多動・衝動性をみる質問への回答から各領域の得点を算出し，カットオフ値と比較する．

#### f Conners 3 日本語版[9]

DSM-5の診断基準に準拠し，注意欠如・多動症の中核症状である不注意・多動性・衝動性，および併存可能性の高い問題や障害について評価できる．「保護者用」「教師用」「本人用」の3種類があり，複数の回答者からの情報によって包括的な評価が可能となる．

#### g SP 感覚プロファイル[6,9,10]

聴覚・視覚・触覚・口腔感覚などに関する質問への回答によって，感覚の過敏さや過鈍さによる日常生活上の困難を把握できる．神経発達症（発達障害），特に自閉スペクトラム症の子どもへの対応に役立てることができる．短縮版もある．

#### h S-M 社会生活能力検査(第3版)[6,9,10]

社会生活能力の発達をみる．子どもの日常の様子に関する質問への回答から，①身辺自立，②移動，③作業，④コミュニケーション，⑤集団参加，⑥自己統制の6領域における発達年齢を算出しグラフ化する．

## ③ 性格(人格)に関する検査

#### a 小児 AN エゴグラム[6,9]

交流分析の理論に基づき，①批判的な親，②養育的な親，③大人の自我，④自由な子ども，⑤適応的な子どもの5尺度をグラフ化し，子どもの性格傾向を把握する．子ども自身の自己理解・自己統制・自己成長に向けても活用しやすい．

#### b YG 性格検査(矢田部ギルフォード性格検査)[3,6]

「情緒的安定性」「社会的適応性」「活動性」などの性格特性を知ることができる．結果はグラフ化され，子どもや家族と共有しやすい．

## 4 不安・抑うつに関する検査

### a POMS 2 日本語版[11]

POMS（Profile of Mood States）の改訂版である．①怒り〜敵意，②混乱〜当惑，③抑うつ〜落込み，④疲労〜無気力，⑤緊張〜不安，⑥活気〜活力，⑦友好の7尺度と，ネガティブな気分状態を総合的に表す「TMD得点」から，検査者が知りたい時間枠における気分の状態を評価する．全項目版と短縮版がある．

### b CMAS 児童用不安尺度[6,9]

MAS顕在性不安尺度の子ども版で，妥当性尺度があり，結果の信頼性を検討できる．特性不安（状況要因に影響されず長期的に感じている不安）を測定する．

### c STAI 状態・特性不安検査(Form X)[6]

状態不安（特定の場面で一過性に感じる不安）と特性不安を測定する．世界40ヵ国語に翻訳され，臨床現場で幅広く活用されている．

### d DSRS-C バールソン児童用抑うつ性尺度[6,9]

子どものうつ病のスクリーニングテストである．質問は18項目で負担が少なく，小学校低学年にも適用可能である．

## 5 その他（聞き取り式検査）

質問紙検査ではないが，診察時に家族に質問する形式の検査にMSPA（エムスパ），PARS-TR（パース ティアール）がある（表2）．研修が必要だが，神経発達症（発達障害）の診断や対応に有効な情報を得ることができる（450点算定可能）．

**表2　主な聞き取り式検査**

| | 検査名 | 内容 | 適用年齢 | 実施時間（面談と処理時間） | 保険点数 |
|---|---|---|---|---|---|
| 発達 | PARS-TR | 家族に面談し専門家が評定<br>自閉スペクトラム症特性および要支援度の評価 | 幼児〜成人 | 約90分<br>（面談時間は約60分） | 450 |
| | MSPA | 子ども・家族と面談し専門家が評定<br>発達特性および要支援度の評価 | 幼児〜成人 | 約90分<br>（面談時間は約30〜40分） | 450 |

※2017年6月現在，医科診療報酬点数表に含まれるものについては，保険点数を記した．

## 診療・研修に活かす

● 検査結果が臨床像とかけ離れていると感じられる場合には

　このようなときには「結果は妥当でなく参考にできない」と考えるのではなく，「妥当性がないと感じられる結果が持つ意味」を想像し，総合的に検討することが大切です．たとえば，神経質で不安が強い子どもや感覚異常がある子どもでは，一般とは感じ方が異なる場合もあります．状態に応じて，他の検査施行を検討したり，カンファレンスなどで相談したりすることも選択肢として頭に置いておきましょう．

### 文献

1) 津守　真ほか：増補乳幼児精神発達診断法，大日本図書，1995
2) 津守　真ほか：乳幼児精神発達診断法，大日本図書，1965
3) 冨田和巳(監)：小児心身医学の臨床，治療と診断社，2003
4) 遠城寺宗徳ほか：遠城寺式乳幼児分析的発達検査法，慶応通信，1977
5) 国立精神・神経医療センター：ホームページ(http://www.ncnp.go.jp/nimh/jidou/aboutus/aboutus.html#03)
6) サクセスベル株式会社：ホームページ(http://www.saccess55.co.jp/)
7) 三京房：心理テストカタログ　2017年版(http://www.sankyobo.co.jp)
8) デュポールJほか：(市川宏伸ほか監修，坂本律訳)：診断・対応のためのADHD評価スケール ADHD-RS，2008
9) 千葉テストセンター心理検査専門所：ホームページ(https://www.chibatc.co.jp/)
10) 日本文化科学社：ホームページ(http://www.nichibun.co.jp)
11) 金子書房：心理検査カタログ　2017年版(http://www.kanekoshobo.co.jp)
12) 安達　潤ほか：PARS-TR　親面接式自閉スペクトラム症評定尺度 テキスト改訂版，スペクトラム出版社，2015
13) 船曳康子：発達障害の特性別評価法　記録用紙，京都国際社会福祉センター，2016

【藤原由妃】

## 4 描画検査法などの投影法

心の理解にどう役立つの？

### ❖ POINT

① 言語面の問題を抱える子どもにも取り組みやすく，検査という印象を与えにくい．
② 描画者の知的発達や心理状態を推測できる．
③ 1つの「正解」はないため，解釈と結果説明には慎重さが求められる．

### 1 描画検査法などの投影法の概要

　指定された絵を描く，絵や図版を見て自由に答える，言葉から連想したことを自由に書くなど，子ども自身が決める要素が多い，つまり，自由度の高い刺激によって自由度の高い回答が得られる検査[1]が描画検査などの投影法である．

　投影法の長所は，「このように思われたい」と意図して回答表現することが難しく，意識していない心の状態を把握できることで，短所は，質問紙のように結果が数値化や定型化がされにくいこと，子どもの心の状態によっては不安や緊張を強めることである．

　解釈には経験とともに，一面的な見方や臨床像からの先入観で判断せず，解釈基準を踏まえて統合的に検討する姿勢が必要である．また，結果説明にも慎重さが求められる．子ども自身が意識しておらず，受け容れ難い内容を伝えることは，治療者との関係をぎこちなくし，子どもの心を深く傷つけかねない．子どもに応じて，結果説明をしない，大まかな印象のみを伝える，解釈を説明せずに描かれた絵について話し合う，などの方法を検討する．

　以下に，小児心身医学の臨床で使いやすい描画検査ほか投影法検査を紹介する（表1）．

### 2 描画法

#### a DAM（グッドイナフ人物画法）[2-4]

##### 1）内容

　人物画から知的発達を評価する．人物の表情・服装・姿勢などから子どもの「人間」に対する関心やイメージを窺い知ることもできる．描画に苦手意識の強い子どもや，記憶やイメージを頼りに描画することが困難で嫌がる子どもには，無理強いしないほうがよい．

##### 2）施行法

　鉛筆（HBまたはB）と消しゴム，白紙を縦長方向で与え，「人を1人描いてください．頭から足の先まで全部をなるべく丁寧に描いてください」と教示する．時間制限はしない．

**表1 主な投影法検査**

| 検査名 | 内容 | 適用年齢 | 実施時間 | 保険点数 |
|---|---|---|---|---|
| DAM（グッドイナフ人物画法） | 人物画から知的発達を評価 | 3～10歳 | 約5分* | 80 |
| バウムテスト | 樹木画から性格傾向や心理状態を推測 | 幼児～成人 | 約5分* | 280 |
| S-HTP（統合型HTP） | 1枚の用紙に描かれた「家・木・人」から知的発達や心理状態を推測 | 幼児～成人 | 約10分* | ― |
| SCT 精研式文章完成法テスト | 刺激文に続けて書かれた短文から性格傾向などを把握 | 小学生～成人 | 約40～60分 | 280 |
| P-Fスタディ 絵画欲求不満テスト | 絵に書き加えたセリフから欲求不満場面での対応や性格傾向を推測 | 小学生～中学生 | 約20分 | 280 |

＊描画にかかる時間は子どもによって差が大きい．詳細に描き込む子どもでは時間がかかるため，余裕をみて施行する．
※2017年6月現在，医科診療報酬点数表に含まれるものについては，保険点数を記した．

男性像を採点対象とするため，女性を描いた子どもには「今度は男の子（人）を描いてください」と別の用紙を渡す．所要時間と子どもの負担を考えれば初めから「男の子を1人描いてください」と教示してもよい．

### b バウムテスト[3-5]

#### 1）内容
樹木画から性格傾向や心理状態を推測する．大まかな発達段階，エネルギーの程度，几帳面さや神経質さ，不安や抑うつの程度，精神病圏の問題の有無なども推測できる．

#### 2）施行法
一般的には，鉛筆（2B～4B）と消しゴム，白紙（A4）を縦長方向に与え，「実のなる木を1本描いてください」と教示する．時間制限はしない．

### c S-HTP（統合型HTP）[6]

#### 1）内容
バック（Buck JK）が考案（1948）したHTP法（家と樹木と人物描写検査）の変法である．HTP法では「家」「木」「人」を別々の用紙に描くが，S-HTPでは1枚に描くため，子どもに与える負担が少ない．家・木・人それぞれの描写に加え，相互関係や全体の構成（位置どりや大小関係，筆致の違いなど）から，エネルギーの程度，知的水準や情報の統合力，不安や抑うつの程度，精神病圏の問題の有無などを推測できる．

#### 2）施行法
鉛筆（HB）と消しゴム，画用紙（A4）を横長方向で与え，「家と木と人を入れて，何でも好きな絵を描いてください」と教示する．絵の上手さをみるのではないので，思いどおりに，なるべく丁寧に描いてほしいことを付け加える．時間制限はしない．

## ❸ 描画法以外の投影法検査

### ⓐ SCT 精研式 文章完成法テスト[3,4]

子どもが作成した,「私はよく—」などの刺激文に続く短文をもとに,性格,意欲,興味・関心,生活史,人生観,心の安定性などを把握する.得点化は行わず,内容を吟味する.

### ⓑ P-F スタディ 絵画欲求不満テスト[3,4,7]

欲求不満を感じさせる絵（漫画の1コマのようなもの）に子どもがセリフを書き加える.その言語表現から,不満な場面や心理的に傷ついた場面での対応や性格傾向を推測する.性格検査として位置づけられているが,回答内容から神経発達症（発達障害）的な認知特性を持つことが推察される場合もある.

---

### 診療・研修に活かす

#### ● 描画法の活用について

心身症では,身体症状に関与する心理社会的因子に自覚がない子どもや,家族や専門家の視点でも問題がわかりにくい子ども,少数ながら影に精神病的問題が隠れている子どももいます.投影法であるロールシャッハ検査によって,人格や認知の特徴を詳細にとらえることができますが,施行や解釈が難しく子どもの負担も大きくなりがちです.そのようなとき,描画が重要な情報を示唆してくれることがあります.解釈や説明を行わなくても,描画から窺われる子どもの内面や体験をイメージしながら診療を行うことが,心理面の治療にもつながっていくと考えられます.

---

### 📖 文献

1) 森田美弥子ほか（編）：臨床心理学実践の基礎　その1,ナカニシヤ出版,p116-123,2014
2) 小林重雄：グッドイナフ人物画知能検査ハンドブック,三京房,1977
3) 冨田和巳：小児心身医療の実践,治療と診断社,2014
4) 氏原　寛ほか（編）：心理臨床大事典,培風館,1992
5) 阿部惠一郎：バウムテストの読み方,金剛出版,2013
6) 三上直子：S-HTP法—統合型HTP法による臨床的・発達的アプローチ,誠信書房,1995
7) 林　勝造ほか：P-Fスタディ解説—基本手引き—（2006年版）,2007

【藤原由妃】

# 4. 治療

## A 治療の基本

### 1 支持的カウンセリング

カウンセリング：私にもできますか？

#### ✤ POINT

1. 心身症の治療では，体調不良による不安が身体症状を増幅させるため，心理面へのアプローチが必要である．
2. 支持的カウンセリングにおいては，対話を通じて子どもを心理的に支持しながら，信頼関係に基づいて「こころ」の成長を助け，現実への適応力を高める働きかけを行う．
3. 子どもの心身症の治療においては「治療を通じて子どもの成長を促す」という視点が欠かせない．

#### 1 子どもの心身症の治療における「こころ」へのアプローチ

子どもの心身症治療は，身体症状が主訴となることから，その多くを小児科医が担っている．子どもでは発症につながる心理社会的因子と身体症状の関連が明確でないことが多いとされ，体調不良による不安が身体症状を増幅させるため，治療に際しては不安への対応，「こころ」へのアプローチが必要である[1]．

#### 2 支持的カウンセリングとは何か

支持的カウンセリングとは，支持的精神療法と同じく「患者の現在の生き方，気持ちや考え方などを変えることを目指すのではなく，傾聴，受容，共感やそのうえでの説明，保証，助言，環境調整などを用いて，患者を心理的に支持しながら，患者との信頼関係に基づき，患者の自我機能を強化し，現実への再適応を促す[2]」ことを目指す関わりである．

## ❸ 支持的カウンセリングの基本姿勢

### ⓐ 傾聴

　傾聴とはよく聞くことである．話すことを急がさず，笑顔や相づちで「ちゃんと聞いている」ことを伝える．ときには「あなたが言いたかったことは，こういうことですか？」と治療者が正しく理解しているか問い返し，確認することも必要である．

### ⓑ 受容

　受容とは，子どもの気持ちを全面的に肯定することである．話しの途中で口をはさまず，批判や評価，指導をしない．「あなたはそう感じたんだね」「そのときはそう思ったんだね」というような言葉をかける．

### ⓒ 共感

　共感とは，子どもの気持ちを正確に汲み取る姿勢である．子どもの表情や言葉から，子どもが置かれている状況を想像し理解しようと努める．たとえば，子どもに代わって話し続ける母親を横目でみながら視線を落とす子どもと2人になったときに「お母さんが悲しい顔をすると，辛いと言えなかったり，自分はお母さんを困らせる悪い子だって，余計に辛くなることはない？」と問うと，子どもが泣き出すことがある．問いかけには「いろいろ大変だね」「お母さん思いだね」という治療者の気持ちを込めている．

　子どもは，自分の言葉に目と耳と心を傾け理解しようとする人に心を開く．そして，信頼できる人の存在が子どもを支え，気づきを促して心身の変化が起こる．

## ❹ 支持的カウンセリングの流れ

### ⓐ 導入期（信頼関係を作る，治療意欲を引き出す）

　静かで安心して話せる環境で子どもと1対1で話す．子どもが来院の理由をどのように理解しているのか，身体症状以外に困っていることはあるのかを問う．黙り込むときには，日常生活や余暇の過ごし方に話題を転じると雰囲気がほぐれる．質問は短くまとめ，答えにくそうな問いには答えの選択肢を示す．視覚支援として絵や図を用いたり，文字入力した電子カルテの画面を子どもに向け，内容を確認できるようにしてもよい．確かなコミュニケーションにより，互いの理解が深まる．

　子どもと家族には心と身体のつながり，不安が症状に及ぼす影響について説明する．また，回復には時間がかかるかもしれないが必ずよくなることを保証し，治療者として協力を惜しまないことを約束する[1]．

### ⓑ 展開期（対話を深め，「気づき」と行動の変容を待つ）

　子どもと治療者に信頼関係が形成されると，対話によって不安が軽減し，身体症状にもよい変化がみられるようになる．この頃に，子どもが発症の背景にある問題に「気づき」語り始めることがある．心理社会的因子がいじめや虐待であれば迅速に介入する．

## 総論 — 4. 治療

他方「気づき」の有無にかかわらず，自分の力で困難な状況を解決し乗り越えようとする子どもや，環境に適応しようと努力し動き出す子どももいる．それぞれが，今ある状況から一歩踏み出し，自分にできることを考え行動し始める．事態が大きく展開する時期である．

### c 終結期（症状の改善，生活の正常化）

子どもは本来，成長・発達する力を持っている．治療を通じて自己理解が進み，病気を乗り越えた子どもには肯定的な自己認知が育ち，自尊感情も高まる．病気をきっかけに健全な人格が育ち，生きる自信を得て，よりよい人生へと歩みだすこともある（図1）．この段階で子どもと治療経過を振り返り，治療の終結時期を決め，徐々に間隔をあけて治療を終える．もちろん，症状再発のおりには再受診するよう伝える．

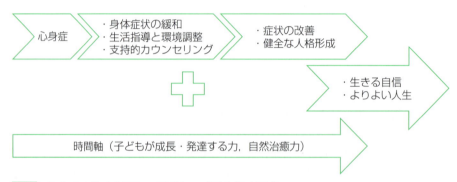

図1 心身症の治療を通じて子どもの成長を促す図式

## 診療・研修に活かす

### ● カウンセリングの際に気をつけたいこと

筆者の外来では，子どもたちとの暗黙のルールが3つあります．①自分の気持ちを自分の言葉で話し，②自分のことは自分で決め，③できることは自分でする，ということです．診察台に身を横たえて話すことはOK，ゲームや携帯電話はもちろんNOです．

そのために，治療者として誓っていることが5つあります．①診療が「業務・作業」にならないよう，何ごとも子どもにもわかるよう丁寧に伝え，わからないことは子どもに尋ねる，②診療が業務連絡（確認・評価・叱責・指示・命令）に終始しないよう，日常会話を大切にする，③自尊感情を高める言葉（「会えてうれしい」「好き」「ありがとう」）を，惜しみなく伝える，④小さな変化を見逃さない（「昨日のキミと，今日のキミは違っていることを信じている」），⑤子どもの成長には時間がかかることを理解して待つ，ということです．

あたり前のことなのに難しい，難しいけれど，とても大切なことです．

### 文献

1) 小柳憲司：小児科医のための心身医療ガイドライン．小児心身医学会ガイドライン集（第2版），日本小児心身医学会（編），南江堂，p4-17，2015
2) 村上伸治：支持的精神療法．専門医のための精神科臨床リュミエール11 精神療法の実際，青木省三ほか（編），中山書店，p44-57，2009

【金　泰子】

## 総論 — 4. 治療

## 2　生活指導と環境調整

心身症は，発症増悪のプロセスが複雑なことに注意しましょう

### ❖ POINT

❶ 症状の改善に向けて医学的根拠のある指導を行い，悪化させる生活習慣を避けさせる．
❷ 症状に対する見方を変え，心理社会的因子の関与を受け入れ心身相関を理解できるよう介入する．
❸ ストレスマネジメントを実践し，意欲的に治療に取り組むことができるような環境確保を行う．

### 1　身体的因子と心理社会的因子

　心身症は 図1 に示すように，発症・増悪に身体的因子とともに心理社会的因子が関与する（①）．症状が遷延すると，それに対する不安，抑うつ，予期不安から症状に対して過敏になり，より頻回に症状を自覚するようになる（②）．症状のために不登校など新たな問題が生じると，その問題による二次的不安が症状をさらに悪化させる（③）．
　このように心身症には発症増悪に至るプロセスが複数あり，経過が長くなるほど積み重なり，複雑化する[1]．それを避けるには，心理社会的因子に気づき，その背景にある真の問題に向き合い，解決までをスムーズに行う必要があるが，この過程1つ1つが子どもにとっては容易ではない．身体症状をコントロールしながらこの過程を乗り越え，経過中に生じるストレスにも対処し，病態が複雑化することなく解決に至ることができるよう，生活指導，環境整備をしながら支援する．

### 2　身体的因子を疎かにしない

　心身症は症状が起こりやすい身体的素因のある状態に心理社会的因子が加わり，機能的あるいは器質的変化を引き起こして発症する．したがって，心理社会的因子の関与が明らかであっても身体治療は疎かにせず，医学的根拠のある注意事項は励行する．疾患ごとの具体的詳細は各論に述べる．
　日常の誤った習慣が新たな症状を引き起こす可能性にも注意しておく．たとえば，夜中まで携帯電話をみて生活リズムが乱れる，自宅でゴロゴロして過ごし起立不耐症状が目立つようになる，などである．生活リズムの乱れ，メディアづけ，食生活の乱れ，運動不足などは身体症状だけでなく二次的に不登校，引きこもり，社交不安など新たな問題を引き起こし，さらには通常生活を困難にさせる．自宅で過ごしていると生活習慣は乱れがちになるので，これらのリスクを理解し規則正しい生活を心がける．
　面接ではこれらを確認するとともに，症状改善ために努力していることを評価し，治療意欲を失わせないようにする．

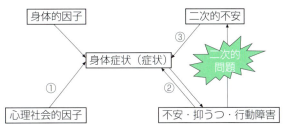

図1　心と身体のつながり
（小柳憲司：日児誌 118：455-461，2014 より改変して引用）

## ❸ 症状をコントロールし，背景にある問題への気づきを促す

### a 現状を肯定する

　これまでの方法でどうしても症状改善が得られないなら，違う方法を考えなければならない．思い切って方針を転換し，症状を受け入れることを提案してみる．たとえば症状のために登校できない場合，「症状をなくして登校再開する」ことを目指すことから「症状はどうしてもなくならない，ではどうするか」に方針を転換する．うまくいかないときにはどうしてもできないことに意識が向き，前述の図1-②のように症状増悪を招いてしまう．しかし，症状があっても「塾に行く」「友だちと遊びに行く」「自宅では普通に過ごせる」など，できることに意識を向けることを促してみる．

　現状を受け入れることは容易ではないかもしれない．「これくらいできてあたり前」と思うかもしれない．現状を肯定できないときは，劣等感や不安を傾聴し，できていることを評価し，現状を受け入れられるように支援する．

### b 症状とつきあう

　現状を受け入れる支援と並行し，症状とつきあいながらできることを考えてみる．月に数回の登校しか難しいのであれば毎日登校を目指すのは難しいし，意欲もわかない．しかし「週に1日は登校する」課題は可能かもしれない．課題を達成することで達成感が得られ，症状をなくすことができなくてもコントロールできる自信を得ることができる．症状とつきあいながら今できることを目標とし，それに向けて努力することで自己評価は高まる．

　症状があるときは一時的に目標を下げるのはあたり前であること，改善したときに戻せばよいことを子どもに伝え，症状をコントロールする意欲を評価する．

### c 心理社会的因子について考える

　特定の場面，状況で症状が悪化するなら，その場面を変えることで症状をコントロールすることを考えてみる．症状が悪化するとき，改善するときを意識し，たとえば「登校前になると症状が起こる」のであれば，「登校」の状態を変えて，別室登校にしてみる，部活動だけは参加してみることなどで症状が改善しないかを考える．ときには無理せず学校を休むことも選択肢の1つである．

このように，背景も含めて「症状のある状態」としてとらえ，その状態でなぜ症状が引き起こされるのか，そこに影響している因子を考える．「いじめ」「勉強についていけない」「緊張して疲れる」などに心あたりがあれば，それが向き合わなければならない問題の糸口かもしれない．心理社会的因子が「いじめ」「対人関係上のトラブル」「勉強についていけない」など，子どもだけでは解決できない問題の場合は，周囲が介入し解決を図る．対処しきれないストレスが身体症状となっているならば，ストレスを自覚すること，ストレスを身体症状以外の方法で対処することが症状改善につながる．

## ④ ストレスにどう対処するか

子どもが生じているさまざまなストレスにうまく対処できなければ，図1-②③のような心身症的増悪，二次的問題を引き起こし，病態が複雑化してしまう．心身相関を説明し，身体治療のためにストレスマネジメントが必要であることを伝え，これを積極的に行うことを促す．

### a 言語化を促す

ストレスを身体症状で表しているのであれば，違う形で表出することが解決につながる．不安，葛藤，劣等感など，自分の感情の言語化を促し，面接では傾聴に努める．周囲にも依頼し，子どもが「わかってもらえた」という実感が得られるようにする．

### b 自己評価を良好にする

前述のように，「できないこと」より「できていること」に意識を向けるように促す．目標を持ち，症状をコントロールしていることを意識してもらう．面接では状況の変化や子どもの努力も評価し，子どもが「症状があるのにがんばっている」ことを自覚できるようにする．周囲には「できないことがあっても受容され，評価されている」と子どもが実感できる関わりを依頼する．

### c 気分転換の方法を持っておく

ストレスに向き合い過ぎないような気分転換を心がけてもらう．友だちと話す，好きな本を読む，音楽を聴く，運動をする，ゲームをするなど，没頭できてストレスに注目せずにすむ手段を持っておく．これらに長時間を費やし生活習慣が乱れないような注意は必要だが，苦痛から逃れる時間を確保することも大切である．

## ⑤ 環境調整

長い治療経過中に些細なことでストレスが生じ，治療意欲を失いかけることもある．この状況を，子どもだけでは立て直すことは難しく，周囲の支えが必須となる．このような環境を確保するために，周囲にも病態を理解してもらい，日常で子どもを支えることの重要性を伝えておく．

### a 心身相関について理解を促す

心理社会的因子の関与については「情動が中枢を介して身体に機能的,器質的異常を引き起こした状態」であることを説明する.「心が弱い」「がんばりが足りない」など,症状が出るのは心の強弱とは関係なく,身体症状として現れやすいということを説明する.そのうえで,心理社会的介入の必要性や,子どもが傾聴,受容,評価された実感を得ることが症状改善につながること,逆に心理社会的支援が得られなければ心身症の悪化の危険があることを家族に伝えておく.

### b 子どもを受容する

うまくいかない状況は,子どもだけでなく周囲にも受け入れ難い.しかし,叱責し,励まし,原因を検索し,治療をいろいろ試しても改善が得られなければ,やはり周囲も見方を変え,現状を受け入れなければならない.症状があり,できないことがある状態の子どもをそのまま肯定することを促す.簡単に納得できることではないので,周囲の不安に寄り添いながら現状を説明していく.症状が認められないときは,「検査で異常がないから病気ではない」のではなく,「現在の検査技術では異常を指摘できない」ということを説明する.もし嘘を言っているならば,なぜ嘘をつかなければならないのか,その理由を考える必要がある.逆に,過剰に心配し原因検索に躍起になっているときは,少なくとも重篤な疾患は否定的であることを説明し,ドクターショッピングに陥らないよう配慮する.

重要なのは「検査異常の有無」や「本当か嘘か」ではなく「子どもが苦痛を感じていること」である.この「症状があり,できないことがある」苦痛な状態を,周囲からそのまま受け入れられ,肯定されることは,子どもにとって大きな支えとなる.現状を受け入れることは子どもにとっても容易ではないが,周囲が肯定することで受け入れやすくなる.

子どもを受容できれば,「午前中に起きられるようになった」「外出できるようになった」「精神的に穏やかになってきた」というような1つ1つの努力を評価していく.周囲から受容されること,不安や劣等感を傾聴されること,結果が出ないときも過程を評価されることが,子どもの自己評価を高め,努力を継続する支えになる.

ときに周囲が不安になり,子ども以上に問題解決に乗り出してしまうことがある.しかし,症状が葛藤やストレスの身体化であり,真に向かわなければならない問題への気づきであれば,その解決は子どもにしかできない.周囲が焦って解決に乗り出すことは,子どもが問題に向き合う機会を奪うことにもなる.時間がかかることもあるが,子どもが問題に向きあい,乗り越え,解決に至るまで,寄り添い見守ることが周囲の重要な役割であることを伝える.

### c 関連機関との連携

症状に影響する心理社会的因子が,いじめや虐待など社会的問題の場合は関連機関と連携し,解決を図る.クラスになじめない,勉強についていけないなど学校でのストレスがあれば,必要に応じて別室登校,適応指導教室の利用など負担軽減の配慮を依頼する.

症状を悪化させないための注意，悪化時の対処など疾患についての情報を伝え，子どもが学校に適応しやすい配慮を依頼する．発達の問題，精神疾患が疑われる場合は，必要に応じて精神科介入も検討する．

 診療・研修に活かす

● 症状を解決したい家族，症状を訴えたい子ども

　解決できない問題や対処しきれないことがあると，誰でも身近な人に不安を訴えます．問題が解決しなくても思いが共有されることで安心が得られるからです．心身症の子どもたちの身体症状はその不安と同じです．症状（不安）を訴えるのは，症状（不安）が辛いことをわかってほしいからです．それに対して「痛い痛いとあまり言わないで」「痛いなら薬を飲みなさい」「そんなに痛いのなら病院でみてもらう？」といった対応は「（不安を）言わないで」「（不安があるなら）薬を飲みなさい」「（不安があるなら）病院でみてもらう？」ということになり，不安を受け止めてもらった実感は得られません．
　家族には，解決策をあれこれ提示するのではなく，共感しながら訴えを聞くことを依頼し，医療面接でも傾聴するよう努めます．「辛いよね」の一言が安心への一歩になるかもしれません．

## 文献

1) 小柳憲司：小児科医のための心身医療ガイドライン．小児心身医学会ガイドライン集（第2版），日本小児心身医学会（編），南江堂，p1-23，2015

【松島礼子】

# B 薬物療法

## 1 薬物療法の基礎

薬で身体症状を治せば解決ですか？

### ❖ POINT

① 治療対象は身体症状か，不安・抑うつなのか，登校状況なのかを意識する．
② 服薬コンプライアンスと内服効果によって，子どもが「何に困っているのか」を考える．
③ 疾患に対する適応外使用か，小児適応がないのかを意識する．

### ❶ 薬物療法で何を治すのか

　心身症の子どもに対する治療は，身体症状を窓口にしながら，その奥にある精神症状（不安，こだわり）や行動の症状（多動，不登校傾向，食行動異常），さらにはその奥にある適応状態の改善が目的となる．身体症状を呈する子どもに対して，症状に対応する検査，病態説明，薬物療法の紹介と効果の検証，生活指導，家庭や学校での関わり方の検討などを行う．そのなかでも，薬物療法によって身体症状を扱うことは，医師と子どもとの関係作りに大きな役割を果たす．

　内服後の身体的効果は医師の説明如何によって変化するため，「効かないかもしれないが，一度試してみよう」という無効時の防衛的な態度や，「これは必ず効果がある」という暗示効果を過度にねらった態度は控え，ともに効果を体験し検証する態度が望ましい．

　薬物療法が無効な場合，別の薬剤を試みるという方法もあるが，その際は，薬物療法以外の介入（子どもとの対話や家族ガイダンスなど）を並行して行う．そのなかで，子どもにとっての症状の意味を検討していくことが，心身相関からくる症状の緩和につながる．つまり，子どもが症状消失を心の底から望んでいるのか，身体症状が登校できない状況の安全弁となってはいないか，薬物療法で症状が消失すると子どもを追い込むことにならないか，などである．

### ❷ 服薬コンプライアンスと効果の類型

　器質的身体疾患とは違い，心身医学の対象となる子どもは必ずしも症状の改善を望んでいないことがある点に留意する必要がある．内服方法を完璧に順守する，ほぼ順守す

る，家族が毎回順守させている，短期間で自己中断してしまうなど，服薬コンプライアンスは子どもの治療動機に表れる．つまり，子どもは意識的，または無意識に身体症状の除去を望んでいない場合も多く，逆に症状という安全弁によって困難から守られている状況を子ども・家族とともに考えていく．そのうえで，安心して身体症状を手放せるような環境作りと，症状の裏に隠れた困難さの本題に対するアプローチを目指す．

### a 身体症状に対する各種薬物への反応（不登校を例に）

①身体症状が軽快した後，適応状況（起床困難）なども改善する．これらの経過良好な群は，初診時に不登校にまで至っていないことが多い．一方で，内服を自己中断して再度身体症状を理由に欠席に至る場合もある．
②身体症状が軽快した後，「登校したくない」「登校しなければと思うが，登校できない」という気持ちに気づき，身体症状のない不登校に移行する場合がある．
③身体症状が軽快しない，または，新たな身体症状が出現して不登校状態が持続する．
④処方後ほどなく「効果がない（または，悪化した）」「副作用が出た」と言って内服を中断し，結果的に症状が遷延し不登校状態が持続する．

### b 不安や抑うつに対する向精神薬の役割

精神疾患の治療では，薬物療法と精神療法の統合が臨床上の理想であるが，まず大切なのは心理社会的因子の把握と介入である．そのうえで，必要であれば向精神薬の投与を追加する．子どもは，自覚していても解決困難な課題（対人関係，学業）や，無自覚な心理発達課題（独立依存葛藤，過剰適応の息切れ）に取り組むためには，不安や抑うつを軽減する必要があり，探索的な傾聴によって，ともに現状理解を図っていく態度が不可欠である．注意欠如・多動症に対する中枢刺激薬についても，ペアレント・トレーニングや学校との連携などで二次障害を予防しきれない場合に，薬物療法を追加するのが望ましい．

### c 社会適応の低下（不登校，昼夜逆転，引きこもり）に対する対処

対人緊張や広場恐怖に対しては，社交不安症に準じた薬物療法を追加するとともに，少人数の社会状況を練習する場として，適応指導教室や支援学級などを設定する．

## ❸ 薬理作用の分類

薬物療法は作用部位により分類が可能であり（表1），それを踏まえた処方の選択を行う．

**表1** 心身症で用いる薬物の主な作用部位と具体的作用

| 作用部位の分類 | 作用 |
| --- | --- |
| 中枢神経に作用するもの | 抗注意欠如・多動症作用，抗うつ作用，抗不安作用，睡眠導入作用，情動安定化作用 |
| 循環器系に作用するもの | 血管の収縮作用，心拍数の変動抑制作用 |
| 末梢神経・筋肉に作用するもの | 筋弛緩作用，自律神経調整作用 |
| 疼痛に作用するもの | 抗炎症作用，神経伝達物質阻害作用，鎮痙作用 |
| 消化管に作用するもの | 運動機能調整作用，胃酸分泌抑制作用，胃粘膜保護作用，緩下作用，止痢作用 |

## ④ インフォームド・コンセント（薬物療法に対する子どもと家族の希望）

向精神薬の使用を不安に思うのは家族として当然である．標的症状への効能・効果について，副作用の頻度と対処方法，内服上の注意（学校での眠気や敏捷性への影響），増量・減量の見通しと内服期間などについて，家族には説明と同意，子どもには説明と納得（インフォームド・アセント）を得ることで，心理的にも働きかけることができる．

なお，まれに軽度の運動性チックや診断閾値以下の注意欠如・多動症に対して向精神薬の処方を強く希望する家族もいるが，医師として，効果と副作用を加味して処方しないことを明確に伝えることも必要となる．

## ⑤ 事前登録が必要な薬物

注意欠如・多動症に対する中枢神経刺激薬メチルフェニデートは，徐放製剤が開発される前，リタリン®としてうつ病やナルコレプシーに適応があった．しかし，依存症患者の発生を招いたため，流通管理委員会で処方医の登録制度が導入され，ナルコレプシーのみの適応となった．現在，子どもにおいて流通管理委員会での登録が必要な薬物にはコンサータ®があり，注意欠如・多動症の診断治療を適正に行うことができる知識を有する医師のみが登録可能となっている．

## ⑥ 適応外使用について

薬物療法を行う場合，薬物間の相互作用（併用禁忌）と副作用を熟知することはもちろんだが，薬機法（医薬品，医療機器等の品質，有効性及び安全性の確保等に関する法律：以前の薬事法）に基づき承認された効能・効果の組み合わせにも留意しなければならない．適応外使用には，①疾患の適応がないもの，②疾患適応はあるが子どもへの安全性は確立されていないもの，③疾患適応がないが処方しても保険査定されないもの，

の3種類がある．薬物と適応症の組み合わせは，独立行政法人医薬品医療機器総合機構[1]のホームページから「添付文書等検索」で確認できる．

### a 疾患適応外

対象疾患に適応がない薬物は，小児心身医学会によるガイドライン集[2]に掲載されている薬物にも多い．これらの使用に際しては，家族へのインフォームド・コンセントを適正に行う．さらに，必要に応じて所属機関における倫理委員会で承認審査を受ける．

### b 小児適応がないもの

疾患適応はあるが，子どもへの安全性は確立されていないものである．成人では適応症として認可されているが，子どもでの治験が行われていないため「小児に対する安全性は確立していない（使用経験が少ない）」などと添付文書に記載されているものがある（年齢適応外）．欧米では子どもでの使用が承認されていても，日本では子どもを対象とした治験が行いにくい事情がある．

このような薬物については，厚労省における正式な小児適応はないことを家族に情報提供しておく．なお，「小児期の自閉スペクトラム症に伴う易刺激性」に対して，リスパダール®とエビリファイ®は子どもを対象とした治験を追加して適応を取得している（ジェネリック薬品のリスペリドン製剤にはこの適応はないことに注意する）．

逆に，注意欠如・多動症に対する中枢刺激薬は，先に子どもを対象とした治験が行われて承認され，成人での適応が後から申請されたものである．

### c 疾患適応がないが，処方しても保険査定されないもの

特殊な例として，適応症は追加されていないが医療分野での効果に関して蓋然性が高いため，保険査定されないものがある．有効性および安全性が確認された医薬品が薬理作用に基づき処方された場合，診療報酬明細書の医薬品審査にあたり，学術的な正しさと全国統一的な対応が求められる．そのため，社会保険診療報酬支払基金が設置している「審査情報提供検討委員会」が年1，2回開催され，疾患と薬物の組み合わせを公開している．2018（平成30）年1月時点までに227事例の情報が提供されており，社会保険診療報酬支払基金のホームページ[3]から「診療報酬の審査」→「審査情報提供事例（薬剤）」で確認できる．表2に本学会に関連するものを示すが，この組み合わせは「子どもへの適応拡大」という意味ではない．

表2 子どもの心身症に関して保険適用の検討が行われている薬物の例（2018年1月時点）

| アミトリプチン，ジクロフェナクナトリウム インドメタシン ロキソプロフェンナトリウム水和物 | 片頭痛，緊張型頭痛 |
|---|---|
| チザニジン塩酸塩 | 緊張型頭痛 |
| イミプラミン塩酸塩 | 末梢性神経障害性疼痛 |
| カルバマゼピン | 頭部神経痛，頚部神経痛 |
| ハロペリドール，ペロスピロン塩酸塩水和物 リスペリドン，フマル酸クエチアピン | 器質的疾患に伴うせん妄・精神運動興奮・易怒性 |
| ダントロレンナトリウム水和物 | 悪性高熱症の抑制 |
| クロナゼパム | REM睡眠行動異常症 |
| アメジニウムメチル硫酸塩 | 起立性調節障害 |
| アテノロール | 子どもの頻脈性不整脈（洞性頻脈，期外収縮） |

## 診療・研修に活かす

### ● 薬のプラセボ的な使用について

　変換症（転換性障害）や作為症（虚偽性障害）において，プラセボ投与で軽快することを用いて診断する手法があります．たとえば，非てんかん性けいれんに対し，抗けいれん薬の代わりに生理食塩水を静注してけいれんが止まるかを試したり，乳酸菌製剤で頭痛が軽減するかを試したりなどです．しかし，これは身体科の医師が難治性の症状に対して「だまされているのでは？」といった陰性の感情を引き起こされた結果であることが多く，プラセボを器質的疾患を否定し治療対象から除外するための手段として使用するのは勧められません．

　プラセボで一過性に症状が軽快すると「登校できるはず」と子どもを追い詰めることになります．しかし，心理社会的な困難は解決しておらず，症状はほどなく再燃するでしょう．したがって有効と考える薬物療法で症状が改善しない場合，プラセボを使うまでもなく心理社会的因子から出ている症状であると判断してよいでしょう．

### 文献

1) 独立行政法人医薬品医療機器総合機構ホームページ
   (http://www.pmda.go.jp/index.html, 2018年1月閲覧)
2) 日本小児心身医学会(編)：小児心身医学会ガイドライン集(第2版)，南江堂，2015
3) 社会保険診療報酬支払基金ホームページ
   (http://www.ssk.or.jp/index.html, 2018年1月閲覧)

【深井善光】

## 2　向精神薬の使い方

心身症治療における併存症コントロールのために

### ✿ POINT

❶ ほとんどの向精神薬は子どもに対して保険適用外であることに注意する．
❷ インフォームド・コンセントとインフォームド・アセントが大切である．
❸ 子どもへの向精神薬の投与は，短期間・単剤・少量とするのが望ましい．

### ❶ 子どもと向精神薬

　向精神薬（psychotropic agents）とは，中枢神経に対する選択的な影響を通じて精神機能や行動にある種の変化を生じさせ，症状の緩和や再発予防，進行の抑制などを行う薬物の総称である．国内で使用されている向精神薬のうち，日本人の子どもを被検者とした無作為化比較試験（randomized control trial : RCT）が実施され，正式に認可されている薬物はごく一部であり，添付文書にも，ほとんどは「小児に対する安全性は確立していない（使用経験が少ない）」としか記されていない．向精神薬のうち，子どもに対して国内で認可が得られていない薬物は，海外での承認状況を目安として用いているのが現状であり，そのような薬物は，あくまで保険適用のない適応外投与（オフラベル使用：off-label use）であることを念頭に置いておかなければならない．適応外使用そのものは違法ではないが，副作用が生じたときに患者が国からの補償を受けられなかったり，医師が訴えられたり，診療報酬で認められなかったりする可能性がある．

### ❷ 子どもに対する向精神薬使用の全般的注意

　子どもに対する向精神薬のオフラベル使用については，必要な投与期間や長期投与による効果などのエビデンスもなく，薬物を投与しなかったことによる損失も明らかではないため，医師は「発達途上にある脳に作用する薬物を医師個人の判断と責任で使用するのだ」という自覚を持ち，投与の効果・利益と副作用・危険性を慎重に検討したうえで使用に踏み切る必要がある．
　なお，使用に際しては，薬物の作用機序や効果だけでなく，副作用や限界について丁寧に説明し，同意を得ておくようにする．誰にどのような説明をして同意を得たか（インフォームド・コンセントとインフォームド・アセント）をカルテに記載しておくことが，子どもや家族とのトラブルを避ける意味で大切である．
　また，子どもでは，処方をする医師との信頼関係や，学校に行かせようと思って内服させているのか，辛い症状をとって楽にしてやろうと内服させているのかなど，医師や

家族の姿勢も薬物の効果に大きく影響を及ぼす．プラセボ効果（placebo effect）やホーソン効果（Hawthorne effect）も無視できないため，子どもへの向精神薬の投与は，できるだけ短期間・単剤・少量とすることが望ましい．

## ❸ 心身症治療における向精神薬の意義

子どもの精神症状は反応性のものが多く，生活が整い，成長し，子どもに本来備わっている考える力が回復することで自然に軽快することが少なくない．体調の回復とともに建設的な思考ができるようになるため，過剰な診断や，それに伴う拙速な薬物療法は避ける．子どもの起こす問題行動は心理社会的因子によるものが多く，カウンセリング，生活指導，家族指導，学校なども含めた環境調整などの心理社会的治療によって対応するのが基本であり，向精神薬による薬物療法は，あくまで攻撃性，反復行動，睡眠障害，不安，衝動性，不注意などの症状や，生活上のストレスなどのマネジメントに対する対症療法である．

心身症治療の最終目的が，社会的・心理的・情緒的自立であることを考えれば，子どもの焦燥感や衝動，興奮や幻覚，妄想などの症状が心理社会的治療の妨げになっており，それらを軽減させることが治療効果の促進につながると予測されるときが，向精神薬を使用するタイミングであるといえる．実際には，①子どもが神経発達症（発達障害）やアタッチメント障害を併存し，突発的な興奮や暴力があるとき，②強い不安や強迫症状，気分の変動がみられるとき，③トゥレット症，夜驚症，睡眠障害，夜尿症などに伴う不安やこだわりに対して有効であるときなどである．

使用にあたっては，標的となる症状を明確にし，有効な薬物を選択し，効果判定に使用する評価尺度を決め，副作用の出現も早期に察知できるように準備する．漫然と投与するのではなく，1～2週間の投与期間で状態をチェックしながら，薬物の変更など適切な対応を行うことが必要である．

## ❹ 子どもに使用される向精神薬

### a 抗精神病薬・神経遮断薬（neuroleptics）

定型抗精神病薬（従来の抗精神病薬）と非定型抗精神病薬（新規抗精神病薬，第二世代抗精神病薬，second generation antipsychotics：SGA）に分類される．

定型抗精神病薬（従来の抗精神病薬）のハロペリドール（セレネース®），クロルプロマジン（コントミン®），ピモジド（オーラップ®）などは，ドパミン$D_2$受容体を阻害し，脳内のドパミンが過剰に作用して起こる精神病症状（幻覚，妄想，興奮などの陽性症状）や躁うつ病の躁状態，攻撃的な行動，自傷，トゥレット症に効果を示す．このうち，ピモジドには小児自閉症，精神遅滞に伴う異常行動，精神症状への適応がある．抗精神病薬には，乳汁分泌，月経不順，性機能障害などの内分泌・自律神経異常，記憶障害，口渇，便秘，霧視，低血圧などの抗コリン作用による副作用のほか，錐体外路系副作用として，パーキンソン症状（固縮，振戦など），ジストニア（筋固縮，痙直），アカシジア

（静座不能），長期投与における遅発性ジスキネジアがある．

　非定型向精神病薬のリスペリドン（リスパダール®），ペロスピロン（ルーラン®），オランザピン（ジプレキサ®），クエチアピン（セロクエル®），アリピプラゾール（エビリファイ®）などは，ドパミン $D_2$ 受容体とセロトニン $5-HT_2$ 受容体の両方を阻害して精神病症状（陽性症状と感情的引きこもりや情動鈍麻などの陰性症状）に効果を示し，定型抗精神病薬と同等の抗精神病作用を有するが，錐体外路系副作用が少ない薬物である．ただし，鎮静，食欲増進，体重増加，耐糖能低下や脂質異常症といったメタボリック症候群などの副作用がある．このうち，リスペリドンとアリピプラゾールは，小児期の自閉スペクトラム症に伴う易刺激性に対して適応がある．リスペリドンは過鎮静や肥満を起こしやすいが，アリピプラゾールは不眠や軽い活動性亢進の副作用があるものの，肥満を生じにくく，子どもにも比較的安全に使用できる．

### b 抗うつ薬

　抗うつ薬には，①不安や焦燥感に対する精神運動抑制，抗不安，鎮静作用，②抑うつ気分や悲哀感に対する気分高揚作用，③思考や行動抑止に対する精神運動賦活作用がある．小児科領域では不安症，強迫症，夜尿症などに使用される場合があるが，子どものうつ病・うつ状態に対して適応のある薬物はない．むしろ，うつ病の軽症例では抗うつ薬とプラセボとの有効性に差がなく，大量内服（over dose）による自殺企図の可能性もあるなど，使用にあたっては十分な注意が必要である．

　イミプラミン（トフラニール®），クロミプラミン（アナフラニール®），アミノトリプチン（トリプタノール®）などの三環系抗うつ薬は，セロトニンとノルアドレナリンの受容体に働いて再取り込みを阻害し，抑うつ状態を改善する．子どもでは夜尿症・昼間尿失禁症に対して適応が認められている薬物もあるが，アセチルコリン，ヒスタミンなどの受容体も阻害することによって口渇や便秘などの副作用が出現しやすく，大量服薬では死に至る危険もあるため使用しにくい．

　選択的セロトニン再取り込み阻害薬（selective serotonin reuptake inhibitor：SSRI）は，シナプス間隙のセロトニン量を増加させることによって抗うつ効果をもたらす薬物で，成人では，うつ病・うつ状態だけでなく，強迫症，全般不安症，パニック症，社交不安症にも適応がある．国内で使用されているSSRIのうち，フルボキサミン（デプロメール®，ルボックス®）は8歳以上の強迫症に対して適応がある．少量では賦活作用も少なく，SSRIの中では比較的作用が穏やかで安全性の高い薬物である．海外における児童青年期うつ病に対する二重盲検比較試験で，プラセボと比較して有意に高い反応性を示した薬物として，セルトラリン（ジェイゾロフト®）とエスシタロプラム（レクサプロ®）がある．SSRIの効果発現には投与開始から10～14日間が必要で，有害な副作用は少ないが，悪心，嘔吐などが投与初期に出現することがあるため，消化器用薬や制吐薬を併用することが多い．副作用として重要なものは，賦活症候群（activation syndrome）である．これは投与初期や用量変更時にみられる中枢刺激症状であり，不安，焦燥感，パニック発作，不眠，易刺激性，敵意，衝動性，アカシジア，軽躁状態，躁状態などがみられる．また，SSRIを急激に減量中止すると，めまい，嘔気，疲労倦怠感，頭痛，

ふらつきなどの怠薬症候群（離脱症候群）が出現する場合がある．子どもに対するSSRI投与で最も問題となるのは希死念慮や自殺企図であり，使用に際しては，家族に対して希死念慮や自殺企図が現れるリスクについて十分な説明を行い，医師と緊密に連絡を取り合うことを指導する必要がある．

### c 抗不安薬

抗不安薬はベンゾジアゼピン系と非ベンゾジアゼピン系に大別される．ベンゾジアゼピン誘導体には，抗不安作用，催眠作用，筋弛緩作用，抗けいれん作用があるが，そのうち抗不安作用が強いものを抗不安薬と分類している．辺縁系や視床下部などの脳内に分泌される刺激伝達物質であるGABA（γ-アミノ酪酸）に結合し，中枢神経系の活動に対して抑制的に作用し効果が出現する．依存性があり，子どもに対する安全性は確立されていない．非ベンゾジアゼピン系抗不安薬としては，セロトニン作動性薬物のタンドスピロン（セディール®）がある．作用は穏やかだが，依存性は低いという特徴がある（小児適応外）．

子どもにおける抗不安薬の使用は，鎮静，眠気による学業など日常生活の質の低下や，不安の増強，攻撃性，脱抑性などの奇異反応を起こす場合があるので注意を要する．自閉スペクトラム症や複雑型の心的外傷後ストレス障害（post traumatic stress disorder：PTSD）の子どもに使用した場合，意識状態を下げ，行動化傾向を促進するなどの思いがけない働きをすることもある．また，ベンゾジアゼピン系抗不安薬では長期使用によって身体依存が起こるため，中止時や非ベンゾジアゼピン系抗不安薬に切り替える場合に，うつ状態やせん妄状態などを呈する離脱症候群に注意する必要がある．奇異反応の多さや依存性から，子どもへの抗不安薬の使用はできるだけ避けたほうがよいといえる．

### d 注意欠如・多動症治療薬

メチルフェニデート徐放錠（コンサータ®），アトモキセチン（ストラテラ®），グアンファシン徐放錠（インチュニブ®）の3剤が国内では注意欠如・多動症治療薬として認可されている．3剤とも6歳以上が適応である．

メチルフェニデート徐放錠（コンサータ®）は，コンサータ錠適正流通管理委員会に登録された医師，医療機関，管理薬剤師のいる薬局のみで使用できる．多動・衝動性，不注意のみならず，反抗性，攻撃性，学習困難が改善した例もある．自閉スペクトラム症においても多動・衝動性を改善するが，中核症状には効果がない．チックやトゥレット症を増悪させることがあり，てんかんがある場合も慎重に投与する．効果持続は8時間程度であり，即効性であるが，依存性について注意が必要である．有効率は70％といわれている．

選択的ノルアドレナリン再取り込み阻害薬であるアトモキセチン（ストラテラ®）は，カプセルと内用液の2剤形があり，1日2回の投与で24時間効果が持続する．効果発現には投与開始から1～2ヵ月程度の期間が必要である．脳内アミン濃度が増強し薬物の作用が増強されるため，MAO阻害薬であるセレギリン（エフピー®）との併用は禁

忌とされている．また，サルブタモールなどのβ受容体刺激薬，ドパミンなどの昇圧作用を有する薬物では血圧や心拍数が上昇することがあるので注意を要する．

グアンファシン徐放錠（インチュニブ®）は，前頭前皮質の錐体細胞後シナプスに存在するα$_{2A}$受容体を選択的に刺激することでシグナル伝達を増強し，多動・衝動性と不注意症状を改善させる．投与後1週間程度から効果が発現する．傾眠，頭痛，血圧低下が主な副作用である．投与を中止する際には，血圧の上昇および頻脈が現れることがあるため，血圧や脈拍数を測定するなどの状態を十分に観察しながら徐々に減量する．

### e 気分安定薬

炭酸リチウムは中枢神経に作用して感情の高まりや行動を抑えることで気分を安定化させる．しかし，小児科領域で使用されることはほとんどなく，子どもの情緒不安定，気分の浮き沈みには抗てんかん薬であるバルプロ酸（デパケン®），カルマバゼピン（テグレトール®），ラモトリギン（ラミクタール®）が用いられることが多い．血中濃度を参考にしながら，子どもの年齢と体重を考慮して使用する．

### f 睡眠障害治療薬

不眠症，中枢性過眠症，睡眠関連運動障害で睡眠障害治療薬が必要となる場合がある．しかし，不眠があったからといって安易に薬物療法を開始するのではなく，不眠の原因を鑑別し，身体疾患や精神疾患がある場合にはその治療を，常用薬物・生活環境・習慣に問題がある場合にはその調整を，まず行うようにすることが大切である．

## 診療・研修に活かす

### ● 子どもの心身症に対する向精神薬使用の位置づけ

薬物療法がどんなに進歩しても，子どもたちとの関わりを抜きに心身症の治療は考えられません．子どもの心身症の治療における向精神薬の使用は，あくまで心理社会的治療を円滑に進めるためのスパイスであると考えてください．また，向精神薬には筋肉組織の崩壊によって腎不全をもたらす悪性症候群（neuroleptic malignant syndrome）など，生命に危険を及ぼす可能性のある重大な副作用もあります．安易に使用せず，自らの限界を熟知し，無理をしないで精神科医に相談，紹介することが大切です．

### 参考書籍

1) 岡田　俊：薬物療法．子どもの心の診療シリーズ1−子どもの心の診療入門−，斉藤万比古（編），中山書店，p218-224，2009
2) 杉山登志郎：発達障害の薬物療法−ASD・ADHD・複雑型PTSDへの少量処方，岩崎学術出版社，p84-100，2015
3) 青木省三ほか（編）：子どもの薬物療法．こころの科学 190：2016
4) 斉藤万比古（編）：子どもの心の処方箋ガイド，中山書店，p126-146，2015
5) 市川裕伸：小児における向精神薬使用の現状と課題．臨床精神薬理 16：1719-1726，2013
6) 稲田俊也（編）：小児の向精神薬治療ガイド，じほう，2017
7) 日本小児心身医学会（編）：日本小児心身医学会ガイドライン集（第2版），南江堂，2015
8) 山下裕史朗：注意欠如・多動症（ADHD），自閉スペクトラム症（ASD）．総合小児医療カンパニア 小児科外来 薬の処方プラクティス，田原卓浩（総編集），中山書店，p106-109，2017
9) 賀藤　均：適応外使用をどう考えるのか．総合小児医療カンパニア 小児科外来 薬の処方プラクティス，田原卓浩（総編集），中山書店，p246-250，2017
10) 宮崎雅仁：不眠症．総合小児医療カンパニア 小児科外来 薬の処方プラクティス，田原卓浩（総編集），中山書店，p230-232，2017
11) 山崎晃資：薬物療法．精神科治療学 16（増刊号）：19-27，2001
12) 上島国利ほか（監）：抗不安薬・睡眠薬・抗うつ薬・気分安定薬の使い方，アルク出版，2006

【石谷暢男】

## 3　漢方薬の使い方

症候を参考に使ってみよう

### ❖ POINT

❶ 漢方医学の心身一如の考え方は，心身医学に相通ずる．
❷ 症候を参考に漢方薬を使ってみる．
❸ 漢方医学的診断を行い，漢方薬の特徴を知り，精度を高める．

### 1 心身一如

　漢方医学は，心と身体は互いに影響しあう「心身一如」という考え方に基づいた治療体系であり，心身医学と相通ずるものがある．漢方医学による治療は心身医学的疾患に十分活用でき，心身医学の他の治療と併用するのも効果的である．

### 2 疾患・症候と方剤

　表1に疾患，症候に対する方剤の例を挙げる．漢方薬は主症状に効果的な場合もあれば，虚弱体質の改善などに補助的に用いる場合もある．いろいろな処方を試してみることが研鑽につながる．

### 3 子どもに対する処方量

　処方量は，成人量（体重50 kg）から換算している．漢方薬によって成人量は7.5 g，9 g，15 g，18 gと異なるので注意を要する．子どもの体重10 kgで成人量の1/5，16〜17 kgで1/3，体重25 kgで1/2，33〜34 kgで2/3を目安に，きりのよい量で処方する．

### 4 漢方医学的診断および漢方薬の特徴

　より効果的に使用するためには，漢方医学的知識をさらに学んで，処方の精度を高めるようにする．
　四診（望診，聞診，問診，切診）を行い，陰陽，虚実，寒熱や気血水，五臓（腎・脾・肺・肝・心）など漢方的なとらえ方で子どもの状態を把握し，処方の選択に役立てる．
　同じ病気でも，違う漢方薬で治療される（同病異治）ことがあるので，漢方薬それぞれの特徴を知り，治療に活かすことが大切である．

表1　症候を参考にした方剤の例

| 疾　患 | 症　候 | 方　剤 |
|---|---|---|
| 起立性調節障害（OD） | めまい，立ちくらみ | 苓桂朮甘湯，五苓散，真武湯 |
| | 頭痛 | 半夏白朮天麻湯，五苓散 |
| | 腹痛，食欲不振 | 小建中湯，柴胡桂枝湯 |
| | 疲れやすい | 補中益気湯 |
| 反復性腹痛 | 腹痛 | 小建中湯，桂枝加芍薬湯 |
| 機能性消化管障害 | 腹痛 | 桂枝加芍薬湯，四逆散 |
| | 下痢 | 人参湯，真武湯，五苓散 |
| | 便秘傾向 | 桂枝加芍薬大黄湯，小建中湯，大建中湯 |
| | 胃腸虚弱 | 小建中湯，柴胡桂枝湯，四君子湯，六君子湯 |
| 慢性頭痛 | 緊張型頭痛 | 柴胡桂枝湯，葛根湯，釣藤散 |
| | 雨天時頭痛 | 五苓散 |
| | 片頭痛 | 呉茱萸湯 |
| 摂食障害 | 不安，緊張 | 四逆散，甘麦大棗湯，抑肝散 |
| | 食欲不振 | 六君子湯，補中益気湯 |
| 過換気症候群 | 過換気発作 | 甘麦大棗湯，抑肝散（加陳皮半夏），柴胡加竜骨牡蛎湯，四逆散 |
| 気管支喘息 | 発作期 | 麻杏甘石湯，五虎湯，小青竜湯，苓甘姜味辛夏仁湯 |
| | 寛解期 | 柴朴湯，神秘湯，半夏厚朴湯 |
| | 虚弱体質 | 補中益気湯，黄耆建中湯，小建中湯 |
| 夜泣き，夜驚症 | 夜泣き，夜驚 | 甘麦大棗湯，抑肝散（加陳皮半夏），柴胡加竜骨牡蛎湯 |
| 夜尿症 | 多尿型 | 白虎加人参湯 |
| | 膀胱型 | 小建中湯 |
| 頻尿 | 頻尿 | 柴胡桂枝湯，抑肝散（加陳皮半夏） |
| チック症 | チック | 抑肝散（加陳皮半夏），柴胡桂枝湯 |
| 円形脱毛 | やせ型 | 桂枝加竜骨牡蛎湯，小建中湯 |
| | がっちり型 | 柴胡加竜骨牡蛎湯，四逆散 |
| 不登校 | 不安，緊張 | 甘麦大棗湯，四逆散 |

## 診療・研修に活かす

● 漢方薬の使い始めから広がって一般診療まで

　心身症の外来をしていると，基本は面接中心ですが，子どもは頭痛や腹痛など，いろいろな症状を同時に訴えてきます．その症状をそのままにして，面接だけで終わらせることはなかなかできず，かといって鎮痛薬を出すのも芸がありません．筆者は副作用もあまりなく，症状の軽快も期待できると考え，漢方薬を使い始めました．初めは頭痛に半夏白朮天麻湯，腹痛に小建中湯など代表的な薬物を使い，効かない場合は他のものに変更していました．

　臨床のなかでたまたまよく効く例を経験し，また漢方の講演会を聴いたり本を読んだりして学びました．こうしたことを参考にして，嘔吐の例に腹診で選んだ四逆散がよく効いたり，腹痛のある不登校に真武湯が効いたり，夜驚症を甘麦大棗湯や抑肝散で治療したりという体験をしながら，いつの間にか漢方薬による治療にのめりこんでいきました．そして，一般診療にも漢方薬を使うようになって現在に至っています．

### 参考書籍

1) 広瀬滋之：これだけは知っておきたい実践診療のコツ　小児科疾患漢方治療マニュアル，現代出版プランニング，2006
2) 日本小児東洋医学会（編）：小児漢方治療の手引き，日本小児医事出版社，2014
3) 日本小児漢方交流会（企画編集）：小児疾患の身近な漢方治療 13　子どもの心と漢方，メジカルビュー社，2015

【大石　興】

# C 心理療法

## 1 心理療法の基礎

小児心身医学における心理療法とは

### ❖ POINT

❶ 子どもの心身症における心理療法の目的には，症状や不適応行動の除去や軽減とともに，情緒的安定や人格的成長への援助，さらに，症状や深刻な状況を抱える精神面への支えがある．
❷ 技法の選択には，症状や問題行動の心理社会的因子の検討が必要になる．
❸ 子どものみならず家族も心理療法の対象となる．

### ❶ 小児心身医学における心理療法

　心理療法とは，クライエント（相談依頼者）と治療者との関係を重視し，クライエントの心の問題解決を支援するための技法である[1]．その技法は，精神力動的・人間中心的・行動療法的・システム論的などの理論を基本としており，媒介として言語やイメージ（夢，描画，箱庭，音楽）や身体動作がある（表1）．また，同じ技法であっても集団で行うなど形態の違いもある．

　小児心身医学における心理療法には，①症状や問題行動の除去や軽減，②子どもや家族の情緒的安定や人格的成長への援助，③症状や深刻な状況を抱え続ける子どもや家族の精神面への支え，という目的がある．

　そして，心理療法の適応となるか，またいずれの技法を選ぶかについては，診断でのみ「決まる」のではなく，その診断となる症状や問題行動の心理社会的因子を，面接・行動観察・心理検査から診たてて「決める」ことになる．

表1　媒体の違いによる技法の分類

| 媒体の違い | 技法 |
| --- | --- |
| 言語 | カウンセリング，精神分析的心理療法，認知行動療法，家族療法など |
| 非言語 | 遊戯療法，箱庭療法，音楽療法，描画療法など |
| 身体・動作 | 自律訓練法，筋弛緩法，臨床動作法など |

## ❷ 留意点

　安定した心理療法を継続させるためには，突然他者が入ってこないなど，守られた場所で行うことや，時間を守るなど物理的な条件が必要となるが，それは心理療法を行う目的や技法によって異なる．たとえば，身体に働きかける技法の中でも，自律訓練法は静かな場所を必要とするが，緊張緩和の目的で行う筋弛緩法は外来診察室でも可能である．

　また，情緒的に混乱しやすい子どもの遊戯療法では，場所や時間の制限は必須となる．それは「人間は限られた世界であるからこそ自由になれる」という逆説性があるため[2]で，心の健康を回復するための自由な表現は，現実的な制約のもとで行われなければ心の崩壊につながるからである．

## ❸ 技法の選択

　技法の選択には，子どもの心身症の診たてにおける，次のような特殊性を考慮する．①子どもは心身未分化である，②心理的発達段階や認知能力の個人差が大きい，③子ども自身と子どもの周囲が困っていることは一致しない場合が多い（例：子どもは叱られずに遊びたい，周囲は行動を修正させたい），④家族関係や集団（保育所，幼稚園，学校など）の病理を引き受けやすい．

　これらのことから，子どもの発達促進的視点を重視したうえで，以下のような目的に応じた技法を選択することになる．

### a 症状や不適応行動の除去や軽減

　改善への動機づけが強いか，情緒的には安定しており，家族関係や所属する集団に大きな病理がなく，症状や不適応行動に子どもの誤学習や未学習が関係する場合など．

#### 1）行動や認知への働きかけ

　誤った学習による行動や認知に働きかけ，不安の軽減，正しい行動の獲得，認知の修正などを行う（例：行動療法，認知行動療法，社会技能訓練）．

#### 2）身体への働きかけ

　特定の場所に対する緊張緩和，行動療法をする前の身体的緊張緩和などを行う（例：自律訓練法，筋弛緩法，臨床動作法）．

### b 情緒的安定や人格成長，精神的支え

　いじめや虐待での外傷，症状や問題行動による自信の欠如，情緒的な抑圧が強い，豊かな創造性を発揮できていない，悪性疾患や先天性疾患を抱え続ける場合などは，子どもの情緒を安定させ，成長を支援するために，遊戯療法，箱庭療法，描画療法，音楽療法，支持的カウンセリングなどを行う．

## ❹ 家族に対する心理療法

　子どもに心理療法を施行しても，速やかには症状や問題行動の改善を認めにくい．さらに，心理療法によっては治療経過で家族に対する甘えが強くなり，一時的に現実適応が悪化することもある．子どもの心理療法を継続させるために，状態の改善には時間がかかることや，心理療法の経過を説明する家族への心理教育は必須となる．

　また，症状や不適応行動の背景に家族関係が強く関与する場合，家族療法や家族療法的視点を持った支持的カウンセリングが必要となる．

　さらに，周産期医療における「母親」への援助や，重度障害や悪性疾患の子どもを持つ家族に対しては，深刻な状況を支えるためのカウンセリングが有効となる．

### 診療・研修に活かす

#### ● 同じ診断でも選択する心理療法は異なること

　チックを主訴に受診し，薬物療法と行動療法で症状は軽減していた小学校3年男児例で考えてみます．

　当初チック症状の軽減のみに執着していた母親は，症状が軽減すると，子どもの融通の利かなさにイライラし，ときには手が出てしまい虐待化する不安を医師に語りました．そこで，医師が心理士に，母子の心理査定を依頼したところ，心理士は面接・観察・心理検査から子どもに自閉スペクトラム症の疑いがあり，母親にも発達の偏りがあると診たて，医師に報告しました．そして，心理士は母親に，子どもが情報をまとめるのに時間がかかり，思考の切り替えが悪い特性があること，一方，母親は考えが次々浮かび，言葉数も多い特性があるために，母子の交流がズレやすいのではないかと伝えました．それに納得した母親は，さらに，夫や姑への不満が，子どもの受け入れ難さに関係すると話しました．そこで，心理士は医師と相談し，母親には継続した支持的カウンセリングを，子どもには社会技能訓練（social skill training：SST）的な要素を入れた遊戯療法を施行することになりました．

　チック症状の除去で安定する親子であれば，当初の行動療法だけで終了になりますが，この例のように，母子には情緒的問題と認知発達特性があるため継続した心理療法が必要になるなど，「診断」は同じでも心理療法の選択が異なる場合があります．

### 📖 文献

1) 金井篤子：臨床心理学実践の基礎　その1．森田美弥子ほか(編)，ナカニシヤ出版，p11-20, 2014
2) 酒林康雄：心理臨床大辞典，氏原　寛ほか(編)，培風館，p196-198, 1992
3) 村瀬嘉代子：子どもと家族への統合的心理療法，金剛出版，p136-161, 2001

【大堀彰子】

総論 — 4. 治療

## 2 リラクセーション法・自律訓練法

心身のバランスをとり，気持ちを落ち着ける

### ❖ POINT

❶ 自律訓練法を含むリラクセーション法は，自ら緊張を弛緩させ，心身のバランスをとる方法である．
❷ 子どもの場合，年少児では家族とともに行う方法が継続させやすいが，思春期以降は1人で行うことが可能である．
❸ 訓練をしていくと，受動的注意集中という何となくぼんやりとした気持ちがよい意識状態が形成され，これがリラックスしている状態の目安となる．

### ❶ 自律訓練法の歴史

19世紀の終わり，ベルリンの大脳生理学者であるVogt Oによって，催眠の科学的研究が行われていた．その途上，研究目的で催眠をかけられ続けた被験者が心身ともに健康になったという結果から，催眠は暗示をかける目的だけではなく，疲労回復や病気の予防法としても活用できると考えた．

ドイツの精神医学者Schultz JHは，催眠研究を発展させ，1932年に「自律訓練法」という著作を出版した．そこで「自律訓練法というのは，催眠をかけられたときと同じ状態になるように合理的に組み立てられている生理学的訓練法である」と定義されている．一般にいわれる催眠は他者が暗示をかける方式だが，自律訓練法は自分で自分に暗示をかけていく自己催眠という方式をとっているのが特徴である．

### ❷ 自律訓練法の施行と注意点

#### a 施行法

①なるべく身体を締めつける服装はやめ，静かな環境で練習を行う．
②閉眼状態を保つ．
③背景公式（安静練習）「気持ちが落ち着いている」という暗示文を心の中で唱える．

ここで落ち着かなくてはならないと努力するのではなく，落ち着かなくてもよいから，ただこの暗示文を唱えるという集中の仕方が重要である．Schultzはこれを受動的注意集中と呼び，表1に示す暗示公式を唱える際も同じ姿勢で臨むように指摘している．受動的注意集中とは，わかりやすくいえば「何となくぼんやりと感じられる状態」であり，「ボーッとして気持ちのいい状態」が保たれることである．これは意識変容状態といわれ，これによって身体のホメオスターシスの機能が活性化されると考えられている．

表1 暗示公式

| 第一公式（重感練習） | 両腕両足が重たい |
| 第二公式（温感練習） | 両腕両足が温かい |
| 第三公式（心臓調整） | 心臓が静かに規則正しく打っている |
| 第四公式（呼吸調整） | 楽に呼吸をしている |
| 第五公式（腹部温感練習） | お腹が温かい |
| 第六公式（額涼感練習） | 額が涼しい |

（佐々木雄二：自律訓練法の実際，創元社，1977 より引用）

なお，第六公式まで修得しなくても，第一，第二公式を十分に練習することで，心身の緊張をほぐすことができる．

### b 注意点

①練習を行う姿勢には，仰向けに寝る状態と椅子に座る状態とがある．
②練習の終了後は筋肉が弛緩しており，その後で仕事など日常生活に戻るときは，腕や脚をもんだり動かしたり，大きな伸びをするなどの消去動作を行う．
③第三公式（心臓調整）では心臓疾患のある人，第四公式（呼吸調整）では呼吸器系疾患のある人，第五公式（腹部温感練習）では糖尿病のある人は，その公式練習を省略することが注意点として挙げられている．
④年齢的には小学校高学年から行えるが，低学年の場合，家族と一緒に練習させると安心感が増し継続できることが多い．ただし，子どもは集中が続かないことも多いので，後述する呼吸法や筋弛緩法のような身体を使ったリラクセーション法に代えることもある．

## ❸ その他のリラクセーション法

### a 呼吸法

主に腹式呼吸法が用いられる．鼻でゆっくりと息を吸い込み，それと同時に腹を膨らませ，口から息を吐き出す際にはゆっくりと行い，それと同時に腹を凹ませるやり方を集中的に行う．鼻腔からの吸気は鼻腔内の神経末端を刺激し，神経系を落ち着かせ，横隔膜や肺の規則的な動きは副交感神経の活動を促すことにつながる．

### b 漸進的筋弛緩法

両手，前腕，上腕，顔筋などの筋肉に力を入れ，弛緩させる方法で，系統的な練習法が作られている．Jacobson E によって開発された．

## ❹ リラックス状態を得る4条件[2]

### a 精神的手段

日常的な忙しさや気がかりへのとらわれを切り離すために，1つの対象に焦点をあて注意を集中する．自律訓練法での身体の感覚に対する暗示がそれである．

### b 受動的態度

前述した受動的注意集中のことであり「これをしなければ」「あれをしなければ」という能動的な状態から解放される．

### c 筋弛緩状態

身体面での弛緩状態は情動にも影響を与え，不安を軽減させる．

### d 環境設定

雑音のない静かな環境や適度な室温などが，リラックス状態を誘導するうえで重要である．また，自律訓練法でも行うように，閉眼状態を保つことは，外からの視覚的刺激を防いで注意を集中させることにもなり，リラックス状態を維持させることにつながる．

---

### 診療・研修に活かす

#### ● 自律訓練法の応用例

中学2年生女子の例で説明します．

外出時に吐き気を催し嘔吐した経験から，外出に不安を持った子どもに対して，第一公式の練習を行いました．外出すると不安な場所を選んで，不安の小さい場所からイメージさせ，不安が高まると第一公式を暗示させることで不安を下げる練習を積み重ねて，徐々に不安の高いイメージに対しても練習しました．その結果，外出不安は消失しました．

これはイメージを用いる脱感作法といわれ，不安に対抗するリラックス状態を同時に提示して不安を軽減する，逆制止という原理に基づいたものです．

---

### 文献

1) 佐々木雄二：自律訓練法の実際，創元社，1977
2) 五十嵐透子：リラクゼーション法の理論と実際，医歯薬出版，2015

【加藤　敬】

# 3 認知行動療法

子どもへの適用の工夫と留意点

## ❖ POINT

❶ 認知行動療法では，個人の体験を，「環境」と，それに対する個人の反応，「認知」，「気分・感情」，「身体反応」，「行動」といった多角的な側面からとらえ，それぞれが互いに影響し合っていると考える．
❷ 認知行動療法の代表的な技法には，認知に焦点をあてた「認知再構成法」と，行動に焦点をあてた「問題解決法」がある．
❸ 子どもへの適用には，動機づけ，家族の参加，子どもの特徴や発達段階に合わせた工夫が必要である．

## 1 認知行動療法とは

　認知行動療法（cognitive behavior therapy：CBT）は，単一の技法を指すのではなく，行動的技法と認知的技法を効果的に組み合わせて問題の改善を図ろうとする治療体系である．CBTでは，個人の体験を，できごとや状況といった「環境」と，それに対する個人の反応，「認知」，「気分・感情」，「身体反応」，「行動」といった多角的な側面からとらえ，それぞれが互いに影響し合っていると考える．それを可視化したものを「CBTの基本モデル」（図1）と呼び，治療場面ではそれを用いることで自身の体験を評価せずながめることが可能となり，自己理解が促進する[1]．個人の認知には階層があり，より深い中核信念，次に媒介信念，そして自動思考がある．

　CBTの代表的な技法には，認知に焦点をあてた認知再構成法と，行動に焦点をあてた問題解決法がある．認知再構成法では，認知の中でも主に自動思考を取り上げ，ストレス反応に関連している自動思考を多角的に検討し，新たな思考を生み出すことによってストレス反応を軽減させることを目的としている．この過程をくり返すことで，認知的な柔軟性が高まり，ストレスに対する対処力が向上する[1]．問題解決法では，新たな行動の仕方について目標や計画を立て，実際の問題場面で計画を実行した結果を検証する[1]．

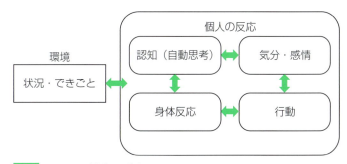

図1　CBTの基本モデル

その他，CBT の技法には，行動的技法ではリラクセーション法，社会技能訓練（social skill training：SST），主張訓練，エクスポージャーなどがある．認知的技法では，価値観の検討，破局的認知の緩和，自己教示法の活用，思考中断法の活用，認知不協和の活用などがある[2]．

現在では，「第三世代認知行動療法」と呼ばれるマインドフルネスやアクセプタンスという技法を重視し，認知の内容よりも機能を重視した体験的技法が使われる CBT が発展してきた．

## ❷ 認知行動療法の実際

個別では，週に 1 回 60 分，計 8〜16 回程度で実施し，集団では，8〜10 人を対象に，週に 1 回 90〜120 分，計 5〜12 回程度で実施する．集団の場合，治療スタッフは 2〜3 名が妥当である．

CBT の一般的なプロセスは，①治療者と患者との関係性の構築と動機づけ，②アセスメントとケースフォーミュレーションによる診たて，③心理教育と目標設定，④介入（行動的介入，認知の修正など），⑤再発予防からなり，各セッションは構造化され，疾患によって内容は異なる．また，毎回宿題を出す．CBT は，治療者が患者とともに協力しながら問題を明らかにし，治療目標を設定し，共同して問題に取り組むことから，教育的な側面が含まれている[3]．そのため，治療者は積極的，指示的に関わることが多い．一方，他の心理療法と同様に，治療を効果的に進めるためには，傾聴，受容や共感といった治療者の態度による信頼関係の構築が重要である．

## ❸ 子どもに認知行動療法を行う場合の工夫と留意点

多くの子どもは自分で来院することはなく，問題意識を持っていない場合が多い．そのため，CBT を実施する前に，子どもとの信頼関係を築き，子どもがどの程度治療への動機づけを持っているかを判断し，動機づけ面接を実施するなど，動機づけを高めるための工夫が必要である．

子どもの問題の発現と維持には，家族の行動と認知が関わっていることがあり，子どもよりも家族への介入が主要ターゲットである場合がある[4]．また，子どもへの介入の成果を左右する要素も持っている．家族の役割は，ファシリテーター，協働セラピスト，準患者，患者[4]というように，そのタイプによって参加形態が変わってくる．共通する点は，心理教育を通して家族に認知モデルを教え，問題を認知的視点から理解するように促すことである．子ども用の CBT の説明のパンフレットに加え，家族用のパンフレットの作成も有用である．

介入内容は，子どもの特徴や発達段階に合わせて，具体的でわかりやすく，楽しく参加できるような工夫が必要である．心理教育では，物語や例を出してわかりやすく説明をする．また，絵や漫画，クイズなどを取り入れたワークシートやテキストを準備することも有効である．

### 診療・研修に活かす

● **集団認知行動療法のススメ**

　グループCBTの体験を通して，子どもは，さまざまなことを学習します．同じ疾患や症状を持ったグループであれば，「辛いのは自分だけでない」「自分だけおかしいと思っていた」という気づきから，認知の修正や参加への動機づけを高めることができます．また，人のふりみてではないですが，自己理解の促進にもなります．参加者の成功体験をモデリングし，お互いに強化し合うことができます．集団が苦手な子どもや対人的に不適切な行動をとってしまう子どもにとって，CBTのグループがいわば小さな社会になるのです．グループのなかで，社会に必要なスキルをトレーニングし，小さな成功体験を積み上げていくことは，子どもにとって大きな自信になるのではないでしょうか．

　親子での参加や家族のグループを作ってもよいでしょう．家族同士の情緒的なサポートも大きな助けとなります．治療者としては，時間の効率的な活用が得られ，子どもや家族の治療者への依存が軽減できます．

### 文献

1) 大島郁葉ほか：知行動療法を提供する．クライアントとともに歩む実践家のためのガイドブック，伊藤絵美ほか（監），金剛出版，p28-143，2015
2) 坂野雄二：さあ！ やってみよう集団認知行動療法．集団認知行動療法研究会（監修），医学映像教育センター，p8-19，2011
3) 石川信一：子どもの認知行動療法．こころの科学 144：2-7，2009
4) Stallard P：A. Clinician's Guide to Think Good-Feel Good：Using CBT with Children and Young People. Hoboken, NJ：John Wiley & Sons, 2005（ポール・スタラード（下山晴彦訳）：子どもと若者のための認知行動療法ガイドブック．金剛出版，p80-83，2008）

【田副真美】

# 4 遊戯療法・箱庭療法

表現された子どもの内界を治療者が理解し伝え返す

## ❖ POINT

① 遊戯療法とは遊びを媒介とした心理療法である．
② 箱庭療法は，独立して行うことはなく，カウンセリングや遊戯療法のなかで，適宜用いられる．
③ 遊戯療法のなかでの箱庭作成と，箱庭療法とは治療構造が異なる．

## 1 遊戯療法

### a 概要

　遊戯療法とは，言語で自分の考えや感情を十分に表現できない子どもを対象に，遊びを媒介にして人格の成長と変容を目的とする心理療法である．遊戯療法の主な理論は，精神分析理論，ユング心理学理論，ロジャーズ理論である．日本における遊戯療法では，折衷的な立場をとる者が多く，流派にとらわれない柔軟な治療アプローチが多い．
　Axline VM の 8 つの原理（①関係形成，②あるがままの受容，③おおらかな雰囲気，④感情の察知と伝え返し，⑤子どもの主体性の尊重，⑥非指示，⑦ゆっくりとした進行，⑧制限）が遊戯療法の治療者の基本姿勢として現在も影響を受けている[1]．
　遊戯療法は，個人遊戯療法と集団遊戯療法と大別され，また，箱庭療法などの技法も，大きくは遊戯療法に含まれる．治療的機能には，関係性の機能，表現・体験の機能，守りの機能がある[1]．

### b 遊戯療法の実際

　遊戯療法は，一般的にはプレイルームと呼ばれる一定の設備を備えた部屋で行われる．適切なプレイルームの広さは，子どもの年齢や人数，活動性，特徴などによって異なるため，広さの違う複数のプレイルームを有する機関もある．1 つの場合は 30 $m^2$ 程度の部屋を準備するのが適当で[1]，子どもが遊びのなかで自由に表現し，安全が保障された空間を設定する．セッションのたびに部屋を変えるのは治療構造の観点から望ましくない[1]．
　基本的な設備として，床には子どもが安全に行動できるような床材を使用し，照明にはボールなどがあたっても壊れないようカバーを付けるとよい．室内の配置および設備の例を 図1 に示す．遊具や玩具は，設備の大きさや子どもの年齢，性別，特性を考慮して設置する．具体的には，人形，ぬいぐるみ，ままごとセット，積み木，キャラクター玩具，プラレール®，レゴ® などに加え，絵を描いたり粘土遊びをしたりできるような道具・材料，折り紙，絵本，ゲームなどを置く．

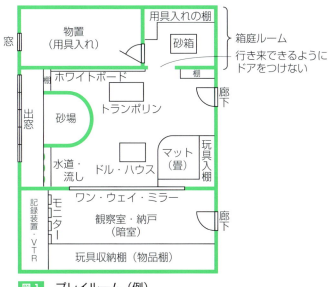

**図1** プレイルーム（例）
（深谷和子（編著）：遊戯療法，金子書房，p15，2005 より引用）

治療過程では，基本的には家族面接を子どもの遊戯療法と同じ時間帯に並行して行うことが多いが，施設の規模や特徴によって柔軟に対応する．1回のセッションは，40～60分程度であるが，年齢やセッションの進み具合によって柔軟に対応する．過度な破壊行動や感情表現，治療者への攻撃，危険な行為などに対しては，子どもの自由や安全を守るための枠組みとして制限が必要である．

## ❷ 箱庭療法

### ⓐ 概要

遊戯療法と近縁の心理療法である箱庭療法は，Lowenfeld M の世界技法を原型にし，Kalff D, Jung CG の分析心理学の理論を加えて Sandspiel（砂遊び療法）として発展した．日本では，河合隼雄によって1965年に箱庭療法として紹介された．砂箱とミニチュア玩具を用いて，患者の内界にあるイメージを具体的な形象に具現化した作品を作成することによって精神内界の調整を自らの力で図る心理療法である[2]．通常は箱庭療法だけを独立して行うことはなく，カウンセリングや遊戯療法のなかで適宜用いられる．

### ⓑ 箱庭療法の実際

砂箱は，内方 57×72×7 cm が国際基準で，内部は水色に塗られ，子どもの腰のあたりの高さの台などに設置する．砂に置くミニチュアは，患者の内的な世界を表現するのに必要な，人間，動物，植物，乗り物，建物，家具，宗教的なもの，石やタイル，ビー玉など大小さまざまなものを専用の棚に置く．対象は，幼児から高齢者までの広範囲にわたり，心身症や不安症のみならず，神経発達症（発達障害）や精神疾患に対しても適用される．言語を媒介にして心理治療を行うのが困難な患者に有効である．制作過程では，

患者は潜在的なイメージが活性化され，強い情動体験を引き起こすこともあるため，統合失調症の患者には寛解期以外適用してはならない[3]．

治療者は「この砂と玩具を自由に使って，何か作ってください」と教示する．自由で保護された空間の中で行うことができるように，受容的・許容的な態度で制作過程を見守っていく．制作時間は，50分程度の面接時間のうち通常15～30分程度で，作成後にいくつかの質問や感想を聞く．また，制作過程の記録や作品の写真を撮り，記録として残す．作品の見方は，全体的印象，系列的理解，個々の象徴的意味，作品の空間配置，制作過程でのやり取りなどである．

箱庭療法の治療的過程は，①動物的・植物的段階，②戦いの段階，③集団への適応の段階の3段階に分けられる[4]．

### c 遊戯療法やカウンセリングとの関係

遊戯療法のなかで，子どもが興味を持ち箱庭を使用するときは，遊びの一部としての箱庭である．一方，箱庭療法として適用する際には，箱庭の紹介，教示，時間設定などの手続きが必要となる．

### 診療・研修に活かす

#### ● 箱庭療法の適用をみる描画法（風景構成法）

本文で解説したように，箱庭療法の適用にあたり，強い情動体験を引き起こす可能性のある疾患や病態には注意が必要です．そこで，中井久夫の考案した枠づけによる描画法の「風景構成法」を紹介します．

この方法は，総合失調症の患者に箱庭療法の持つ侵襲性を減らすことを目的に，三次元空間から，二次元平面に次数を下げ，治療者によって枠づけされた画用紙に，10個のアイテム（川，山，田，道，家，木，人，花，動物，石）と加えたいものを順次描き，「風景」を構成させるものです．描いた後に彩色をします．

病院などの心理臨床現場では，箱庭療法の適用判断の検査としても用いられています．①色彩を拒否するか，もしくは中断する，②川と道のアイテムが彩色の段階で逆転する，③アイテムの重なりや，空間の歪みが認められる，④枠外あるいは枠の線上にアイテムを描く，⑤アイテムだけを並べ，構成ができない，などの項目によって判断しています．

### 文献

1) 弘中正美：遊戯療法と箱庭療法をめぐって，誠心書房，p11-49，2014
2) 木村晴子：臨床心理全書9 臨床心理御面接技法2，大塚義孝ほか（監修），誠信書房，p56-58，2003
3) 弘中正美：遊戯療法と箱庭療法をめぐって，誠心書房，p101，2014
4) 伊藤義美（編著）：現代臨床心理学，ナカニシヤ出版，p134-135，2008

【田副真美】

# 家族支援

誰がやるか，誰とやるか，どこまでやるか

## ❖ POINT

❶ 子どもの疾患・障害の告知や治療・相談の経過を通じて，家族の抱えるストレスや負担は大きい．
❷ 家族支援は広い意味で子育て支援であり，医療だけで完結するものではないため，多職種で連携して取り組む必要がある．
❸ 家族機能や受容の状況のアセスメントが重要である．

## 1 家族支援の意義

まだ社会的に自立していない子どもは，生活の一部もしくは大部分を家族に依存している．子どもの生活の主たる場は，多くの場合，家族と過ごす家庭である．よって子どもの心身症を心理社会的な視点から評価するとき，子どもと家族（特に主たる養育者）との関係は重要である．

子どもにとって病気や障害の告知は「外傷体験」であり，医療は「侵襲行為」である[1]ことから，子どもに安全・安心を提供する家族の役割は大きい．その役割を担う家族の機能を正確にアセスメントすることが，家族支援のスタートである．家族のアセスメントを踏まえたうえで，子どもの治療・支援のために，支援者は家族に期待できる役割を検討しなければならない．それによって，実現可能な治療・支援の方針を立てることが可能となる．家族に子どもを支える余裕がない場合，家族の意向を踏まえながらも家族に対しての支援が必要になる．

家族支援の内容は，子育て支援，家族のメンタルヘルスのサポート（家族の治療），場合によっては虐待や家庭内の配偶者間暴力（ドメスティックバイオレンス，domestic violence：DV）への対応など，多岐にわたる．よって医療の力だけでは不可能で，保健，福祉，教育など多職種の連携が必要であり，そのソーシャルワークを医療が担うことも多い．大変な労力であるが，子どもが疾患を落ち着いて治療できる環境を整えるためには，このような家族支援が不可欠である．家族支援がうまくいけば虐待を未然に防ぐことができたり，子どもの状態が改善したりすることもある．

## 2 家族のストレスとその対応

子どもの疾患の告知を受けたとき，それが肺炎などの一般的によく知られた急性疾患であっても，家族は「自分のせいではないか」と自責的にとらえることがある．心身症

の場合，医師が「心理社会的因子が密接に関与する身体疾患である」ことを冷静に説明しても，家族は「子どもに心の問題が起きてしまった」のは「これまでの自分の子育ての仕方に原因があった」と考えてしまいやすく，ますます自責的になりやすい．医師が疾患の説明を行ったからといって，家族が子どもの疾患を受容できるかどうかは別の問題であることを心得ておく必要がある[2]．

初期対応の留意点について，笠原は以下のように述べている[2]．

①家族にとって，わかりやすい説明を行うこと．家族のこれまでの生活史や現在の生活状況を考慮して，病名，現在の状態，治療・支援の方針，短期的な見通し，中・長期的な見通しを相手にふさわしい水準で伝えることが重要である．

②できれば家族全員（母親だけでなく父親にも）に伝える．

③家族の自尊心の傷つきに配慮し，家族が養育者（親）として自信を回復できるように支援を行う．

心身症は慢性的な経過をとるものが多いため，診断告知後も通院もしくは入院による診療が続く．家族にとっては経過の見通しが立ちにくく，先のみえない「看病」がストレスになりやすい．さらに心身症と診断された子どもが不登校になった場合には，子どもの将来への心配も大きくなる．心身症の子どもは訴えの割に重症感が少なかったり，学校を休んで家で過ごすと症状が軽減したりするので，自分の子どもは「怠けているだけではないか？」という「疑惑」を持つ家族も多い．たとえば，母親が子どもの辛さに共感した態度をとることに対して，「おまえが甘いから子どもが怠けるんだ」と父親が母親を責め，結果的に母親が「子どもと父親の板挟み」になることもある．家族が睡眠や食事を削って子どものケアを行っている場合には，家族の疲労が蓄積し，体調を崩すこともある．

慢性期には，ケアをする家族の心身の状態を把握して，その家族機能に見合った無理のないケアプランを立てる．きょうだいについても，メンタルヘルスの問題について配慮が必要である．

## ❸ 家族のアセスメント

初診時に問診票などを活用して情報を集める．表1[3]は知っておきたい家族の情報の例である．初診時にこれだけの情報を聞き取ることは，実際の小児科診療では難しいので，家族と信頼関係を形成しながら無理せずに情報収集していく．

## ❹ 家族支援のための多職種連携

家族支援を行うにあたって，医療機関のなかで医師が単独で行える支援は極めて限定的で，医療機関のなかでも他科の医師，看護師，病棟保育士，心理士，メディカルソーシャルワーカー（MSW），ST，PT，OTなどのリハビリ・療育スタッフ，事務員などとの多職種による連携が欠かせない．さらに，子どもと家族が生活する地域に根づいている支援に関わる人材を把握しておく必要がある．子どもが通う保育所の保育士，幼稚

表1 家族のアセスメント

| アセスメント | 内容 |
|---|---|
| 家族の生育歴・職歴・病歴（精神疾患を含む治療歴） | 生育歴，被虐待経験の有無，内科疾患や精神疾患の有無，発達特性，学歴，職歴，親族との関係，家族構成 |
| 家族の生活・歴史 | ・子どもの妊娠中の母親の様子，出生時の状態（産後うつなど），主たる養育者は誰か，定期健診や予防接種の受診歴，適切な受診状況の有無<br>・子どもの生活の場はどこか<br>・家族固有の生活様式や価値規範，ルールや文化，宗教，家事・子育ての夫婦間の分担<br>・養育能力（衣食住），虐待やDVの有無<br>・家族構成の入れ替わりはなかったか（父母の離婚，再婚など）<br>・自然災害や喪失体験はなかったか |
| 家族が周囲に援助を得る力 | ・信頼できる援助者が身近にいるか<br>・実際に聞きたいことを遠慮せずに相談できるか<br>・実際に子育てを手伝ってもらえるか<br>・手伝ってもらえてはいても，気を遣い，罪悪感を感じていないか（母親にとっての父方祖父母など） |
| 住居，経済力 | ・住環境，経済状況について<br>・利用できる医療費助成や福祉制度の検討，紹介 |
| 子どもの病気・障害についての理解・受容 | ・医師の説明に対する理解<br>・疾患・障害の受容に，家族内で相違があるか |

以下の文献を参照して作成．
（竹中直子：家族のアセスメントと支援計画．やさしくわかる社会的養護5　家族支援と子育て支援　ファミリーソーシャルワークの方法と実践，相澤　仁（編），明石書店，p46-63, 2013）

園・小中高等学校の教師（担任，特別支援学級担任，養護教諭，管理職，スクールカウンセラーなど），保健師，福祉関係では市町村の家庭児童相談室，児童相談所，家族内にDVがある場合には女性相談員など，地域には家族支援のための専門職が存在している．日頃から診療を行う地域の支援者同士が「顔のみえる関係」を作っておくことが，円滑な連携のコツである．

## 5 ペアレント・トレーニング

　神経発達症（発達障害）の子どもを持つ家族支援の手法としてペアレント・トレーニング（以下ペアトレと記す）がある．日本におけるペアトレはカリフォルニア大学ロサンゼルス校（UCLA）のペアトレを元にして国立精神保健研究所グループと奈良県立医科大学グループとで共同開発されたものである[4]．子どもの好ましい行動を増やし，好ましくない行動を減らすための技術を家族が習得することが目的である．対象は注意欠如・多動症などの神経発達症（発達障害）の子どもの家族である．岩坂が開発した奈良方式では，標準版全10回のプログラムをおおむね隔週で実施する[4]．近年はペアトレの基本プラットホーム（表2）[4,5]を軸にした5〜6回程度の短縮版も実施されている．

**表2** ペアレント・トレーニングの基本プラットホーム案（2014）

| 1 | 子どもの行動観察と3つのタイプ分け<br>①家族が好む＝増やしたい行動　→ほめる<br>②家族が嫌いな＝減らしたい行動　→無視する（ほめるために待つ）<br>③許しがたい＝なくしたい行動　→警告→タイムアウト |
|---|---|
| 2 | 子どもの行動の仕組みとほめるパワー |
| 3 | 達成しやすい指示とスペシャルタイム |
| 4 | 待ってからほめよう |
| 5 | まとめ，ほめるための準備と伝え方（環境調整） |

以下の文献を元に改変して作成.
（岩坂英巳（編）：困っている子をほめて育てるペアレント・トレーニングガイドブック―活用のポイントと実践例―，じほう，p3-8，2012）
（岩坂英巳：ペアトレの基本プラットホームについて．ペアレント・トレーニングインストラクター養成講座（2日間ワークショップダイジェスト）ペアトレの基本理論から，ロールプレイ，グループワークの進め方まで学ぶ体験型研修マニュアル，日本ペアレントトレーニング研究会奈良プログラム版，p3-12，2015）

ペアトレは神経発達症（発達障害）の心理社会的治療として重要であり，2014（平成26）年度には発達障害者支援体制（地域生活支援事業）の家族支援のメニューとして都道府県による普及が位置づけられた．また，より幅広い実施・普及のために，ペアトレの基礎編として「ペアレント・プログラム」が開発されて実施されている．

## ❻ 医療が可能な経済的な家族支援

　心身症，神経発達症（発達障害），精神疾患は，ある程度の期間，通院を継続する必要があるので，経済的に余裕がない家族にとっては通院費，交通費，薬代などが負担になる．また，「登校に付き添う必要がある」「いつもそばにいてほしがる」など，「手がかかる」もしくは「今，手をかける必要がある」子どもの世話をするために労働時間が制限されることもある．家族内のメンタルヘルスの問題で就労が困難な場合もある．
　そのとき，医師が家族に対してできる重要な支援は，医療費助成や福祉制度の情報を紹介すること，すなわち経済的支援である．ここでは特別児童扶養手当と自立精神医療（精神通院）について簡単に紹介する．

### a 特別児童扶養手当

　20歳未満で「精神又は身体に障害を有する児童を家庭で監護，養育している父母等」に支給される所得補償である．神経発達症（発達障害）の場合，発達特性によって日常生活で著しい制限を受けているときに都道府県による認定を受けることができる．支給月額（平成29年4月現在）は1級 51,450円，2級 34,270円となっている[6]が，所得による支給の制限がある．

### 診療・研修に活かす

#### ● 神経発達症（発達障害）の受容の過程は螺旋階段を昇るように

　障害受容のモデルとして有名な Drotar らの段階的モデルは①ショック，②否認，③悲しみと怒り，④適応，⑤再起の 5 段階で説明されています．このモデルは子どもの出生直後に形態異常（奇形）があることを知った家族の反応を整理したものですが，神経発達症（発達障害）にも広く用いられています．しかし受容の過程は個々の家族で異なり，すべてが段階的に適応や再起に進んでいくわけではありません．

　中田は，障害受容の過程として「螺旋形モデル」を提案しています[7]．家族の内面には「障害を肯定する気持ち」と「障害を否定する気持ち」の両方が，常にコインの表と裏のように共存しており，状況に応じて否定と肯定のどちらかの感情や態度が表面化します[8]．障害の認識と受容の過程で家族は紆余曲折しながらも，螺旋階段を上るように少しずつ適応に進む[7]というものです（図1）．

　たとえば，日常は障害を受容できているようにみえていても，就学や進学，就職などのライフイベントをきっかけに受容が困難な態度や感情が表出することがあります．支援者は「家族の受容ができている，できていない」という視点で家族支援を考えがちですが，螺旋形モデルの見方をすれば，家族が障害の受容の過程を懸命に歩んでいる結果，今このとき外からみえているのが，表であったり裏であったりするということを理解することができます．この理解をもとに，支援者は家族にとって必要な支援を考える必要があるといえるでしょう．

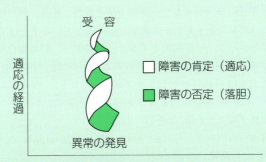

**図1** 障害受容の螺旋形モデル（中田）
（中田洋二郎：親の障害の認識と受容に関する考察－受容の段階説と慢性的悲哀．早稲田心理学年報 **27**：83-92, 1995，より．著者の了解を得て転載）

### b 自立支援医療（精神通院）

「精神保健及び精神障害者福祉に関する法律第5条に規定する統合失調症，精神作用物質による急性中毒，その他の精神疾患（てんかんを含む）を有する者で，通院による精神医療を継続的に要する病状にある者に対し，その通院医療に係る自立支援医療費の支給を行うもの（厚生労働省ホームページより）」とされている．小児心身医学の分野では，てんかん，神経発達障害（発達障害），アタッチメント障害，選択性緘黙，チック症，昼間尿失禁（遺尿症），遺糞症，吃音症などが対象疾患となる．

医療保険による3割の自己負担が1割に軽減される（世帯の所得に応じて異なる上限額が設定されている）．精神保健指定医，または精神医療への従事年数が3年以上である医師（もちろん小児科医でも可）による診断書が必要である．

家族支援はあくまで子どもの支援のために行うものである．支援者は，子どもの権利を尊重する立場であることを自覚し，家族支援を行うにあたっても，まずは子どもの思いを確認することを忘れてはならない．

### 文献

1) 星野崇啓：コンサルテーション・リエゾンにおける子どもの心の臨床医の役割．子どもの心とからだ **25**：349-351，2017
2) 笠原麻里：保護者や家族のストレスとその対応．病気を抱えた子どもと家族の心のケア，奥山眞紀子（編），日本小児医事出版社，p60-64，2007
3) 竹中直子：家族のアセスメントと支援計画．やさしくわかる社会的養護5 家族支援と子育て支援 ファミリーソーシャルワークの方法と実践，相澤 仁，明石書店，p46-63，2013
4) 岩坂英巳：ペアレント・トレーニングとは．困っている子をほめて育てるペアレント・トレーニングガイドブック ―活用のポイントと実践例―，岩坂英巳（編），じほう，p3-8，2012
5) 岩坂英巳：ペアトレの基本プラットホームについて．ペアレント・トレーニングインストラクター養成講座（2日間ワークショップダイジェスト） ペアトレの基本理論から，ロールプレイ，グループワークの進め方まで学ぶ体験型研修マニュアル，日本ペアレントトレーニング研究会 奈良プログラム版，p3-12，2015
6) 厚生労働省ホームページ（http://www.mhlw.go.jp/bunya/shougaihoken/jidou/huyou.html，2017年6月12日閲覧）
7) 中田洋二郎：親の障害の認識と受容に関する考察―受容の段階説と慢性的悲哀．早稲田心理学年報 **27**：83-92，1995
8) 中田洋二郎：親が障害を認識する過程．発達障害と家族支援 家族にとっての障害とはなにか．学研，p34-42，2009

【小林穂高】

総論

# 5. 連携

## A 医師と心理士の協働治療

協働治療の特徴とは─良好な協働を行うために

### ❖ POINT

① 心理士は症状や不適応行動の心理社会的因子のうち，認知的・情緒的発達特性，対人関係や性格特性，家族や集団の特性を診たてる役割を担う．
② 協働治療の形態は，治療機関の特性や治療対象の違いによって異なる．
③ 良好な協働治療は，事例を経験するごとに相互の役割についての理解が深まり可能となる．

### 1 小児心身医学における心理士の役割

#### a 概　要

　小児心身医学が重視する全人的医療のために，異なった職種の専門家がチームを組み，互いに協力し合って治療にあたる「チーム医療」という概念がある[1]．特に心身未分化な子どもを対象とし，心理発達的因子の検討が必要である小児心身医学では，医師と心理士の協働がチーム医療に果たす役割は大きい．

　心理士は心理社会的因子の中で，認知的・情緒的発達特性，対人関係や性格の特性，家族や所属する集団（保育所，幼稚園，学校など）の特性を診たて，医師と治療方針を検討する役割を担う．

#### b 医師と心理士の協働の例

　医師と心理士の典型的な協働として次のような流れが考えられる．
①医師は現病歴や生育歴から心理社会的因子の診たてが必要と考えたり，診察室での子どもと家族の態度や言動，関係の取り方が気になったりした場合に，心理士に伝える．
②心理士はその情報を基に，面接，行動観察，心理検査を通して心理社会的因子を診たて，医師に伝える．その際，心理士は内容を簡潔にまとめ，薬物療法に関係する情報（衝動的に行動するがその後強く落ち込む，行動観察の途中で行動が止まったなど）も報告する．

③医師と心理士は相互の情報から，症状や問題行動の心理社会的因子や，他職種との協働の有無も含めた治療方針を検討し，治療を開始する．
④協働治療の経過で適宜カンファレンスを行い，経過と方針を検討する．

## ❷ 治療（援助）対象による協働の違い

小児心身医学の対象は心身症や神経発達症（発達障害）のみならず，慢性疾患や悪性疾患，周産期医療など多岐にわたる．また，クリニックや病院など機関の特性が異なることで，協働の形態は異なる[3]．

### a 病院外来またはクリニックにおける協働

医師から依頼を受けた心理士は，子どもと家族，そして家族を取り巻く状況の診たてを医師に伝え，相互の情報を検討し治療方針を決定する．それに基づき，ときにカンファレンスを持ちながら治療を継続させていく．

治療経過で子どもが所属する集団（保育所，幼稚園，学校）や，福祉，司法との連携を行うことになる．その場合，医師と心理士は各専門家からの情報を治療に役立てるために整理し，家族の了解のもと，医療側から各専門家に必要な情報を伝える．

子どもによっては，各専門職の理解が大きく異なる可能性もある．そのときには，いずれの情報が正しいか正しくないかではなく，すべての情報が子どもの特性と考え，理解に役立てることが大切である．

### b 病棟における協働

摂食障害など入院治療における協働では，医師は父性的な役割が強くなり，心理士は母性的な役割が強くなる．そして，治療経過において，子どもは依存的な関係を求める相手と攻撃を向ける相手を使い分け，病棟スタッフの人間関係を悪化させる場合がある．医師と心理士は，治療と過程において「子どもはスタッフに依存と攻撃の感情を表出し，それをスタッフが引き受けることで治癒していく」ということを伝える役割を担う．

また，周産期医療における NICU や悪性疾患などの入院治療において，心理士は子どもと家族の情緒的安定や人格的成長に働きかけることが多くなる．その場合，医師からの指示のみならず，心理士から心理的介入の必要性を医師に伝え，協働することになる．

## ❸ 良好な協働をめざして

医師と心理士の協働として，子どもへの対応が気になる家族に対し，子どもの心身の健康な発達につながる情報を伝える役割を心理士が担うという予防的な視点も重要である[2]．

また日常診療の場での「雑談」を通じて相互の臨床観や価値観を理解することが，有効な協働につながるともいえる．

 **臨床・研修に活かす**

● **同じ施設に心理士がいない場合には**

　医師が心理士と協働したいと考えても，心理士が同機関内に雇用されていない場合もあります．このようなときには，子どもが通う学校のスクールカウンセラーや，関係している機関（教育センターや放課後等デイサービスなど）の心理士に連絡をとってみましょう．

　また，所属機関の看護師や福祉職，そして事務方から，地域の心理士情報を得ることができる場合もあります．さらに，近くに臨床心理士養成大学院があれば，附属の相談センターを持っていますので，一度相談を持ちかけてもよいと思います．

　ただし，医師も専門性の違いがあるのと同様，心理士も専門とする領域や経験の違いから，必ずしも小児医療の実際を理解しているとは限りません．症例をじっくり検討することで，心理士は小児心身医学が求めていることは何かを理解し，医師も心理士に何を求めればよいのかを少しずつ理解できるのです．

　そのためには，相互に疑問と思うことを忌憚なく尋ねることが重要です．それによって，相手にとって必要な情報は何かということを，徐々に理解できるようになるでしょう．

### 文献

1) 山本晴義：チーム医療．心身医学，末松弘行（編），朝倉書店，p756-762，1997
2) 田中千穂子：小児科における心理療法．心理療法の実際 第4巻 病院の心理臨床，金子書房，p46-53，1998
3) 大堀彰子ほか：「治療の入り口」における医師と心理士の役割分担．子どもの心とからだ **25**：379-380，2017

【大堀彰子】

# B 入院治療における病棟チーム

入院治療を効果的なものにするために

### ❖ POINT

1. 入院治療の必要性についてしっかりと検討する.
2. 入院治療中は, スタッフ個人個人で問題を抱え込み対応するのではなく, カンファレンスなどを通じて情報共有し, チームで対応する.
3. 入院が長期に及ぶ場合には, 学校と連携し教育を保障することが大切である.

## 1 子どもの心身症における入院治療

　子どもの心身症の治療は外来を基本とし, 入院治療は, 入院によって家庭（家族）から離れることによるデメリットを入院によるメリットが上回る場合に検討する. 入院治療は, 検査目的や緊急対応のための短期入院（数日から数週間）から, 生活リズムの改善や登校リハビリを目的とした長期入院（1ヵ月以上）まで幅広い.

　入院生活は, 生活リズムを改善し, 体調を整えるだけでなく, 家族以外の第三者の関わりが変化のきっかけとなることもある. また, 病院（病棟）には一定のルールがあり, その枠組みのなかで治療することが子どもの社会性の向上につながったり, 不登校の長期化で同世代と接する機会がなかった子どもにとっては, 少人数の同世代集団との関わりが, 対人関係のスキルを身につけることに役立ったりするなどの効果もある.

## 2 カンファレンス

　情報の共有, 問題点の整理, 方向性の確認などのために, 定期的に開催されるカンファレンスと, 子どもへの対応を緊急で話し合う必要がある場合に開催される臨時のカンファレンスがある（表1）. どちらも多職種のスタッフが共通認識を持って子どもに関わるために重要である.

## 3 医療職それぞれの役割

### a 医師の役割

　治療方針を決め, 多職種のチームが共通認識を持って治療にあたれるように, カンファレンスに主体的に参加し, 意識の統一を図る. 疾患や特性についても勉強会を開催し, スタッフの知識や対応技術の向上を目指す.

表1 カンファレンスの分類と内容

|  | 内 容 |
|---|---|
| 入院時 | 入院の必要性，治療の目的，予想される問題点，退院の目安について，多職種のスタッフで共有する． |
| 治療途中 | 子どもの身体的・心理的な変化，スタッフの関わり方や役割分担の確認を定期的なカンファレンスで行う． |
| 退院時 | 入院治療の効果判定の共有を行う．その際には，子どもの身体症状，精神状態，家庭の状況などを多方面から検討する．また，退院後に外来診療において関わる院外のスタッフ（スクールソーシャルワーカー，教師など）にも退院時のカンファレンスへの参加を依頼することで，外来診療においても多職種チームに引き継いでいくことができる． |
| 臨　時 | 子どもの特性にスタッフが振り回され，対応の統一を話し合う必要がある場合や，今後の見通し・治療方針について情報の共有を行う必要がある場合に，集まれるスタッフのみで臨時で行う． |

### b 看護師の役割

　子どもたちにとって一番身近な存在となるため，その言動から他の子どもとの関係や家族への思いなどへの気づきも多い．しかし，個人での対応には限界があるため，個人で問題を解決しようとせず，知り得た情報はチームで共有し，対応を考えていく必要がある．また，一般の急性疾患や血液腫瘍などさまざまな入院治療を行っている病棟においては，心身症の入院治療に興味を持つ看護師や看護チームを教育し，入院治療を行っていくうえでの多職種協働の核となる人材を育成することが重要である．

### c 病棟保育士の役割

　入院してから病棟生活に慣れるまでの間，入浴や洗濯などの日常生活の指導を行う．医療的視点ではなく生活の視点で関わることから，子どもが雑談の中でさまざまな思いを漏らすことも多い．また，レクリエーションなどの企画・運営の中心になってもらうことから，普段はなかなかみられない子どもたちの表情をみる機会も多い．そのような情報は1人で抱え込むことなく，カンファレンスなどで共有することが大切である．

### d 心理士の役割

　子どもの症状や行動化に病棟スタッフが振り回されていたり，スタッフによって対応が違うことで子どもが戸惑っていたりするときに，その行動の背景にある心理的な意味をカンファレンスで伝え，子どもの対応について助言することで，スタッフが共通認識を持って関わることができるようになる．また，心理検査を施行し結果をスタッフに伝え，対応に活かすための助言をしたり，遊戯療法やカウンセリングを行い，症状の改善を促したりすることも重要な役割となる．

### e 栄養士の役割

　摂食障害や肥満の子どもには，栄養士が定期的に栄養指導を行うことも重要である．退院後の自宅での生活を考えると，タイミングをみて家族への指導も行う必要がある．

### ❹ 学校との連携

　1ヵ月を超える入院治療を行う場合には，教育の保障が重要であり，院内学級や特別支援学校を併設している病院での入院治療が望ましい．

　入院中に院内学級を利用したり，隣接する学校に通ったりする場合には，学校との定期的なカンファレンスを行い，情報共有を行う必要がある．特に，入院後登校が始まるまでの間に，入院の目的や治療上の注意，子どもの特性などの情報共有は必ず行う．その後も週1回から月1回程度の定期的な情報交換やカンファレンスの時間をとるようにし，積極的に情報交換を行うことが重要である．また，必要時には個別のケース会議などを行う．

　入院治療が必要となる子どものなかには，学校で友だちや先生とうまくいかず，学校に対して不信感を持っている子どもも少なくない．信頼関係を築くために，暖かく包容的な関わりで少しずつ自信を取り戻してもらうことが重要である．また，退院し前籍校に戻る場合には，退院前カンファレンスに前籍校の教師の参加を要請し，現在の病状や心理状態を共有したうえで，あせらず見守ってほしいことなどを伝えるようにする．

---

**診療・研修に活かす**

#### ● 入院治療と神経発達症（発達障害）

　入院治療が必要になる子どものなかには，神経発達症（発達障害）の特性を持つ子どももたくさんいます．それぞれの子どもの特性に合わせた関わりが必要になる一方で，入院治療を行う際の枠組みは統一する必要があります．このような特性のある子どもたちの入院治療での対応が，チーム力が一番問われるかもしれません．チームとして機能していないと，周囲の子どもたちも巻き込んでいき，スタッフが振り回されてしまいます．

　一方，子どもの特性に対する共通認識を持ってチームとして関わると，子どもの自尊感情が改善し，対人コミュニケーション能力も改善するような例もあります．

---

### 📖 文献

1) 日本小児心身医学会入院治療研究班：入院心身医療ガイドライン．子どもの心とからだ **22**：100-128，2013
2) 小柳憲司：小児科医のための心身医療ガイドライン．小児心身医学会ガイドライン集（第2版），日本小児心身医学会（編），南江堂，p22，2015

【島津智之】

# 教育・福祉・司法との連携
多くの専門家による支援の協力

## POINT

1. 子どもの複雑な問題に対して，医療だけでは対応できない事態が多く，支援の特徴によって他の専門機関と連携することがある．
2. 特に教育，福祉，司法との連携は重要であり，医師を含む医療職は他機関の専門性を知る必要がある．
3. 自らの専門性の限界を知り，謙虚な姿勢で他の専門機関と連携し，情報の交換を心がける．

## 1 不登校支援に必要な教育機関との連携

　不登校の支援において，可能な限り学校復帰を図ることは重要である．そのため，学校の教師や養護教諭，スクールカウンセラー（以下SC）と連携することは欠かせない．SCは学校内での相談役として子どもを学校につなげ，担任教師はクラスに導く重要な役割を持つ．保健室登校の際には，養護教諭が子どもの対応やサポートをする．どうしても学校に向かえない子どもには，学校に替わる集団として，各自治体の教育委員会が主催する適応指導教室の利用が勧められる．

　不登校の初期は子どもが身体症状を呈することが多いため，小児科を受診することが多い．この時期は，何らかのストレスが心身反応として表れていることに注意し，家族が学校と連絡を密にし，訪問や配慮を要請するように助言する．

　子どもは家に引きこもると昼夜逆転になりがちである．子どもが来院した場合には，信頼関係を上手につくり，昼夜逆転を修正するよう指導する．その際，昼間の活動を促すために適応指導教室やフリースクールの利用を勧めることが多い．

　子どもの学校に対する不安が軽減し，復帰を目指す時期には，学校が主役となり，SCや担任教師，養護教諭などが別室登校から教室参加までの道筋を整える．ここで医療は，子どもの復帰時期におけるストレスからくる心身の不安定状態を，医師や心理士がともに支え，登校の継続に役立てていく．

　文科省は2003年に子どもの社会復帰を促す方向に支援のあり方を方向づけ，SCや適応指導教室など学校復帰を支援する専門家や施設の充実を目指し現在に至っている．ただし，中学校に対してはSCの全校配置はできているが，小学校，高校では未だ不完全である．また，現在ある適応指導教室では，小学生や高校生を受け入れてもらえるところはほとんどなく，民間のフリースクールが受け皿となっている．しかし，有料であるため利用者が限られてくる問題もある．

> **表1** 療育手帳制度
>
> 療育手帳は都道府県の児童相談所が発行する知的能力障害者の公的支援を受けるための証明書である．各都道府県知事が知的能力障害と判定した者に発行しており，障害の区分は各自治体により異なる．主なサービスには，特別児童扶養手当などの金銭的援助，国税・地方税の諸控除，交通費の割引，公共施設の利用料割引などがあるが，これも自治体によって異なる．また，特別支援学校（知的）に通うためには療育手帳が必要となる．

(日本発達障害ネットワーク：新版発達障害児のための支援制度ガイドブック，唯学書房，p90-92，2012 より改変して引用)

> **表2** 発達障害者支援法
>
> この法律は 2005（平成 17）年に成立し，知的能力障害者，自閉スペクトラム症，注意欠如・多動症，限局性学習症（学習障害）などを含む神経発達症（発達障害）をかかえる子どもを支援する法律である．主に各都道府県に発達障害者の支援をコーディネイトする役割として発達障害者支援センターを設置し，子どもから成人までの生活，医療，進路や就労などの相談を行う．

(文部科学省：特別支援教育について．発達障害者支援法，文部科学省ホームページ，2017 より改変して引用)

## ❷ 神経発達症（発達障害）支援に必要な福祉機関や教育機関との連携

### a 進路や就労に関する連携

現在は神経発達症（発達障害）の子どもの診療や支援が多く求められ，小児科臨床においても子どもの発達を支援する役割が重要視されている．われわれが意識することの多い福祉制度として，療育手帳制度（表1）[1]，発達障害者支援法における制度がある．

小児科で診療する子どもに発達の問題を疑い，発達検査をして知的な遅れが発見された場合は，療育手帳の取得を勧めることができる．療育手帳は市町村に申請し，判定は児童相談所が行う．ただし，家族が子どもの知的能力障害を受け入れられない状況で，機械的に公的機関を紹介すると拒否されることもある．また，これまで一度も発達の問題を指摘されず，小学校高学年になって不適応をきたした子どもが軽度の知的能力障害を有していた例などもあり，医師は注意を払いながら家族への説明と障害受容を支援する必要がある．

なお，知的能力障害のない自閉スペクトラム症や注意欠如・多動症の子どもに療育手帳が発行されるかどうかは自治体による．発行されない自治体では，精神障害者保健福祉手帳を取得することで各種サービスを受けられるようになる．

また，年長になった子どもの就労支援を考えなければならないときには，専門の相談員がいる発達障害者支援センターを紹介する（表2）[2]．

### b 治療上での連携

神経発達症（発達障害）の治療に社会技能訓練（social skill training：SST）は有効である．児童福祉法で定められている放課後等デイサービス（表3）[3]の事業でSSTを行っている施設もあり，治療や発達支援にSSTが必要な場合は，こうした施設を紹介することもできる．利用には医師の意見書が必要である．

> **表3** 放課後等デイサービス
>
> 　放課後等デイサービスとは，障害のある学齢期の子どもが学校の授業終了後や学校休業日に通う，療育機能・居場所機能を備えた福祉サービスである．主に生活能力向上のために必要な訓練，社会との交流の促進等を提供する．

（厚生労働省：放課後等デイサービスガイドラインについて，厚生労働省ホームページ，2017 より改変して引用）

> **表4** 虐待防止法における通告義務
>
> 　児童虐待防止法は2008（平成20）年に改正され，病院や医師は虐待を疑った段階で，その確証がなくても通告する義務があるとされた．その際，子どもの情報も報告するが，医師の守秘義務違反にはならない．

（日本小児科学会：こども虐待診療の手引き，日本小児科学会ホームページ，2014 より改変して引用）

　抑うつや行動の問題などに対して心理治療を行いたいが医療機関に心理士がいないときには，地域の教育相談所，教育センターに治療を依頼することもある．

### c その他（虐待が疑われたときの福祉機関との連携）

　子どもの一般診療において，不自然な外傷があれば虐待を疑うことになる．そのとき，医師には児童相談所に通告する義務がある（表4）[4]．児童相談所は虐待を確認したら，家族に対してペアレント・トレーニングなどの虐待防止指導を継続的に行う．それでも子どもに対する暴力が解決しない場合には，子どもの安全を確保するため，児童福祉施設へ子どもを預ける措置を行う．

　なお，施設措置のみではなく，見守りを強化する在宅支援の充実を図るため，市区町村に「子ども家庭総合支援拠点」[5]の整備が進められている．

## ❸ 問題行動の治療に必要な警察との連携

　自家金持ち出しや万引きなどの問題行動に対しては，まず子どもがそのような行動に逃避せざるをえないストレス状況の解決を図り，家族には金品の管理を厳重にさせ，叱りつけるのではなく，冷静に注意することなどの対処を指導していく．しかし，それでも改善がみられない場合は，地域にある触法的な問題行動を防ぐための相談機関を紹介する．ここでは，警察関係の相談員が，子どもに触法行為の問題性を自覚させるために，定期的に面談を行うほか，さまざまな活動を行っている．

　また，家庭内暴力においても警察の介入が奏効する場合もある．子どもがひどく暴れて危険な状態のときは，警察が間に入ることや，日頃から家族が警察に相談をしておくことで，警察が見回りに来るなど暴力発生の抑止となる．しかし，子どもが警察の介入を逆恨みすることもあるので注意が必要である．

　治療においては，できるだけ暴力の問題を正面から取り上げ，暴れてしまう子どもの気持ちを傾聴する一方，暴力の破壊性と非建設性を教え，自己抑制の大切さと，危険なときの第三者（警察）の介入の必要性も指導していく．

### ④ 司法との連携

　離婚調停に際して，親権の問題や面会交流の是非・頻度について家族から意見を求められたり，弁護士から診断書の提出を求められたりすることがある．このような事案には必ず双方の当事者がいるが，医師は通常どちらかの当事者としか関わっていないため，片方の話だけを聞いて作成された診断書は中立的意見とは認められず，司法の場で効果を発揮することはほとんどない．意見を求められた場合には，診断書を作成するよりも，中立的立場である家庭裁判所調査官との面談を行うほうがよい．

　また，民事裁判に絡んで，いじめや虐待などに伴う心的外傷後ストレス障害についての診断書を求められることもある．このような場合も，因果関係の立証は難しいことを念頭に置いて対応する必要がある．特にいじめに関しては，いじめがあったかなかったかの立証を医師ができるわけではないため，因果関係には触れず，現在の子どもの状態について記述するだけにとどめるのが現実的である．

#### 診療・研修に活かす

● **家庭内暴力の症例から**

　神経発達症（発達障害）を持つある高校生は，母親との喧嘩から常に暴力が発生していました．警察が間に入ることで一時的に暴力は治まりましたが，心理面接では警察を呼ばれたことの怒りを心理士に訴えていました．心理士は彼の怒りは認めるものの，暴力の持つ破壊性が大切な家族関係を破壊することや，自分で怒りを抑制できない問題を自覚させ，警察介入が暴力の抑制につながることを説きました．すると，彼は暴力が起きそうになると自ら警察に相談するようになり，自己抑制できるようになりました．

　暴力を放置すれば子どもの衝動抑制力を衰えさせ，発達を停滞させてしまいます．このような破壊的な衝動に基づく行動は，公的権力による抑止が効果的な場合があることを知っておくとよいでしょう．

#### 文献

1) 日本発達障害ネットワーク：新版発達障害児のための支援制度ガイドブック，唯学書房，p90-92，2012
2) 文部科学省：特別支援教育について．発達障害者支援法，文部科学省ホームページ，2017
3) 厚生労働用：放課後等デイサービスガイドラインについて，厚生労働省ホームページ，2017
4) 日本小児科学会：子ども虐待診療の手引き，日本小児科学会ホームページ，2014
5) 厚生労働省：「市区町村子ども家庭総合支援拠点」運営指針(案)，厚生労働省ホームページ，2017

【加藤　敬】

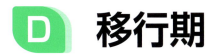
# 移行期

子どもから成人へ，小児科から成人科へ

## ✤ POINT

① 日本小児科学会は，2013（平成25）年，成人した小児期発症慢性疾患患者を「持越し」を意味する「キャリーオーバー」ではなく，「移行期患者」と呼ぶことを提唱した．

② 起立性調節障害や過敏性腸症候群などの自律神経失調症，摂食障害，神経発達症（発達障害），小児期発症慢性疾患が移行期のケアを要する小児心身医学領域の代表的疾患である．

③ 小児科から成人科に移行（転科）する場合，移行プログラムの作成が望ましい．

## 1 「キャリーオーバー」から「移行期」への変更の背景

小児医学の進歩により，小児期発症慢性疾患患者の予後が改善し，多くの患者が成人を迎えるようになった．日本では従来，このような成人患者をキャリーオーバー（持ち越し）患者と呼び，小児科，成人科のいずれがその患者の医療を受け持つのかが問題になっていた[1,2]．なぜなら小児科医にとって，多くの悪性腫瘍や生活習慣病などの成人発症の疾患は専門外であり，一方の成人科医にとって小児期発症疾患は専門外にあたるからである．また成人患者が小児科外来に違和感を持つことや，入院が必要な場合に小児病棟に入院できないという問題もある[2]．さらに，このような成人患者は後述するような心理社会的問題があり，社会適応に困難を生じやすい．

日本小児科学会は年々増加している成人した小児期発症慢性疾患患者の問題に取り組むにあたり，「小児期発症疾患を有する患者の移行期医療に関する提言」の中で，今後このような患者を「持ち越し」を意味する「キャリーオーバー」ではなく，「移行期患者」と呼ぶことを提唱した[3]．

## 2 移行期患者の持つ問題

移行期患者の問題として，現時点で医療面では小児科も成人科も十分な医療を提供しているといいきれず，患者にとっては病状と身体能力に見合った社会参加ができてないという点がある．慢性疾患患者の大学進学率は全国平均よりはるかに低く[4]，就労時に病気が問題となった者は過半数にのぼる[5]．

移行期患者への対応において医療者が難渋している点として，患者の心理社会的問題がある[1]．小児期発症慢性疾患患者のなかには，疾患があるがゆえに成長のさまざまな過程で制限を受け，同年代の健康な子どもと比べて社会経験が乏しく，さらに家族が過

## 総論 — 5. 連携

保護的に関わったため，社会的に未熟なまま成人を迎えることが少なくない．受診，服薬，自己注射，血糖測定といった疾患管理を成人後も家族にゆだねている場合もあり，成人科を紹介されても自立・自己管理が基本である成人科の医療システムになじめず，小児科に戻ってきてしまう．このような問題が起こって初めて身体疾患の主治医が小児心身医学の専門家に相談を持ちかけることも少なくない．

しかし，このような問題が成人後に生じた場合，その解決は一朝一夕にはいかず，多大な時間を要する．したがって小児心身医学の専門家は，病気を持ちながら成長する小児期・思春期の子どもがその年齢と発達段階において必要な経験を積み，超えなければならない課題を1つずつ達成しながら成人を迎えることの重要性を身体疾患の主治医に伝え，主治医と協力して子どもの心理社会的発達を支援することが望まれる．

### ③ 移行とは

小児期発症慢性疾患患者が疾患を持ちながらも能力に応じて社会参加できるように，近年欧米では「移行支援プログラム（移行計画）」が作成されている[6-8]．

小児期発症慢性疾患患者の成人期の医療における「移行（transition）」とは，小児科から内科への転科を含む一連のプロセスを意味し，「移行支援プログラム（移行計画）」は，「思春期の患者が小児科から内科に移るときに必要な，医学的，社会心理的，教育的，職業的必要性について配慮した多面的な行動計画」と定義される[9]．この一連のプロセスのなかで，転科は最も重要なイベントである．

移行支援プログラムのテーマを要約すると，疾患を持ちながら成長する子どもが，①コミュニケーション，意思決定，決断力，自己管理，自己啓発の技術を高める，②健康管理におけるコントロールや，相互依存の感覚を高める，③自分の持つ機能や潜在能力を最大限に伸ばす，の3点になる[2]．

移行は子どもの心身の成長期に長い時間をかけて進められる一連のプロセスであり，各年代別の目標が設定されている（表1）[9,10]．ここでは年代を，早期（12〜14歳），中期（14〜15歳），後期（15〜16歳）に分けている[8]が，この年齢は1つの目安であり，開始時期や進める速度は子どもによって異なる．また移行はおおよそ14歳以前に開始す

表1 移行の年代別の目標

| | |
|---|---|
| 早期（12〜14歳） | 成人医療への移行の概念，および若者が家族によって支援され自律性を獲得する必要性を，子どもと家族のなかに確立する |
| 中期（14〜15歳） | 移行の過程と，子どもと家族が成人医療制度に期待できることを認識させる |
| 後期（15〜16歳） | 子どもと家族は小児科のシステムを終了することを受け入れ，子どもが自分自身のケアに関してかなりの程度で自立する |

以下の文献を参考に作成．
（Blum RW, et al：J Adolesc Health **14**：570-576, 1993）
（石﨑優子：小児看護 **33**：1192-1197, 2010）

るとされているが，明確な指標はなく，疾患の状態，心理社会的成熟度により個別に決定する．発達の遅滞がない場合，18～20歳には身体的な成長が完成しており，進学や就職などで自宅から離れるときと一致するため，転科・転医しやすい．

また，移行支援プログラムの参加者として，子どもと家族，小児科医，内科医，プライマリケア医や看護師などの直接医療に携わる職種のほかに，施設管理者や事務職員も挙げられる．このような多職種の専門家が1つの目標に向かって協働するためには，目標の明確化とともに役割分担も重要である[2]．

### 4 小児心身医学と移行期

小児心身医学の専門家と移行期患者との関わりには，自ら担当する心身症の子どもが成人に達する場合と，他の身体疾患の子どもに発生した心身医学的問題に対して小児心身医学の立場からの助言・治療を求められる場合とが考えられる．前者としては，起立性調節障害や過敏性腸症候群などの自律神経失調症，摂食障害，神経発達症（発達障害）などがあり，それぞれ心療内科，産婦人科，精神科などへの引き継ぎが必要である．後者では，実際に移行期患者に対峙する以外に，身体疾患の主治医に対して子どもの心の発達とその健やかな成長の支援について助言することもある．今後，小児心身医学の専門家が小児期発症慢性疾患患者に第二の担当医として関わることの重要性は増加すると考えられる．

#### 臨床・研修に活かす

● 見守ることは手を差し伸べるよりも難しい

移行期患者に接するうえで心がけてほしいのは，移行支援プログラムを作成し進めていくプロセスのなかで，患者の自立する力を信じて見守ることです．してあげることはやさしく，見守ることは難しいのですが，その態度なくして患者の自立はありえません．

### 文献

1) 石﨑優子ほか：特集，知っておきたい小児疾患のキャリーオーバー－小児科医から患者を引き継ぐ際に聞いておきたいこと－．治療 85：9-171，2003
2) 東野博彦ほか：小児期発症の慢性疾患の長期支援について－小児-思春期-成人医療のギャップを埋める「移行プログラム」の作成をめざして－．小児内科 38：962-968，2006
3) 横谷　進ほか：小児期発症疾患を有する患者の移行期医療に関する提言．日児誌 118：98-116，2014
4) 文部科学省：平成20年度学校基本調査速報　参考図表　大学・短期大学への進学率の推移，文部科学省ホームページ（http:www.mext.go.jp/b_menu/toukei/001/08072901/sanzu09.pdf）
5) 武井修治ほか：小児慢性疾患におけるキャリーオーバー患者の現状と対策．小児保健研究 66：623-631，2007

6) Blum RW, et al：American Academy of Family Physicians, American College of Physicians-American Society of Internal Medicine. A consensus statement on health care Transition for young adults with special health care needs. Pediatrics **110**：1304-1306, 2002
7) Bronheim S, et al：Crossing: A Manual for Transition of Chronically Ill Youth to Adult Health Care（http://hctransitions.ichp.edu/CrossingsPDFs/Crossings.pdf）
8) Royal College of Nursing：Adolescent transitional care；Guidance for nursing staff.（www.rcn.org.uk/__data/assets/pdf_file/0011/78617/002313.pdf，2017年11月閲覧）
9) Blum RW, et al：Transition from child-centered to Adult health-care systems for adolescents with chronic conditions. J Adolesc Health **14**：570-576, 1993
10) 石﨑優子：小児慢性疾患患者に対する移行支援プログラム．小児看護 **33**：1192-1197, 2010

【石﨑優子】

# E 他科との連携

他科からどのような相談があり，どのような場合に他科に紹介するか

## POINT

1. 最も大切なことは，身体疾患としての正しい診断をつけることである．
2. 何らかの症状が出現したとき，心理社会的因子が偶発的に存在した場合は注意が必要である．
3. 症状の経過が気になるときには，躊躇なく他科に紹介する．

他科との連携には，①他科から紹介を受ける場合と，②他科へ紹介する場合がある．

## 1 他科からの紹介

小児科の中で心療外来を行っていても，小児科からの診療依頼はそれほど多くない．それは，心療外来を受診する子どもの年齢層が小児科の主たる対象年齢から外れていることや，多くの小児科医が，心身症に対する初期対応可能な総合診療機能を有すると考えられるからである．むしろ心療外来への紹介元は内科が圧倒的に多く，その他，眼科，産婦人科，耳鼻科，皮膚科，整形外科などである．心療外来に依頼される子どもは，依頼科の担当医がその治療や対応に困惑した結果紹介される傾向にあり，心身医学本来の知識のみでは即応できない例も多かったと報告されている[1]．その主訴には，眼科からの視覚障害，整形外科からの歩行障害，泌尿器からの頻尿・昼間尿失禁（遺尿）症，小児外科からの遺糞・反復性腹痛，耳鼻科からの難聴，ペイン科からの慢性疼痛などが挙げられる．また，小児科からの依頼では，起立性調節障害，不登校，過敏性腸症候群，慢性頭痛，多飲，白血病などの腫瘍性疾患における不適応，摂食障害，吃音症，夜驚症などがある．この場合は，依頼科で検索できていない可能性のある心理社会的因子や，子どもの発達特性などの検討が重要である．

## 2 他科への紹介

心身症に対応するとき，最も重要なことは身体疾患としての正しい診断をつけることである．何らかの症状が出現し，そのとき心理社会的因子が偶発的に存在すると，偶然の一致が発症に関連していると解釈されることがある．脳腫瘍における頭痛，嘔吐，食欲低下症状を心身症と考えたり，顔面の律動的な動きをチックと考えたりするのがそれにあたる．また，注意欠如・多動症では，10～15％に頭痛，腹痛，嘔気などの症状を呈するが，これらの症状が家庭や学校での問題と解釈されていることもある[2]．全身性エ

リテマトーデスなどの膠原病では，その1症状として精神症状を呈し，膠原病や胃炎の治療に使われるステロイドによっても精神症状が引き起こされる．甲状腺機能亢進症や低下症でも心身症様の症状を呈することがある．

心理社会的因子を考慮しながらも症状の経過を注意深く見守り，身体疾患として気になる点があれば躊躇せず他科に紹介することが必要である．

その目的は，視覚障害では眼科的疾患の否定，歩行障害では中枢神経系から骨関節・筋疾患の否定，頻尿・尿失禁では尿路奇形の有無，臍疝痛・遺糞や便秘では小児外科領域の疾患の検討，難聴では耳鼻科領域の疾患の検討などが挙げられる．不登校，過敏性腸症候群，慢性頭痛，多飲，摂食障害などでも症状の経過によっては他科紹介による器質的疾患の否定が必要な場合がある．

なお，強い精神症状に関しては，精神科への紹介が必要である．

### 診療・研修に活かす

#### ● 思い込みを排して

　自験例ですが，ある国立の療養所で小児慢性疾患（不登校を含む）の施設療養療法を実施していたときに，不登校の子どもが朝の嘔吐をくり返し，施設入院目的で紹介されてきました．しかし，診断結果は脳腫瘍でした．この経験のような例もあります．他科から紹介を受ける側も依頼する側も，常に思い込みを排し，正しい身体疾患の診断と，心理社会的因子の把握に努めることが大切です．

### 文献

1) 赤沢　滋：順天堂大学付属医院における心身症外来の機能と現況．順天堂医学 30：1-10，1984
2) 星加明徳：鑑別診断が必要な疾患—見落としてはいけない身体疾患．子供の心の健康問題　ハンドブック　平成14年度厚生科学研究費助成金（子ども家庭総合研究事業），小児心身症対策の推進に関する研究班（編），p139-140，2002

【藤田之彦】

総論

# 6. 保険診療について
あなたも保険医です．療養担当規則に忠実に

## ❖ POINT

❶ 保険診療をするには保険医療機関の指定と保険医の登録が必要である．
❷ 療養担当規則（保険診療のルール）を「知らなかった」では決して済まされない．
❸ 指導内容の要点と，診療開始・終了時刻の記入を忘れずに．

　本項の解説は2018（平成30）年4月改定の診療報酬に基づいており，その後の診療報酬改定で大きく変わる可能性がある．実際の請求においては，常に最新の情報を参照することが必要である．

## 1 保険診療のしくみ

　わが国は，国民皆保険という世界に冠たる制度の下に，誰でもがいつでもどこでも保険証さえあれば自由に医療機関を選んで受診し，安価で高度な良質の医療を受けることができる．

　医師国家試験に合格すると医師免許を受けて医師となるが，臨床医として保険診療を行うには，勤務先の保険医療機関の所在地を管轄する地方厚生局長に申請して，保険医登録をしなければならない．そして，保険医は法律の規定に基づき，「保険医療機関及び保険医療養担当規則（療養担当規則）」に従って診療を行うことが義務づけられている．療養担当規則には，保険診療に関して医師として行わなければならないことが詳細かつ具体的に示されており，この規則に基づいて行った診療（療養の給付）に対してのみ診療報酬（療養の給付に要する費用の額）が支払われる．診療報酬は，2年ごとに改正される厚生労働省の告示によって具体的に示された「別表第一医科診療報酬点数表」に基づき，1点単価10円として算定し，毎月ごとに請求する．実際には，各診療行為を「医科点数表の解釈」[1]（いわゆる「青本」）に基づいて積算し，一部は患者に一部負担金として，保険負担分は診療報酬請求書（レセプト）を作成して保険者に請求する．

　保険診療は，健康保険法などの各法に基づく，保険者と保険医療機関との間の公法上の契約に基づいたものである．療養担当規則の規定を遵守し，医学的に妥当適切な診療を行い，診療報酬点数表に定められたとおりに請求しなければならない．「保険診療のルールを知らなかった」は決して許されない．また，研究目的などで行った診療は保険請求してはならない．保険外の費用を患者に求めることや，自費診療との混合診療も禁止されている．

## ❷ 小児心身医学における保険診療の実際

　保険医療機関において，初めて患者を診察した場合を初診といい，以後の診察を再診という．初診，再診ともに患者の年齢や受診時間によっては乳幼児加算，時間外加算，深夜加算，休日加算などを加えることができ，これらを基本診療料という．この基本診療料に検査料，画像診断料，医学管理料，投薬，注射，処置に要した費用を合算して診療報酬の請求を行うが，医師として心身症の診療時に算定できるものには次の3項目がある．

### a 小児特定疾患カウンセリング料

　小児科または心療内科を標榜する保険医療機関において，小児科または心療内科を担当する医師が，以下に示す入院中以外の対象患者に対して，療養上必要なカウンセリングを同一月内に1回以上行った場合に，2年を限度として月2回に限り算定する（医学管理料：月の1回目：500点，2回目：400点）．対象は，「18歳未満の気分障害，神経症性障害，ストレス関連障害，身体表現性障害（小児心身症を含む），生理的障害及び身体的要因に関連した行動症候群（摂食障害を含む），心理的発達の障害（自閉症を含む），小児期又は青年期に通常発症する行動及び情緒の障害（多動性障害を含む），登校拒否（不登校）」である．ただし，家族のみの受診では算定できない．

### b 心身医学療法

　心身医学療法とは，「心身症の患者について，一定の診療計画に基づいて，身体的傷病と心理・社会的要因との関連を明らかにするとともに，当該患者に対して心理的影響を与えることにより，症状の改善又は傷病からの回復を図る」治療方法をいう．この心身医学療法には，自律訓練法，カウンセリング，行動療法，催眠療法，バイオフィードバック療法，交流分析，ゲシュタルト療法，生体エネルギー療法，森田療法，絶食療法，一般心理療法および簡易型精神分析療法が含まれる．

　心身医学療法は，初診時には診療時間が30分を超えた場合に限り算定できる（精神科専門療法：1回につき入院中の患者：150点，入院中の患者以外：初診時110点，再診時80点，20歳未満の患者は所定点数の3倍となる）．また，診療報酬明細書の傷病名欄に反復性腹痛（心身症）のように身体的傷病名の次に「（心身症）」と記載しておく．

### c 標準型精神分析療法

　標準型精神分析療法とは，口述による自由連想法を用いて，抵抗，転移，幼児体験などの分析を行い解釈を与えることによって洞察へと導く治療法をいい，おおむね月6回を標準として算定する．精神科を標榜する保険医療機関以外の保険医療機関において，当該療法に習熟した心身医学を専門とする医師が当該療法を行った場合も算定できる（1回につき390点：診療に要した時間が45分を超えたときに限り算定する）．その要点および診療時間を診療録に記載する．

## ❸ 小児心身医学における保険診療の問題点

　小児心身医学領域では，神経発達症（発達障害）の子どもなど，診療が2年以上にわたることも多く，診療が継続している場合には，一定の年齢ですぐに他科への治療移行ができるわけではない．そのため，小児特定疾患カウンセリング料の「2年まで，18歳未満」という縛りは現実的ではない．心身医学療法は20歳になるまで240点が算定できるが，対象疾患が「心身症」に限定されてしまう．

　また，子どもの診療においては家族への働きかけが重要であり，治療の一環として家族へのカウンセリングが行われることは多いが，「家族へのカウンセリングは患者を伴った場合にのみ算定する」という規定があり，家族のみの受診でじっくり話をする場合には算定できないなど，診療の現場と乖離している面が大きい．

　精神科を標榜する医療機関で算定できる精神科専門療法には「在宅・通院精神療法」という項目があり，1回5～30分未満330点，30分以上400点で，20歳未満は初診から1年間，1回350点が加算される．さらに，家族関係が疾患に大きく影響を及ぼしていると考えられる場合には，家族に対する精神療法が家族のみの受診でも算定できるなど，精神科では小児科に比べ手厚い診療報酬が認められている．小児科でも子どもの心の診療が広く行われている現状を踏まえ，今後，小児科における子どもの心の診療に対しても十分な手当が得られるよう，診療報酬が改定されていくことを期待したい．

### 診療・研修に活かす

**● 適切な診療のために妥当な検査は必ず行うが，必要最小限に**

　子どもの心身症を診療するうえで常に注意しておかなければならないのは，器質的疾患の見落としです．たとえば，反復性頭痛や食欲不振の中に脳腫瘍がありうることを忘れてはなりません．しかし，これらすべてに頭部CTを行うのは過剰検査になるかもしれません．常に十分に問診を行い慎重に理学的身体診察所見を評価したうえで，必要な検査を選択することが必要です．心理社会的因子や発達上の問題があると考えられる場合は，心理検査（発達および知能検査，人格検査，認知機能検査その他の心理検査）を複数組み合わせて評価する必要があります．心理検査は医師自らが行うものとなっていますが，医師の指示によって他の従事者（心理士など）が自施設において検査および結果処理を行い，かつ，その結果に基づき医師自らが結果を分析した場合は算定することができます．いずれの検査も，①操作が容易なもの（40分以内），②複雑なもの（1時間以上），③操作と処理が極めて複雑なもの（1時間30分以上）と区分されています．

　このように，心身医学あるいは精神医学の世界では診療に要した時間が重要な診療報酬上の要素になっていますので，カルテに診察開始時と終了時の時刻を記入しておいてください．また，心身相関とそれに関する指導内容を詳細に記載しておくことも大切です．

### 文献
1) 社会保険研究所（編）：医科点数表の解釈 平成28年4月版，社会保険研究所，2016

【藤本　保】

総論

# 7. 研修制度について
仲間を作り，治療的自己を育てよう

## POINT

1. 技術や知識とともに，「治療的自己」を育てることが大切である．
2. 仲間を作り，自己を客観的に振り返ることができるような環境作りを心がける．
3. 「子どものこころ専門医」制度による研修が開始される予定である．

### 1 小児心身医学の研修に必要なものは何か

子どもの心身症の診療に際しては，子どもの身体面だけでなく，心理・発達段階や特性を把握し，教育や福祉と連携して適切な支援を行うなど，心理社会面のアプローチが重要で，子どもを支える家族の評価と支援も欠かせない．よって，多角的に子どもを理解し全人的な診療を行うためには，小児科学，精神医学，発達行動学，心理学など幅広い領域を含む，小児心身医学，小児精神医学の知識と技術が必要となる．

また，心身医学の研修においては，「治療的自己（the therapeutic self）」の形成が必須である．これは Watkins JG（1978）が提唱した概念[1]で，患者の診療やケア，心理療法を実施する際に，知識や技術など，何ができるか（doing）だけでなく，治療者自身のパーソナリティや治療者患者関係の形成など，どうあるか（being）の重要性を示したものである．学ばなければならない分野は膨大で，知識，技術だけでなく，態度，感情レベルにまで及んでいる[2]．

卒前教育で「全人的医療」の重要性は教育されているが，小児科学講座で小児心身医学を学ぶ機会が少なく，心療内科学講座や児童精神医学講座を持つ大学も少ない現状では，卒後研修のなかで学んでいくのが現実的となる．

### 2 これまでの研修制度について

わが国では，長らく子どもの心の診療に関する標準化された研修制度は存在しなかった．よって，施設ごとの研修に特色がある一方で，研修内容に統一されたものはなく，どこでどのように何を学ぶことが可能かという情報収集は，個人の努力に負っていた．結果として，この領域に進みたいと考えている多くの医師が「小児科と精神科のどちらから研修すればよいのか」「（心身医学が対象とする幅広い領域を前にして）知識や経験が不足しているのではないか」と悩みながら研修を行ってきた．

一方，成人の領域では，早くから日本心身医学会が研修制度をスタートさせており，研修施設で一定期間の研修を修了した後に試験を受け，認定医の資格が認められてきた．その1例である九州大学心療内科の研修[3]では，内科医としての基本的な素養，全人的

医療，治療的自我の養成，チームワーク医療，幅広い人間性などに留意して研修を行うことが重要とされている．また，欧米では「児童精神医学」や「発達行動小児科学」が子どもの心の診療領域を担っており，各国の実情に合わせた研修制度と資格がある．吉田[4]は，英国モーズレイ病院とロンドン大学キングスカレッジの児童青年期精神医学卒後ディプロマ・コースを紹介しており，研修履修項目として，①発達学総論，②児童精神医学の障害の総論，③病歴の取り方と治療のプロセス，④病因，⑤児童精神医学障害各論，⑥子どものメンタルヘルスと関連領域，⑦その他臨床的関与の対象となる内容，が挙げられている．

いずれにしても，これからこの領域を志す医師にとってわかりやすい研修制度が存在しないという点は，小児心身医学領域の課題の1つであった．

## ❸ 日本小児心身医学会認定医制度

日本小児心身医学会は，長らく「すべての医師は心身医学的な診療を行う必要がある」という方針のもと，専門性を評価する制度を持たなかった．現在でもこの方針に変わりはないが，近年の患者数増加や診療内容の多様化に伴う専門性を持った医師養成の希求を受けて，本学会独自の認定医制度をスタートさせた．

2009（平成21）年に認定医制度委員会が設置され，9月に第1回の認定医試験が実施された．2018年1月までに8回の試験が行われ，認定医119名，指導医49名が認定されている．研修領域として，学会ホームページに日本小児心身医学会研修ガイドライン（表1）[5]を掲げ，これに準じた試験（症例要約の提出，筆記試験，口頭試問）を行うことで，どのような研修が必要か，経験と診療能力が必要かを提示している．診断基準の改定があり，ガイドラインに掲載されている疾患名については今後見直しが必要となるが，要求されている研修範囲に大きな変化はなく，1つの指針となる．認定医取得を目指すことで，小児心身医学を志す医師が到達しなければならない目標が明確になり，社会に対しては専門性を持った医師を広く知らしめることが可能となった．しかし，研修施設の認定や指導医の研修を行うには至らず，研修の質や内容は個人の努力に負うところが大きいなど，研修の質を評価する仕組みがない点で課題が残っていた．

表2に関係する各学会の専門医制度，認定医制度を示す．研修施設で共通したカリキュラムに基づいた研修を行っているのは，日本心身医学会・日本心療内科学会が認定している心療内科専門医制度[6]である．

## ❹ 子どものこころ専門医制度

2015（平成27）年度から始まった新臨床研修制度により，今後研修を始める医師は，所定のカリキュラムに沿って作成された各施設の研修プログラムの元で研修を行い，その修了を認められたうえで所定の評価を受け（専門医試験），その領域の専門医資格を得ることになった．これは，診療の質を担保し，国民にとってわかりやすく利用しやすい医療を提供することを目的としたものである．このような研修制度が実施されれば，

## 表1 日本小児心身医学会研修ガイドライン

A. 基本的な考え方
 1. 心身相関のメカニズム
 2. 心身症の概念・定義
 3. 心身医学の基礎理論
  ・情動の身体反応
  ・精神力動論
  ・学習理論
  ・行動科学
 4. 小児の心身の特徴と小児心身医学が取り扱う範囲
 5. 小児の発達

B. 診療の実際
 1. 小児心身医学における診療の流れ
 2. 医師−患者関係（患者・家族）
 3. 面接技法・医療コミュニケーション
 4. 診断
  ・小児心身医学における病歴
  ・初回面接
  ・発達・行動アセスメント
  ・家族・ペアレンティングのアセスメント
  ・心理検査
  ・心身相関の理解
 5. 治療
  ・治療計画
  ・治療構造（身体疾患の治療計画を含む）
  ・心理療法・カウンセリング（患者・家族）
  ・遊戯療法
  ・箱庭療法
  ・芸術療法
  ・行動療法
  ・自律訓練法
  ・家族療法
  ・精神分析的療法
  ・バイオフィードバック
  ・集団療法
  ・薬物療法
  ・環境調整
  ・多職種連携
  ・関連機関との連携
  ・保険診療
 6. 予防

C. 小児心身医学
 1. 消化器系
  ・反復性腹痛
  ・過敏性腸症候群
  ・消化性潰瘍
  ・心因性嘔吐
 2. 呼吸器系
  ・気管支喘息
  ・過換気症候群
  ・心因性咳嗽
 3. 循環器系
  ・起立性調節障害
 4. 泌尿生殖器系
  ・夜尿
  ・昼間遺尿
  ・遺糞
  ・心因性頻尿
 5. 皮膚系
  ・アトピー性皮膚炎
  ・蕁麻疹
  ・脱毛
 6. 内分泌代謝系
  ・単純性肥満
  ・愛情遮断性小人症
  ・アセトン血性嘔吐症
  ・甲状腺機能亢進症
 7. 神経性食欲不振症
  ・神経性過食症
 8. 神経・筋肉系
  ・慢性頭痛
  ・心因性運動障害
  ・心因性けいれん
  ・チック
  ・睡眠障害
 9. 感覚器系
  ・心因性視覚障害
  ・心因性聴覚障害
 10. 行動・習癖の問題
  ・不登校
  ・習癖
 11. 小児生活習慣病
 12. 一般小児科学における心身医学的問題
  ・慢性疾患における心理社会的問題
  ・悪性疾患児の包括的ケア
  ・周産期の母子精神保健
 13. その他
  ・不定愁訴

D. 発達行動小児科学
 1. 発達障害および関連障害
  ・精神遅滞
  ・学習障害
  ・運動能力障害
  ・コミュニケーション障害
  ・広汎性発達障害
  ・注意欠陥多動性障害
 2. 小児精神医学領域
  ・身体表現性障害
  ・分離不安障害
  ・反応性愛着障害
  ・不安障害
  ・気分障害
  ・統合失調症
 3. 社会小児科学
  ・児童虐待
  ・学校精神保健
  ・嗜癖の問題

（日本小児心身医学会研修委員会：子どもの心とからだ 11, 2002 より引用）

## 7. 研修制度について

**表2** 関連学会・機関の認定医・専門医制度

| 機関の名称 | 資格の名称 | 学会事務局（問い合わせ先） |
|---|---|---|
| 日本小児心身医学会 | 認定医 | 日本小児心身医学会事務局<br>住所：〒606-8305　京都市左京区吉田河原町14<br>　　　　近畿地方発明センタービル　知人社内<br>TEL：075-771-1373　　FAX：075-771-1510<br>E-mail：shonisinsin@chijin.co.jp<br>ホームページ：http://www.jisinsin.jp/ |
| 日本小児精神神経学会 | 認定医 | 日本小児精神神経学会事務局<br>住所：〒102-0075　東京都千代田区三番町7-1<br>　　　　朝日三番町プラザ408号室　㈱アークメディア内<br>TEL：03-6272-6516　　FAX：03-5210-0874<br>E-mail：jsppn@arcmedium.co.jp<br>ホームページ：https://www.jsppn.jp/ |
| 日本児童青年精神医学会 | 認定医 | 日本児童青年精神医学会事務局<br>住所：〒603-8148　京都市北区小山西花池町1-8　㈱土倉事務所内<br>TEL：075-451-4844　　FAX：075-441-0436<br>E-mail：jde07707@nifty.com<br>ホームページ：http://child-adolesc.jp/ |
| 日本思春期青年期精神医学会 | なし | 日本思春期青年期精神医学会事務局<br>住所：〒160-8582　東京都新宿区信濃町35<br>　　　　慶応義塾大学医学部精神神経科学教室内<br>E-mail：jsap.gim@gmail.com<br>ホームページ：http://jsaphp.com/ |
| 日本心身医学会 | 専門医<br>認定医 | 日本心身医学会事務局<br>住所：〒103-0026　東京都中央区日本橋兜町15-12<br>　　　　八重洲カトウビル8F<br>TEL：03-6661-9230　　FAX：03-6661-9231<br>E-mail：mail@shinshin-igaku.com<br>ホームページ：http://www.shinshin-igaku.com/ |
| 日本心療内科学会 | 専門医 | 日本心療内科学会事務局<br>住所：〒272-0827　千葉県市川市国府台3-2-20　エルカーサ103<br>FAX：047-374-8302<br>E-mail：jspim@nifty.com<br>ホームページ：http://www.jspim.org/ |
| 子どものこころ専門医機構 | 専門医 | 子どものこころ専門医機構事務局<br>住所：〒606-8305　京都市左京区吉田河原町14<br>　　　　近畿地方発明センタービル　知人社内<br>TEL：075-771-1373　　FAX：075-771-1510<br>E-mail：kks@chijin.co.jp<br>ホームページ：なし（2018年3月現在） |

注：制度の変更があるため，詳細は各学会・機関へお問い合わせください．

前述した研修の質の担保についても大きく前進すると考えられる．

日本小児心身医学会は，2014年に「子どもの心身症の定義」を発表し（p17参照），従来よりも広い範囲を診療対象とすることを宣言した．これは，心身症が「心理社会的因子」の影響が大きな病態であり，近年社会の急激な変化が発生していることから当然のことといえる．また，このような診療範囲の拡大に伴い，小児心身医学を学ぶ医師は，精神医学や社会医学に関する研修も必要とされるようになった．

このような変化を受け，子どもの心の診療に関連の深い4学会（日本児童青年精神医学会，日本思春期青年期精神医学会，日本小児精神神経学会，日本小児心身医学会）が協同して，2014年12月に「子どものこころ専門医機構」を立ち上げた．子どものこころ専門医は，基本領域の専門医資格である精神科専門医または小児科専門医資格を取得後に研修を始めるサブスペシャリティとしての専門医である．研修カリキュラムに基づいて，小児精神疾患，心身症，行動の問題，発達上の問題，養育上の問題，災害時のメンタルヘルスなど，子どもの心の問題全般に広く対応する専門医としてその役割が位置づけられている．

現在，日本専門医機構（基本領域，サブスペシャリティ領域の専門医制度について評価・認定を行う機関）に対して，「子どものこころ専門医」制度も審査を受けるよう申請を予定しているが，2018年3月時点で機構の審査はスタートしておらず，認定は受けていない．このため，暫定制度のもとで専門医の審査・認定を行っており，小児科領域または精神科領域を基本領域とする専門医412名が認定されている．

資格取得のためには，所定の研修施設で3年間の研修（小児科領域，精神科領域のほか，他機関との連携など）を行い，専門医試験（症例提示，筆記試験，口頭試問による）を経ることが必要となる予定である．同時に，プログラムの評価や指導医の研修も実施されることになっており，研修の質を担保したわが国で初めての制度になることを目指している．小児科医，精神科医という基本領域の専門性は尊重しながらも，双方が協力して研修プログラムを組むことで，これまで課題だった境界領域の理解が深まる，連携がより柔軟に実施できるなどが期待される．

## ⑤ 研修における留意点

前記の専門医制度が運用されるのは2020年度以降であるが，現在研修中，またはこれから研修を考えている医師は何に取り組めばよいのだろうか．現在，「子どものこころ診療部」などの名称で，子どもの心理的な問題の診療を行う部門は各地域にある．その運営母体は，小児科，小児神経科，児童精神科など多様で，神経発達症（発達障害），精神疾患を対象とする施設もあれば，身体症状を主とした心身症を対象とする施設もある．よって研修を開始する場合は，見学や陪席などを通して事前に情報を集めることが重要である．

また，研修にあたっては，以下のような点に留意する．

①小児科医としての専門性を高める研修：身体症状の正確な把握や鑑別が必要とされるため，小児科医としてのスキルアップは常に必要である．
②心身医学に関する幅広い知識を得る研修：エビデンスに基づいた診療が難しい面があるからこそ，論理的な思考が可能となるように幅広い知識を得る．
③診療経験を通した実践的な研修：子どもや家族と協力して診療を行うことで診療能力を向上させ，経験に裏打ちされた見通しを持てるようにする．
④経験を振り返りフィードバックを受ける教育的な研修：診療の内容を指導医や同僚と振り返ることで，治療のヒントや診療上の改善点に気がつくことができる．

研修制度は，研修を行う側と受ける側の協力作業でよりよいものになる．国民からのアクセスが容易となり，小児心身医学領域の全体的な診療の質の向上につながる研修ができるように，指導する側の責任も大きく，今後も関係者の努力が必要である．

## 診療・研修に活かす

### ● 仲間と学び，深める

小児心身医学を多くの仲間とともに学べる施設は多くありません．1人，または数人で診療を行いながら，症例検討などを通して成長を図ることになります．よって，相談できる，お互いに研鑽しあえる仲間を見つけることは大切です．日本小児心身医学会地方会に参加してみることも有効です．

また，1人でも工夫できることはたくさんあります．以下に，日頃から実践可能な研修方法を挙げてみました．

①日常診療の疑問をまとめる：症状や疾患ごとに，治療に難渋したり工夫したりした症例をまとめることで，新しい気づきが生まれます．
②診療を逐語で記録する：どんな言葉，やり取りがよかったのか，面接の流れを振り返ることで，相手の変化や治療全体の流れを把握できます．「メタ認知（自分をみるもう1人の自分）」を育てることが大切です．
③診療の振り返りを症例検討会や学会で発表する：仲間との意見交換で，自分にはない視点や知識を得ることができます．また，論文化して投稿し，査読を通して学ぶこともよい経験になります．
④自分が人に教える機会を作る：学生，後輩医師，診療をともにするスタッフなど，周囲の人に何かを伝えることは，一番の自己学習になります．
⑤長期目標を定める：今年度，これから5年など，長期的なスパンで身に着けたい技法や読みたい書籍，取得したい資格を決めます．目標があると，今何に取り組まなければならないか整理ができるようになります．

## 文献

1) Watkins JG：The Therapeutic Self, Human Sciences Press, p31-46, 1978
2) 藤田光恵：医学教育．現代心療内科学，久保千春ほか（編），永井書店，p237-245, 2003
3) 久保千春：九州大学心療内科における心身医学の教育と研修．心身医学標準テキスト（第2版），久保千春（編），医学書院，p18-24, 2002
4) 吉田敬子：児童青年期精神医学研修について－正しい診断・評価とマネジメントのために－．児精神 55：242-249, 2014
5) 日本小児心身医学会研修委員会：「日本小児心身医学会研修ガイドライン2010」．
 (http://www.jisinsin.jp/member/kenshu-guideline.htm)
6) 江花昭一：心身医学講習会：専門医のための心身医学講座　新しい心療内科専門医制度について．心身医 57：1021-1024, 2017

【岡田あゆみ】

# 各論

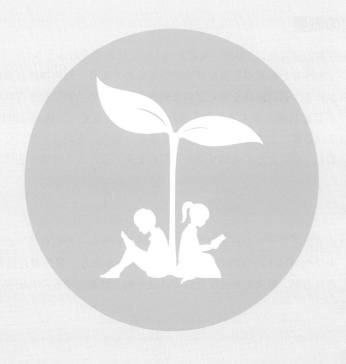

各論

# 1. 子どもに多い心身症

## A 起立性調節障害

昼からは元気なんです

### ♣ POINT

1. 身体的治療を優先する．
2. 病態を理解し，治療は生活習慣の改善から行う．
3. 時間はかかるが，適切な治療により改善する．

### 疾患の概要

　起立性調節障害とは，臥位，坐位から主に立位体勢を取るときに，立ちくらみや頭痛，めまい，動悸などの起立失調症状を呈するものであり，自律神経調節機能の不調が主な原因とされる．朝に症状を強く認める傾向があるため，朝に起きられなくなり，登校しぶりや不登校状態を呈するものも少なくない．一方で，午後からは症状が改善するため，仮病（詐病）とまちがわれることもある．また，夜間は元気になることから入眠時間が後退し，結果として生活リズムの乱れを生じることも特徴として挙げられる．

### 疫学

　起立性調節障害でみられる立ちくらみやめまいといった症状は，小学校高学年から増加し，中学生では10〜30％にみられるとの報告がある．罹患割合は女子が男子よりも多いとされるが，男女とも年度比較では近年起立性調節障害の有症率が上昇傾向を示している．

### 病態

　まず起立循環反応について解説する．臥位から能動的に起立するとき，一過性の腹圧上昇に伴う静脈還流量の増加によって右房内圧が上昇し，それに対する低圧系の反射で

142

交感神経機能が抑制される．また，立位姿勢の影響で血液が下半身に貯留するために生じる静脈還流量低下から心拍出量が低下し，結果として急激な血圧低下をきたす．これに対する代償作用として，交感神経系が亢進しノルアドレナリンが分泌されることで血圧が回復するが，この機構に障害があると，起立後の血圧回復時間に遅延をきたす起立直後性低血圧となる．

立位姿勢を継続すると，下半身に血液が貯留するため静脈還流量および心拍出量が低下するが，健常者では，末梢血管抵抗の上昇，心拍数増加，心収縮力増加によって代償され，血圧は維持される．代償が不十分もしくは静脈還流量が著しく低下した場合には，血圧維持のために心拍数増加を強く認めることとなるが，これが体位性頻脈症候群の機構と考えられる．さらに，静脈還流量低下に対する心拍数増多や心収縮増強がいっそう強まると，自律神経反射によって血管拡張と心拍数低下をきたして失神することもある（血管迷走神経性失神）．一連の血圧・心拍数の変化を調整している自律神経系は，遺伝的な体質や精神的ストレスの影響を受けるとそのバランスが崩れ，症状が出現もしくは増悪する．

## 症状と診断

### a 診断の進め方

起立性調節障害を診断する手順として最初に行うのは，身体愁訴を確認することである．表1に示す項目のうち3つ以上を満たすか，2項目に該当し，かつ起立性調節障害を強く疑う場合には，さらなる診断を進めることとなる．

次いで一般的な問診，診察および各種検査（血液検査，画像検査など）を行い，基礎疾患の有無をスクリーニングする．起立性調節障害は自律神経系の不調が主な原因であるが，他の疾患が原因で類似症状を呈することがある．既報告では，甲状腺機能亢進症，脳腫瘍，鉄欠乏性貧血，心疾患などが挙げられている．基礎疾患が認められたときには基礎疾患の治療を優先する．また，問診では水分・塩分摂取量や生活リズム，運動習慣

**表1 起立性調節障害の身体症状項目**

1. 立ちくらみ，あるいはめまいを起こしやすい
2. 立っていると気持ちが悪くなる，ひどくなると倒れる
3. 入浴時あるいは嫌なことを見聞きすると気持ちが悪くなる
4. 少し動くと動悸あるいは息切れがする
5. 朝なかなか起きられず午前中調子が悪い
6. 顔色が青白い
7. 食欲不振
8. 腹痛をときどき訴える
9. 倦怠あるいは疲れやすい
10. 頭痛
11. 乗り物に酔いやすい

（日本小児心身医学会（編）：小児心身医学会ガイドライン集（第2版），南江堂，p63，2015 より許可を得て転載）

> **表2** 「心身症としてのOD」チェックリスト
>
> 1. 学校を休むと症状が軽減する
> 2. 身体症状が再発・再燃をくり返す
> 3. 気にかかっていることをいわれたりすると症状が増悪する
> 4. 1日のうちでも身体症状の程度が変化する
> 5. 身体的訴えが2つ以上にわたる
> 6. 日によって身体症状が次から次へと変化する
>
> 以上のうち4項目がときどき（週1～2回）以上みられる場合，心理社会的関与ありと判定し「心身症としてのOD」と診断する．

(日本小児心身医学会（編）：小児心身医学会ガイドライン集（第2版），南江堂，p37, 2015より許可を得て転載)

などの生活習慣，症状出現前に日々の生活に変化があったかを確認する．心理社会的因子の関与については「心身症としての起立性調節障害」チェックリスト（表2)[1]）を使用するとよい．

基礎疾患が否定されれば新起立試験を実施し，起立性調節障害サブタイプの診断基準に該当するかどうかを確認する．現在，サブタイプとしては，①起立直後性低血圧，②体位性頻脈症候群，③血管迷走神経性失神，そして④遷延性起立性低血圧の4つが分類されている（図1)[1]）が，サブタイプ分類に該当せず正常範囲内と診断された場合は，起立性調節障害ではないと診断するのではなく，日を改めて再度起立負荷試験を行うことが重要である．なお，自覚症状はサブタイプごとに一定の傾向はあるものの，それだけで診断が確定できるものではない．

新起立試験（図2)[2]）とは，一般的な起立負荷試験（シェロングテスト）に加えて，起立直後にみられる収縮期血圧低下からの回復時間を測定することで，起立直後性低血圧の診断に役立てるものであり，起立直後の立ちくらみやめまいの症状が強く認められる子どもに対しては積極的に行う．なお，ガイドラインでは新起立試験に水銀血圧計を使用するように記載されているが，水銀血圧計は使用禁止の方向に進んでおり，今後はアネロイド式血圧計の使用が推奨される．

また，起立性調節障害は午前に症状が強くみられる傾向があるため，起立負荷試験も可能な限り午前中に行うようにする．午前と午後に同じ子どもに対して起立負荷試験を行うと，午前には診断基準を満たしていても，午後には診断基準を満たさないケースが多くみられることが報告されている．正しく評価するためにも，午前中に起立試験を行うことが望ましい．

### b 代表的な3つのサブタイプ

#### 1) 起立直後性低血圧

病態に示したように，起立直後にみられる血圧低下の回復が遅延するものを起立直後性低血圧と称する．起立直後のめまいや頭痛が強くみられ，起立中も動悸・全身倦怠感などの症状がみられることが特徴である．起立直後の血圧低下時に代償性にみられる交感神経機能の賦活化が不十分であることが原因であり，血液検査では起立1分後のノル

### 健常者の起立時 血圧（BP）心拍（HR）反応

人は起立すると（図中↓）一過性の血圧低下が生じるが，直ちに回復しその後は臥位よりやや高い血圧で安定する．

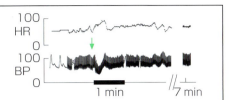

### 起立直後性低血圧

起立直後に強い血圧低下および血圧回復の遅延が認められる．
　起立後血圧回復時間≧25秒あるいは血圧回復時間≧20秒かつ非侵襲的連続血圧測定装置で求めた起立直後平均血圧低下≧60%

**軽症型**
起立中に血圧は徐々に回復する（上図）．

**重症型**
起立後3～7分に収縮期血圧低下が臥位時の15%以上を持続する（下図）．

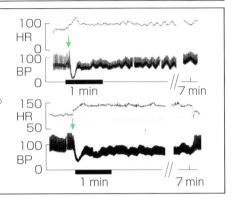

### 体位性頻脈症候群

起立中に血圧低下を伴わず，著しい心拍増加を認める．
起立3分以後の心拍数≧115/分，または心拍数増加≧35/分

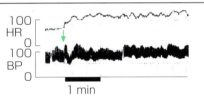

### 血管迷走神経性失神

起立中突然に収縮期と拡張期の血圧低下ならびに起立失調症状が出現し，意識低下や意識消失発作が生じる（図中↓f）．

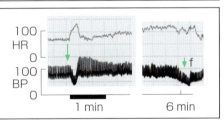

### 遷延性起立性低血圧

起立直後の血圧心拍は正常であるが，起立3～10分を経過して収縮期血圧が臥位時の15%以上，または20mmHg以上低下する．

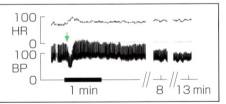

**図1** 起立性調節障害のサブタイプ

（日本小児心身医学会（編）：小児心身医学会ガイドライン集（第2版），南江堂，p32，2015より許可を得て転載）

アドレナリン増加不良がみられる．
　診断のためには非侵襲性連続血圧測定装置（フィノメーターなど）の使用が望ましいが，機器がない場合は新起立試験が推奨される．起立負荷試験において，臥位から能動的に起立したとき，血圧の回復に要した時間が25秒以上であれば起立直後性低血圧と診断できる．また，重症例では血圧が臥位レベルまで回復しないものもある．起立後の

# 各論 — 1. 子どもに多い心身症

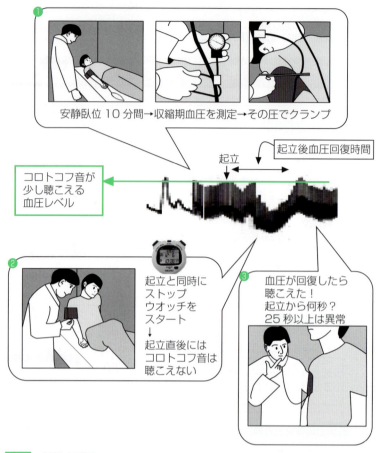

**図2** 新起立試験
起立直後性低血圧の診断に必要である．血圧計カフを収縮期圧に加圧して，聴診器で聞きながら起立させる．コロトコフ音が再び聞こえるまでの時間が「起立後血圧回復時間」である．
(日本小児心身医学会(編)：小児心身医学会ガイドライン集(第2版)，南江堂，p34, 2015より改変して許可を得て転載)

心拍数は診断基準には含まれないが，頻脈傾向を示すことが多い．

**2）体位性頻脈症候群**

体位変換で臥位や坐位から主に立位をとって姿勢を維持したときに，脈拍数増多を強く認め，それに伴う症状を呈する症候群をいう．起立後の動悸，全身倦怠感，頭痛が主な症状であるが，その他，立ちくらみやめまいといった症状もみられる．診断基準は，起立3分以後の心拍数が115/分以上，もしくは臥位時と比較した心拍数増多が35/分以上であり，通常血圧低下はみられない．

病態としては，臥位時から血液量不足などによる血圧低下の代償として交感神経機能が亢進しているため，起立時も頻脈をきたす．血液量の不足や筋肉のポンプ機能の低下が原因で起立時の静脈還流量低下をきたし，代償性に頻脈となるなどが重要である．双方とも交感神経機能の亢進がみられる．

### 3）血管迷走神経性失神

起立中に突然血圧が低下し，意識低下や意識消失をきたすものをいう．失神前には眼前暗黒感などの失神前症状がみられる．立位では交感神経機能が亢進し，失神直前にはアドレナリンの上昇がみられる．心理的・肉体的なストレスが誘因となる．

## c その他のサブタイプ

「小児起立性調節障害診断基準ガイドライン（2015）」では，4つのサブタイプが記載されているが，その後の報告では，起立直後に収縮期血圧の上昇を強く認めることで頭痛や立ちくらみなどの症状を自覚する hyper-response 型，臥位から立位の血圧心拍数の変化は正常範囲内だが，近赤外分光計による脳血流中の酸素ヘモグロビンで強い低下を認める脳血流低下型の存在が示唆されている．これによって，問診から起立性調節障害が疑われる症例のうち，約2/3は6つのサブタイプに分類可能となった．ただし，hyper-response 型，脳血流低下型の診断には連続血圧測定装置，近赤外分光計の使用が必須である[2]．

## 対応と治療

起立性調節障害の特徴は，起立時にめまいや立ちくらみなどの起立失調症状が出現する点，午前中および暑くなる時期に症状が増悪する点が挙げられる．そして，生活習慣や心身のストレスは症状を増悪させる因子でもあり，かつ起立失調症状によって増悪するものでもある．これらについて適切に対処をすることが治療の基本方針となる．

一般的な治療の順序は，①疾病教育と非薬物療法，②薬物療法となる．登校困難な例や学校生活に支障をきたしている場合は学校への説明を行い，必要な子どもに対しては環境調整や心理療法も実施する．

### a 疾病教育

起立性調節障害は午前中に症状を強く認めるが，午後からは軽減し，夜には体調が回復することが多い．そのため「怠け」とみなされることも少なくない．疾病についての理解を得るため，以下の4項目（①〜④）について子どもと家族に説明する．
① 自律神経機能不全に基く身体疾患である．
② 体質や生活習慣などの影響が大きい．
③ 適切に対応すれば症状は軽減する．薬物療法が必要な場合も，時間はかかるが内服しなくても日常生活が過ごせるようになっていく．
④ 多くは16〜17歳以降に軽減するが，改善後も体調不良時に症状が出る可能性がある．
次に症状を軽減するための日々の注意点として，次の2項目（⑤，⑥）を説明する．
⑤ 日中は身体を横にしない：身体を横にしていると活動性が低下し起立失調症状が増悪するため，なるべく坐位もしくは立位を維持する．
⑥ 暑気を避ける：暑い場所では末梢血管が拡張し，発汗による水分減少をきたすため，血圧が低下しやすくなり，起立失調症状をきたしやすくなる．

次にサブタイプ別に注意する点（⑦，⑧）を説明する．
⑦ 起立直後性低血圧：起立直後の立ちくらみやめまいがあるため，急な起立を避け，頭位を前屈した状態で立ち上がる．特に入浴後は注意する．
⑧ 体位性頻脈症候群，血管迷走神経性失神：長時間の起立で症状が出現するため，立位の維持を避けるか，足踏みや両足を交差させるなど，なるべく身体を動かすことで下半身への血液貯留を避ける．

### b 非薬物療法

以下に示す方法は，起立性調節障害全般に適応がある．完治することを目標とするよりも，通常の日常生活に復帰させるリハビリテーションに近いものである．これらは子どもの治療意欲によるところが大きいため，疾病の理解および指示した項目を行うことで得られる効果について十分説明をし，項目の達成度合いと症状の変化に応じて内容を見直すことが必要である．

#### 1）水分・塩分の摂取

問診で水分摂取量が少ないことが明らかであれば，水分の摂取を指導する．体質（発汗量が多いなど）にもよるが，秋から冬までは1日1.5L以上，気温が上昇する春から夏までは1日2L以上を目安とする．また，塩分摂取量については，食塩量として1日10～12gを目安とする．近年の減塩推奨傾向のため薄味に慣れている家庭も多く，問診をしっかりとる必要がある．正確に評価するには24時間蓄尿から塩分排泄量を測定する方法が挙げられるが，簡易な方法として，塩分量が記載されている食事（外食，給食，病院食など）の味の濃さを基準に，普段の食事の塩味を比較することも役立つ．なお，循環血液量の増大が目的であるため，水分・塩分ともに摂取する必要がある．

#### 2）運動

下半身の運動は，筋肉のポンプ機能の改善につながり静脈還流を増加させる．そして，有酸素運動は心血管系を刺激し自律神経系を活性化させるため，起立性調節障害の改善には必須である．しかし，倦怠感がある状態ではなかなかできるものではない．そのため，午後や夕方の体調が改善している時間帯にウォーキングなど軽い運動から始めるよう指導する．その際には，こまめな水分摂取も併せて勧める．

運動負荷については個人差が大きいため，1日15分からなど「毎日続けられる程度」と説明する．2日以上続けて休まないことが望ましい．外出を嫌がる場合は，自宅でのストレッチとスクワットを毎日行うよう指導する．また，いずれの運動も自覚する負荷が軽減すれば徐々に運動量を増やしていく．

#### 3）生活リズムの改善

起立性調節障害は午前中に症状が強く，起床時刻が遅くなる．一方で，午後から症状が軽減するため夜ふかしする傾向となり，結果として生活・睡眠リズムが乱れていく．生活・睡眠リズムの乱れは自律神経系の不調を引き起こして起立性調節障害の増悪につながるため，対策が必要である．子どもに生活リズムを整えることの重要性を説明し，家族には，朝日を浴びるように日の出後はカーテンを開け，口やかましくならない程度に声かけをしてもらう．次いで就寝時間を早め，質のよい睡眠をとるため，就寝予定時

刻の2時間前からはゲームやスマートフォンなどの視覚刺激を避けるよう指導する．

**4) その他の対策**

腹部以下への血液貯留を避けることも症状軽減につながるため，弾性ストッキングなど下半身を圧迫するものの着用も効果が期待できる．

### c 薬物療法

非薬物療法のみでは効果不十分な場合に併用する．「この病気は体質によるところがあるため，基本の治療は水分・塩分摂取と運動，生活リズムの改善ですが，症状を早くよくするためにお薬を使いましょう．よくなったら中止します」と説明するとよい．治療を薬物療法から開始し効果が得られないと，子どもが「その薬は効果がない」と考える傾向があるため注意する．ただし，運動習慣を中断するなど急激な生活上の変化のために症状が出現した場合は，早期の回復を目的として最初から非薬物療法と薬物療法の併用を考慮する．また，起立性調節障害は季節変化があるため，通年で同じ薬を使用するのではなく，状態に応じて起立試験を行い，薬物を再検討することも必要である．

**1) 起立直後性低血圧**

第一選択薬はミドドリン塩酸塩である．$\alpha_1$受容体作動薬である本薬は末梢血管収縮作用を有するため，起立直後の血圧低下を軽減することができる．投与量は1日2錠からとなるが，年齢・体重に応じて調整する．

次いでメチル硫酸アメジニウムが挙げられる．ノルアドレナリン再取り込み抑制作用によってノルアドレナリンを増加する作用があり，血圧・心拍数ともに上昇する．起立後に頻脈を呈している場合は頻脈が増悪するため使用しない．血圧・心拍数が臥位，立位ともに低下している，つまり交感神経活性が低下している状態で効果が期待できる．

**2) 体位性頻脈症候群**

体位性頻脈症候群でも第一選択薬はミドドリン塩酸塩である．同じく末梢血管収縮作用によって血圧の維持とそれに伴う頻脈の軽減が期待できる．

第二選択は$\beta$遮断薬となるが，頻脈の改善とともに血圧を下げる作用があるため血圧変化に注意して使用する必要がある．また，喘息の子どもに対して使用する場合は，症状に留意し，気管支喘息が禁忌となっていない$\beta_1$選択性の高い薬物を選択する．

**3) 血管迷走神経性失神**

起立直後性低血圧や体位性頻脈症候群を伴うものに対しては，やはりミドドリン塩酸塩が有効である．伴わないものでも，ミドドリン塩酸塩は成人では効果が認められている．ただし，最も有効な対処法は非薬物療法と，前駆症状を自覚したときに坐位や臥位をとることである．

**4) その他の薬物による治療**

前記のサブタイプ別に記載したものは，エビデンスがある程度確立したものである．その他，使用される薬物としては，漢方薬の半夏白朮天麻湯，苓桂朮甘湯，五苓散，小建中湯，睡眠改善用のラメルテオンがある．

### d 心身医学的対応

　チェックリスト（表2）で心理社会的因子関与ありと判定された例に対しては，心身医学的対応が必要となる場合がある．しかし，心理面が関与しているからといってそちらに焦点をあてるのではなく，「身体症状の治療を行いながら，心理面も支援する」スタンスをとるようにする．起立性調節障害で倦怠感が強く意欲がわかないために非薬物療法の実践ができないとき，家族からは「治す気がない」とみなされ，喧嘩をくり返すことが少なくない．そのような場合は子どもと家族を別々に面談し，それぞれの思いを傾聴する．そして，子どもに対してはできそうなことをともに探り，家族には子どもががんばっている姿を評価する大切さを説明する．

### e 学校への説明，環境調整

　起立性調節障害の特徴である，午前中に症状が強く，長時間の起立姿勢や頻回の体位変換時に起立失調症状がみられやすい，暑いところで症状がみられやすいことは，いずれも登校や授業への参加に支障をきたす．そのため，担任教師や学年主任，教科担当の教師の理解を得ることが望ましい．診断書の提出や，疾病教育で示した病態，症状について直接説明する機会を設けることも検討する．また，病状について生徒への説明を依頼することもある．

　登校困難が長期間にわたる難治例では，以下に示す対応や留意も必要である．

- 治療が長期間にわたることが想定されるので，学校（担任教師，養護教諭など）にも改めて説明を行い，連携を依頼する．
- 学校に理解が得られた場合は，子どもの拒絶がなければ，教師や友だちから学校行事への参加などの声かけを依頼する．症状改善後は午後からないし短時間の登校から始め，症状をみながら登校時間を延ばしていく．
- 家族，学校，友だちの理解を得られることは，心理的負担を軽減し，症状改善につながる．

## 予後

　軽症の場合，数ヵ月以内に改善するが，翌年の同じ時期に再発することがある．中等症以上でも適切に対応すれば16〜17歳以降に9割程度は改善する．成人した後も体調不良時には症状が出現することがある．

> **症例** 環境調整が契機となり症状が改善した起立性調節障害の中学生女子

　14歳の女子．中学1年時から頭痛，倦怠感の訴えはあったが登校できていた．兄，姉が起立性調節障害と診断，内服薬で治療されていたが，高校進学後に症状が軽減し，現在は2人とも単位制高校に通学している．

　中学2年進級前の3月に転校し，しばらくは登校できていたが，6月から朝に起きられなくなり，頭痛，倦怠感が強く生活リズムが乱れ，不登校状態となったため受診した．血液検査，尿検査，頭部画像検査で異常所見を認めず，起立性調節障害の身体症状項目は6/11を満たしたため，起立試験を実施した．起立後に動悸，全身倦怠感の訴えがあり，得られた血圧・心拍数データ変化から体位性頻脈症候群と診断した．水分・塩分摂取量は十分であったが，6月以降外出しておらず運動ができていないこと，生活リズムが乱れていることが問題点として確認されたため，毎日夕方に散歩すること，朝起きることを指導した．

　2週間後の再診時，運動は毎日できているが全身倦怠感が続き，生活リズムは改善していなかった．そこで，薬物療法としてミドドリン塩酸塩，ラメルテオンを処方した．それ以降，夜間入眠できるようになり生活リズムが安定し，登校はできていないが，運動は継続しており倦怠感の訴えも消失した．

　経過が良好のためラメルテオンを中止したところ，1ヵ月後の再診で再び生活リズムの乱れと倦怠感の訴えがあった．朝起きてもすることがないため起床時間が遅くなり，徐々にリズムが乱れていったということだった．起立試験でも起立失調症状の増悪を認めた．やりたいことがみつかったときに行動できる状態にしておくため，生活リズムを整えることが重要であると説明した．

　家族から学校に病状を説明してもらい，学校に理解を深めてもらった．それ以降，担任教師や友だちから定期的に連絡がくるようになり，それが刺激となって全日制高校進学を希望した．以後は午前中，短時間登校が可能となり，生活リズムも安定した．入学試験の結果，希望は叶わなかったが，単位制高校に進学し，現在は登校できている．

> **臨床上のコツ**
>
> ● 治療は水・塩・運動から
>
> 　起立性調節障害と診断されたとき，血管収縮薬の投与から始める例が少なくありません．しかし水分・塩分摂取量が不十分な場合，血管収縮薬のみで治療しても，循環血液量の不足からくる起立時の血圧低下に対しては，十分な効果が得られないことがしばしばあります．その結果「この薬を飲んでも効かない」という先入観を植えつけることとなり，服薬コンプライアンスの低下や信頼関係が構築できないなど，多くの問題が生じます．
>
> 　問診と起立試験から病態を推測し，生活習慣の改善を試みたうえで薬物療法に移行することを徹底しましょう．

## 文献

1) 日本小児心身医学会（編）：小児起立性調節障害診断・治療ガイドライン．小児心身医学会ガイドライン集（第2版），南江堂，p25-85，2015
2) 田中英高：小児起立性調節障害の新しいサブタイプに関する研究．自律神経 49：203-205, 2012

【梶浦　貢】

#  機能性消化管障害（機能性腹痛障害）—FD, IBS を中心に

脳腸相関の主戦場

## POINT

1. 機能性消化管障害の中で，その中心である機能性腹痛障害を理解する．
2. 機能性腹痛障害に該当する疾患名を理解し，病態を把握する．
3. 心身相関とともに，薬物・非薬物療法を理解し，日常臨床に役立てる．

## 疾患の概要

機能性消化管障害（functional gastrointestinal disorders：FGIDs）は，国際的な機能性消化管病変の基準であるローマ分類において，消化管に由来する腹痛を中心とした腹部症状が，①診断の6ヵ月以上前から存在し，かつ②最近の3ヵ月はそれぞれの診断基準を満たし，症状の誘因となる器質的な病変がないもの，と定義されている[1]．2006年のRome Ⅲ基準以降，FGIDs は0〜3歳までの新生児・乳幼児期と4〜18歳の小児・思春期とに大別され，初めて発達年齢の観点から分類された[2]．

FGIDs はいくつかの疾患群を含むが，なかでも機能性腹痛障害（functional abdominal pain disorder：FAPD）は，心身相関の観点でも重要な病態である．本項では，心身相関が最も顕著である前思春期〜思春期を中心とした子ども（4〜18歳）におけるFAPDを取り上げ，なかでもよく知られた大腸病変である過敏性腸症候群（irritable bowel syndrome：IBS），胃病変として機能性ディスペプシア（functional dyspepsia：FD），さらに腹部片頭痛，特定不能の機能性腹痛（functional abdominal pain not otherwise specified：FAP-NOS）を中心に解説する（表1）．

**表1** Rome Ⅳ基準における小児・思春期の機能性消化管障害（4〜18歳）

| 機能性腹痛症（または障害） | |
|---|---|
| 機能性ディスペプシア（FD） | 腹部片頭痛 |
| 過敏性腸症候群（IBS） | 特定不能の小児機能性腹痛（FAP-NOS） |

（Drossman D, et al：Rome Ⅳ Functional Gastrointestinal Disorders-Disorders of Gut-Brain Interaction（4th Ed）Volume Ⅱ, p1297-1372, 2016 より引用）

## 疫学

子どもにおけるFGIDs, 中でもFAPDの疫学は, 下位項目の定義が時代ごとに変遷し, 適切に診断・分類をされてこなかったため, 扱える情報は少ない. 反復性腹痛にて三次医療機関である小児消化器外来に紹介され, 器質的疾患を否定された5〜18歳の171名の患者に対する前向き試験において, RomeⅠの成人のIBS基準に68%が合致するとの報告がある[3]. また腹痛によって三次医療機関に紹介され, 器質的疾患を否定された107名の子どもの主症状をRomeⅡ基準で検討した結果, IBSが45%, これ以外のFD, 機能性腹痛症（functional abdominal pain：FAP）, 腹部片頭痛の総計で23%の患者が該当することが報告されている[4]. いずれにせよ, 今後より明確に病態を分類することが, 小児分野における検討課題である.

## 病態

FGIDsにおける病態は大きく, ①消化管運動機能異常と, ②腹腔神経知覚過敏の2つに分けられる.

FDにおいては運動機能異常として, 食事摂取後の胃底部の適応性弛緩の減弱および消失がある. 適応性弛緩は, 胃内容物を一旦胃底部に貯留させ, その後消化しながら胃体部へと送り出す生理反応だが, この機能低下は, 内容物の胃内停留や逆に幽門部からの早期排出を惹起し, 心窩部膨満感や早期飽満感の大きな要因となる. さらに知覚過敏から少量の内容物や酸によっても心窩部痛や心窩部灼熱感を引き起こす. IBSでは運動機能異常による下痢, 便秘と, 知覚過敏による腹痛や下腹部不快感が主である. 腹部片頭痛, FAP-NOSについては, まだ病態の理解が不明な点も多いが, おそらく中枢神経および腸管神経叢を介した運動機能異常と知覚過敏が関与していると考えられている.

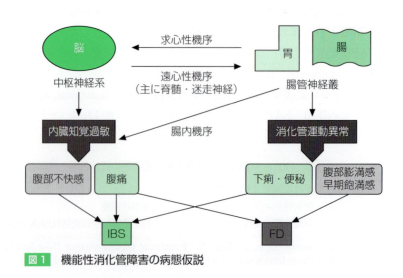

図1　機能性消化管障害の病態仮説

最新のローマ分類（Rome Ⅳ）における，以前との最大の違いは，FAPDへの名称変更（以前は腹痛関連機能性消化管障害：AP-FGIDs）と，FAPの下位分類として，頭痛，下肢痛，睡眠困難などを伴う機能性腹痛症候群（FAPS）の概念が削除されたことである[1]（図1）.

## 症状と診断

Rome Ⅳ基準でのIBSは，腹痛が，①排便に関連する，②発症時に排便頻度が変化する，③発症時に便形状（外観）が変化する，の3項目から1項目以上を満たすものと定義される（表2）．サブタイプとして，成人同様，下痢型，便秘型，混合型，分類不能型の4つに分類される[1]．日本小児心身医学会では，病態と治療指針に即した形で，下痢型，便秘型，ガス型，反復性腹痛（recurrent abdominal pain：RAP）型に分類し，臨床に役立てている[5]（表3）.

FDは近年子どもにおいても注目されつつあり，上腹部の持続性反復性の疼痛や不快感が，排便と無関係に起こりうる病態を指す．成人と同様に，食後の胃部膨満感および早期飽満感（少量の食事で胃部膨満を訴える）を呈する食後愁訴症候群（post-prandial distress syndrome：PDS）と，食事前後に関係なく心窩部痛および心窩部灼熱感を訴える心窩部痛症候群（epigastric pain syndrome：EPS）に分類される[1,6].

腹部片頭痛は，腹痛に加え頭痛や消化器症状などを呈する病態（表4）であり，周期性嘔吐症候群と一部重複する.

FAP-NOSは腹痛において食事，月経などの生理学的変化や，前述の他の同じカテゴリーの病変基準を満たさない病態を指す（表4）.

### 表2 Rome Ⅳにおける機能性ディスペプシア，過敏性腸症候群の定義

| 機能性ディスペプシア（FD） | 過敏性腸症候群（IBS） |
|---|---|
| 食後愁訴症候群（PDS），心窩部痛症候群（EPS）<br>下記のうち1項目以上の症状を呈する<br>　1．食後膨満感<br>　2．早期飽満感<br>　3．排便と無関係の心窩部痛および心窩部灼熱感<br>　4．適切な評価ののち，症状を他の病態で説明できない<br><br>2ヵ月以上前から症状があり，少なくとも月4日以上みられる | 下記のすべての項目があること<br>　1．2ヵ月以上前からみられ，少なくとも月4日以上の腹痛があり，下記の1項目以上と関連する<br>　　・排便と関連する<br>　　・発症時に排便頻度の変化がある<br>　　・発症時に便形状（外観）の変化がある<br>　2．腹痛と便秘を伴う場合，各々の症状改善が関連しない<br>　3．適切な評価ののち，症状を他の病態で説明できない |

（Drossman D, et al：Rome Ⅳ　Functional Gastrointestinal Disorders-Disorders of Gut-Brain Interaction（4th Ed）Volume Ⅱ, p1297-1372, 2016 より引用）

### 表3　子どものIBSにおけるサブタイプ

**RAP型**
頻回に臍部中心の腹痛がある．便通は一定しない．起床時に増悪し，午後は軽快する．低年齢の子どもに多い．

**便秘型**
下剤使用による便意，もしくは頻回な便意と不十分な排便がある．比較的頻度は少なく，女子にやや多い．

**下痢型**
起床時から腹部不快感や腹痛，頻回な便意を催す．便性状は，初めは軟便で次第に下痢便となる．不登校につながることが多い．男子に多い．

**ガス型**
放屁や腹鳴，腹部膨満感などガス症状に対する恐怖・苦悩が強い．便通は一定でなく，圧倒的に女子に多い．思春期以降多くは軽快するが，一部は治療抵抗性を示し，精神疾患へ発展することもある．

各亜型は固定的なものでなく，発達年齢や状況により相互に移行することも多い．

（日本小児心身医学会（編）：小児心身医学会ガイドライン集（第2版），南江堂，p247，2015 より改変して許可を得て転載）

### 表4　Rome Ⅳにおける腹部片頭痛，特定不能の小児機能性腹痛の定義

**腹部片頭痛**
下記のすべての項目があること
1. 1時間以上持続する激しい急性発作性の臍周囲，正中あるいはびまん性の腹痛
2. 発作の間に無症状な状態が数週間から数ヵ月ある
3. 疼痛によって通常の活動が妨げられる
4. 個人別にみられる発症出現の様式
5. 疼痛が以下のうち2つ以上と関連する
　　食欲不振，悪心，嘔吐，頭痛，羞明，蒼白
6. 適切な検査ののち，他の病態によって説明できない

上記が2ヵ月間にわたり月2回以上みられる

**特定不能の小児機能性腹痛（FAP-NOS）**
下記のすべての項目があること
1. 食事，月経など生理学的変化以外にみられる偶発的または持続的な腹痛
2. FD，IBS，腹部片頭痛の基準を満たさない
3. 適切な評価ののち，症状を他の病態で説明できない

2ヵ月以上前から症状があり，月4回以上みられる

（Drossman D, et al：Rome Ⅳ　Functional Gastrointestinal Disorders-Disorders of Gut-Brain Interaction（4th Ed）Volume Ⅱ, p1297-1372, 2016 より引用）

## 対応と治療

### a 対応に関する留意点

器質的疾患に比べて，FGIDs は検査上の陰性所見が特徴であることから，医師は「大したことのない病気」と考えがちである．しかし，FAPD などの消化器疾患は，急性期には非常に症状の訴えが強く，かつ片頭痛や緊張型頭痛，心因性発熱，起立性調節障害など他の機能性疾患の併存が多くみられる．また，登校困難など学習や対人交流にも影響し，家庭や課外活動でも著しく子どもの ADL を低下させるため，医療上重要な病態である．近年ではこうした機能性疾患が併存しやすいこともあり，機能性身体症候群（functional symptomatic syndrome：FSS）という概念も提唱されている．

一般小児科外来では，急性発症と反復性・慢性の腹痛，あるいは発症年齢を考慮したうえ，器質的疾患の鑑別診断のため，診察や治療を行う．腹痛の原因が急性腸炎や炎症性腸疾患であり，炎症所見が改善していても腹痛や便通異常などが持続するときは，感染性腸炎罹病後の IBS（post infectious IBS）や，FD など他の FAPD の合併を考え，治療的対応を要する．

子どもの場合，検尿や検便，腹部超音波検査など非侵襲的検査から検査を進めるが，内視鏡検査など専門的な精査を要すると判断されれば消化器専門医に紹介する．機能性消化管障害を疑い，子どもの日常生活に支障があり，身体症状だけでなく精神的に不安定になっているときには，心理的評価や介入の必要があり，小児心身医学・精神医学の専門医に紹介する．専門医との連携時は，専門医に全面的に依存せず，自らも引き続き継続して診療するように心がける（図2，表5）．

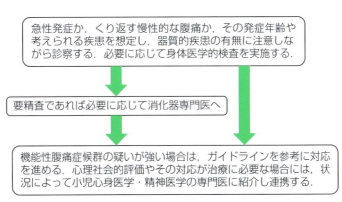

**図2** 一般小児科医における FGIDs 実践レベルでの診療

紹介医や専門医に全面的に依存せず，心理社会的評価や対応を実践する心がまえも必要である．

（日本小児心身医学会（編）：小児心身医学会ガイドライン集（第2版），南江堂，p237，2015 をもとに作成）

## 表5　FGIDsにおける問診のポイント

1. 痛みが始まってからの期間，反復する痛みか否か，頻度
2. 部位，痛みの種類，持続時間，痛む時間帯，曜日
3. 食欲の有無，食事との関連
4. 嘔吐・下痢・便秘などの随伴症状の有無，排便による痛みの変化
5. 症状を増悪（緩和）させる体位
6. 痛みによる睡眠障害，途中覚醒
7. 体重減少，頭痛，四肢痛などの合併
8. アレルギーの有無
9. 月経との関連（女子）
10. 生育歴（下痢や便秘をしやすい，吐きやすい，登園・登校との関連）
11. ピロリ菌感染を疑う家族歴，薬物服用歴，外傷歴，手術歴

（日本小児心身医学会（編）：小児心身医学会ガイドライン集（第2版），南江堂，p238，2015より改変して許可を得て転載）

### b 食生活・生活習慣の改善

　正常な排便習慣の回復を目指し，子どもの情報を整理する．まず重要なのは排便状況の確認である．便の回数や性状，増悪因子および軽快因子などを丁寧に聴取する．腹部の診察を行い，ガスや便の存在を把握する．便性の変化については排便記録を毎日つけてもらうことが望ましい．

　次に，病態の説明と食事指導を行い，生活習慣の改善を図る．便秘が主訴であれば，高繊維食の摂取とともに，わずかな便意があってもこれを無視せず最優先とする．さらに排便姿勢に留意し，必要であれば前屈や足をきちんと接地して排便するなどの指導も行う（p211，「遺糞症」参照）．下痢の場合は，症状を悪化させる香辛料やカフェイン含有物の摂取を控えさせる．睡眠不足は症状の増悪因子であり，早寝早起きや，起床時の軽い運動，登校前に時間的余裕をもって排便するなどを習慣づけるよう指導する（図3）．

### c 薬物療法

　FGIDsにおける薬物療法は，成人領域でもエビデンスが比較的少なく，投薬方法にも多様性がある．

　FDについては，心窩部不快感を中心としたPDSには消化管運動機能改善薬（プロカイネティクス）が頻用され，同様の効果が期待できる漢方薬（六君子湯）がこれに続く[6]．心窩部痛を中心としたEPSでは，エビデンスのある薬物が少なく，プロトンポンプ阻害薬や$H_2$受容体阻害薬などの胃酸分泌抑制薬，抗コリン薬などの鎮痛鎮痙薬，漢方薬（安中散など）が経験的に用いられるのみである[6]．

　便秘型IBSでは，便性状を変化させる酸化マグネシウム等の浸透圧性緩下薬を第一に用いる．ジメチコンも副作用が少なく処方しやすい．保険適用外だが，プロカイネティクスも腸蠕動に対し一定の効果が期待できる．センノシドなどの刺激性瀉下薬が，蠕動運動の改善をねらって推奨されているが，内服時の腹部症状が強まることや，長期内服に至る場合の耐性も考慮し，頓用にとどめる．漢方薬としては，小建中湯，四逆散，大建中湯，桂枝加芍薬大黄湯などで効果が期待できる．

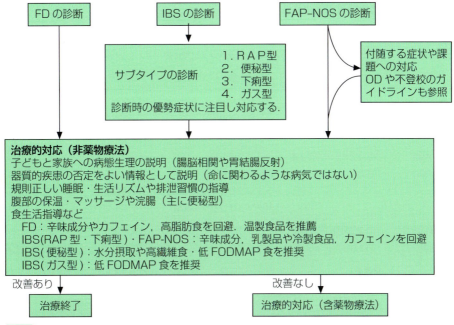

**図3** くり返す腹痛の非薬物療法

低FODMAP食：以下の成分が少ない食品のこと．F：fermentable（発酵性），O：oligosaccharides（オリゴ糖），D：disaccharides（二糖類），M：monosaccharides（単糖類），P：polyols（ポリオール）．
（日本小児心身医学会（編）：小児心身医学会ガイドライン集(第2版），南江堂，p253，2015より改変して許可を得て転載）

　下痢型IBSにはポリカルボフィルカルシウムが推奨されている[7]．使用頻度の高い整腸薬については，現時点でその効果は確立されていないが，最近の研究では，同薬物による腸内細菌叢の変化によって，腸管粘膜の微小炎症を改善し，IBSの症状を抑制する仮説が提唱されている．漢方薬では，五苓散や半夏瀉心湯，真武湯，人参湯などが適応となる．

　IBSのガス型やRAP型，さらにFAP-NOSについては，エビデンスは確立されておらず，経験的に抗コリン薬頓服または定期内服，整腸薬やジメチコンなどが処方されている．

　漢方薬では，桂枝加芍薬湯や小建中湯，安中散，芍薬甘草湯などが適応範囲になる．症状によって抗不安薬，睡眠導入薬などの向精神薬も検討するが，そのような場合は，年齢なども考慮し，小児心身医学・精神医学の専門医に治療を委ねる．

　このほか，成人において下痢症状に5-$HT_3$拮抗薬（ラモセトロン），便秘症状に，クロライドチャネル作用薬（ルビプロストン）やグアニル酸シクラーゼC受容体作用薬（リナクロタイド）などの新薬が本邦で承認されているが，現時点での小児適応はない[8]（表6）．

表6 機能性消化管障害の薬物療法

| 症状 | 分類 | 一般名 | 商品名 | 薬用量 |
|---|---|---|---|---|
| 下腹部痛 | 消化管鎮痛鎮痙薬 | ブチルスコポラミン臭化物 | ブスコパン | 20～30 mg/日 |
|  | 消化管機能調整薬 | マレイン酸トリメブチン | セレキノン | 300 mg/日 |
| 上腹部痛<br>心窩部灼熱感 | $H_2$受容体拮抗薬 | ファモチジン<br>ラニチジン塩酸塩<br>ニザチジン | ガスター<br>ザンタック<br>アシノン | 20 mg/日<br>150 mg/日<br>150～300 mg/日 |
| 胸部灼熱感<br>(PPIのみ) | プロトンポンプ阻害薬<br>(PPI) | オメプラゾール<br>ラベプラゾール<br>ランソプラゾール<br>ボノプラザンフマル酸塩 | オメプラール<br>パリエット<br>タケプロン<br>タケキャブ | 10～20 mg/日<br>10～20 mg/日<br>10～20 mg/日<br>10～20 mg/日 |
| 食後胃もたれ<br>早期飽満 | 消化管運動機能改善薬<br>(プロカイネティックス) | モサプリド<br>アコチアミド | ガスモチン<br>アコファイド | 15 mg/日<br>300 mg/日 |
| 下痢 | 整腸薬<br><br>腸内環境調整薬<br>5-$HT_3$受容体拮抗薬 | ビフィズス菌<br>ミヤリサン<br>ポリカルボフィルCa<br>ラモセトロン塩酸塩 | ビオフェルミン・ラックB<br>ミヤBM<br>ポリフル・コロネル<br>イリボー | 2.0～3.0 g/日<br>1.5～3.0 g/日<br>1.5～3.0 g/日<br>2.5～5.0 μg/日 |
| 便秘 | 浸透圧性緩下薬<br>腸内環境調整薬<br>Clチャネル作用薬<br>GC-C受容体作用薬<br>刺激性瀉下薬 | 酸化マグネシウム<br>ポリカルボフィルCa<br>ルビプロストン<br>リナクロタイド<br>ピコスルファートNa<br>センノシド | カマグ・マグラックス<br>ポリフル・コロネル<br>アミティーザ<br>リンゼス<br>ラキソベロン<br>プルゼニド | 0.5～2.0 g/日<br>1.5～3.0 g/日<br>24～48 μg/日<br>0.25～0.5 mg/日<br>5.0～7.5 mg/日<br>12～24 mg/日 |
| 腹部膨満感 | 消化管内ガス駆除薬 | ジメチルポリシロキサシン<br>(ジメチコン) | ガスコン | 120～240 mg/日 |

(日本小児心身医学会(編):小児心身医学会ガイドライン集(第2版),南江堂,p259, 2015 より改変して許可を得て転載)

### 症例　部活動がいやで,登校がままならなくなったIBSの小学生男児

　12歳の男児.起床時の腹痛と下痢を主訴に近医小児科を受診した.器質的疾患は否定的であったが,症状が軽快しなかった.総合病院消化器科に紹介されたが,具体的な病名の説明はなく「心の問題」とされた.そこで別の小児科受診を経て,小児心身症専門外来を紹介受診した.

　丁寧な問診によって,起床時の下痢は平日のみに発症し,排便後は腹痛が改善すること,さらに毎日の部活動での厳しい練習が最近ストレスになってきたことが判明した.以上から下痢型過敏性腸症候群と診断し,整腸薬や漢方薬を内服しながら,家族とともに学校側と部活動での対応を検討した.これを踏まえ,無理のない活動を工夫した結果,徐々に登校時の腹痛と下痢症状は改善し,小学校卒業時にほぼ症状は消失した.

B. 機能性消化管障害（機能性腹痛障害）—FD, IBS を中心に

> **臨床上のコツ**

● **教育現場への病状説明は，究極の環境調整！**

　機能性腹痛障害で，特に下腹部症状が中心にある子どもでは，起床時の長時間の排泄行為の結果，遅刻，不登校に至ることが多くみられます．このとき，家族や学校に対して，丁寧に病状の説明を行うことが大切です．教師や生徒が症状に無理解であると，結果的に登校・登園自体が大きなストレスになり，不適応や抑うつ，不安，さらに他の身体症状が出現する可能性が高いからです．

　まず子どもに学校で何に困っているのか聞いてみましょう．登下校時の発症が気になるなら，たとえば，鉄道なら駅間距離の短い各駅停車の利用や，バスなどの代替法を提案したり，登下校路のトイレの場所を確認したりすることも大切です．学校での発症が気になるなら，臨床的効果が期待できる頓服薬を持参すること，授業中であっても，発症時にトイレ使用を随時許可してもらうこと，退室しやすい座席を選んでもらうことなどが効果的です．頓服薬の持参は，薬効のみでなく，持参することでの安心感が症状予防にもつながります．

　学校への対応指導を記載した診断書の作成も効果的です．ただし，便の排泄行為にからんだ腹部症状ですので，子どもによっては周囲に知られたくない場合もあります．その点も十分に配慮しながら，学校に理解を促しましょう（図 4）．

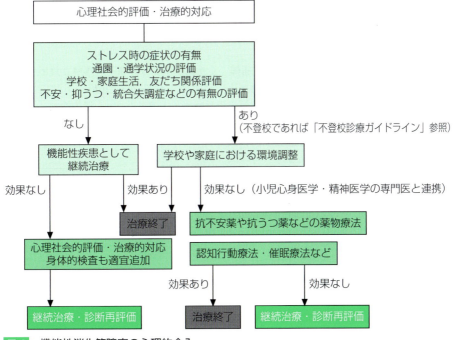

**図 4** 機能性消化管障害の心理的介入
（日本小児心身医学会（編）：小児心身医学会ガイドライン集（第 2 版），南江堂，p261，2015 より改変して許可を得て転載）

## 予後

　小児・思春期におけるFGIDsあるいはサブカテゴリーであるFAPDの予後については，現時点で明らかでない．成人においてもFDに関しては，プロトンポンプ阻害薬などの薬物投与後やピロリ菌除菌後の経過を追った報告があるのみである．成人のIBSについては数件の報告がある．米国ミネソタ州ではIBS症状を呈する158名の12年間にわたる経過観察で，約30％に症状消失がみられた[8]．また，世界中の81の研究，約26万人を対象としたメタアナリシスで，IBSの有病率が30歳未満で11.0％に対し，60歳以上では7.3％まで低下することが示され，加齢によってIBS症状は軽減することが推察されている[9]．

　最新のローマ分類（Rome Ⅳ）についてはまだ邦訳されていないため，原著から筆者が訳した用語により記述している（詳細はRome Ⅳ原著版を参照）．

### 文献

1) Drossman D, et al：Rome Ⅳ　Functional Gastrointestinal Disorders-Disorders of Gut-Brain Interaction（4th Ed）Volume Ⅱ, p1297-1372, 2016
2) 福土　審ほか（監訳）：Rome Ⅲ日本語版　機能性消化管障害，協和企画，p454-466, 2008
3) Hyams JS, et al：Characterization of symptoms in children with recurrent abdominal pain：resemblance to irritable bowel syndrome. Pediatr Gastroenterol Nutr **20**：209-214, 1995
4) Walker LS, et al：Recurrent abdominal pain：symptom subtypes based on the Rome Ⅱ Criteria for pediatric functional gastrointestinal disorders. J Pediatr Gastroenterol Nutr **38**：187-191, 2004
5) 日本小児心身医学会（編）：B腹痛編　くり返す子どもの痛みの理解と対応ガイドライン．小児心身医学会ガイドライン集（第2版），南江堂　p236-263, 2015
6) 日本消化器病学会：機能性消化管疾患診療ガイドライン2014-機能性ディスペプシア（FD），南江堂，p100, 2014
7) 日本消化器病学会：機能性消化管疾患診療ガイドライン2014-過敏性腸症候群（IBS），南江堂，p4-7, 108, 2014
8) Halder SL, et al：Natural history of functional gastrointestinal disorders：a 12-year longitudinal population-based study. Gastroenterology **133**：799-807, 2007
9) Lovell RM, et al：Global prevalence of and risk factors for irritable bowel syndrome：a meta-analysis. Clin Gastroenterol Hepatol **10**：712-721, 2012

【奥見裕邦】

# C 慢性機能性頭痛 （片頭痛・緊張型頭痛など）

持続する頭痛はどう対処したらいいの？

## ❖ POINT

1. 問診および診断基準やアルゴリズムを参考に頭痛を診断し，まずは危険な頭痛かそうでない頭痛かを鑑別する（一次性頭痛と二次性頭痛の鑑別）．
2. 分類と診断ののち，薬物療法と非薬物療法をうまく組み合わせて治療する．
3. 頭痛を0にすることよりも，頭痛をコントロールし，生活の質を上げることを目標とする．

## 疾患の概要

　頭痛は子どもの訴えの中でよくみられるものである．まずは問診から「国際頭痛分類第3版beta版」[1]（2013）で頭痛を分類し，危険な二次性頭痛を鑑別，除外する．一次性頭痛で慢性に経過する慢性機能性頭痛には，片頭痛（前兆を伴うもの，伴わないもの）と緊張性頭痛が多く，ときに不登校の誘因となることもある．日本頭痛学会・日本神経学会による「慢性頭痛診療ガイドライン[2]（2013）」，日本小児心身医学会による「くり返す子どもの痛みの理解と対応ガイドライン（頭痛編，2015）」[3]を用いると診療を進めやすい．心理社会的因子が影響している場合もあるため，心身医学的対応が有効なことも多い．

　なお「国際頭痛分類第2版」で片頭痛に将来移行することが多いものとして，小児周期性症候群に分類されていた，周期性嘔吐症，腹部片頭痛，小児良性発作性めまいが，「国際頭痛分類第3版beta版」[1]では，片頭痛に関連する周期性症候群として収載された．

## 疫学

　片頭痛の日本における有病率は約9%で，12歳までは女子と男子はほぼ同数だが，12歳以降は女子の割合が増加し，男子の3〜4倍となる．緊張型頭痛は，15歳以上では約22%であり，10歳以下では少ない．どの年齢層においても，女子は男子の1.5〜2倍といわれている．

## 病態

### a 片頭痛

諸説あるが，現在は広く「三叉神経血管説」で説明されている．セロトニンは血小板から放出され脳血管を収縮させる働きがあるが，脳内の血流が一定に保たれるよう脳血管は常に収縮と拡張をくり返している．誘因などの刺激によってセロトニンが血管内に大量に放出されると脳血管は収縮するが，セロトニンが出尽くされると血管内のセロトニンが不足し，今度は急激に拡張する．血管が拡張すると，血管を取り巻いている三叉神経が刺激を受け，神経末端から神経ペプチドが放出されて周囲に炎症を起こしさらに血管拡張が起こり，ますます周囲の三叉神経が刺激されて中枢へ伝播し，頭痛として認識される．その伝播過程で後頭葉や側頭葉にある視覚や聴覚，臭覚を司る中枢や嘔吐中枢にも伝播し，光や音，臭いに過敏になったり，嘔気・嘔吐が出現したりといった症状がみられる．また，片頭痛には「閃輝暗点」とよばれる前兆を伴うものがある．これは脳血管が収縮したときに後頭葉の脳血流低下に関連して起こるものであり，頭痛に先立って目がチカチカしてギザギザした光がみえるものである．

### b 緊張型頭痛

後頭部から頸部を中心とした頭全体が痛むような頭痛である．僧帽筋，後頭筋，側頭筋などの筋肉が過度に緊張することによって起こる．筋肉の緊張が高まると筋内の血流低下が起こり，筋内に乳酸やピルビン酸などが蓄積し，周囲の神経を刺激することで痛みが生じる．

## 症状と診断

身体所見，神経学的所見なども合わせて総合的に判断していくことが大切である．まずは問診のポイントを挙げる（表 1）．

片頭痛では家族歴があることが多いので必ず聞くようにする（特に母親）．片頭痛は頭の片側もしくは両側（子どもでは両側性が多い）の，主にこめかみから目のあたりが拍動性に激しく痛む発作性の頭痛であり，子どもの場合，成人より持続時間は短く1〜72時間が多い．身体を動かすと頭痛が強くなり，寝込むこともある．また，悪心・嘔吐を伴い，光や音，臭いに対して過敏になることがある．

**表1　頭痛を訴える場合の問診のポイント**

- 家族歴（特に片頭痛の家族歴）
- 発症の部位，痛みの性状，頻度，持続時間
- 前兆があるか
- 悪化因子
- 頭痛ダイアリーの活用*

*日本頭痛学会のホームページにある．

片頭痛は前述したように「閃輝暗点」とよばれる目の前がキラキラしたり視界がギザギザしたりする前兆を伴うものと，そうでないものに分かれる．前兆を伴う片頭痛は比較的診断しやすいが，伴わないものはやや難しい．その場合，頭痛ダイアリーなどを活用し，頭痛の性状や頻度，持続時間などをしばらく時間をかけてみていくとよい．

また，片頭痛では，チーズ，チョコレート，ハム，ソーセージなどの食品のほか，空腹や低血糖，寝不足や過眠も誘因・悪化因子となる．

緊張型頭痛では，持続時間がはっきりせず，絞扼性のしめつけられるような頭痛や頭重感を訴えることが多い．ストレスや姿勢などが影響している．

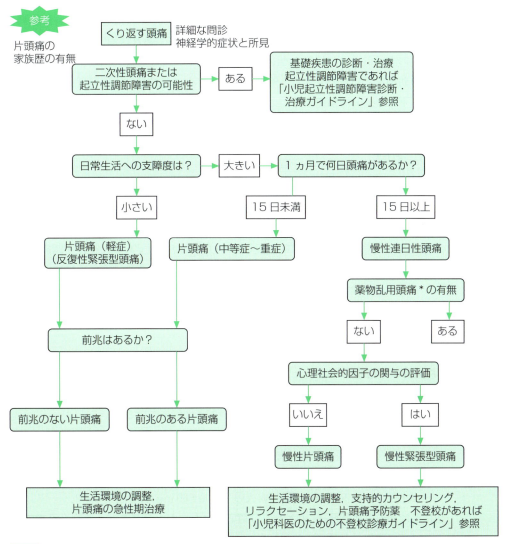

**図1** 子どものくり返す頭痛の診断アルゴリズム

*薬物の使用過多による頭痛（国際頭痛分類第3版 beta 版）

（日本小児心身医学会（編）：小児心身医学会ガイドライン集（第2版），南江堂，p265，2015 より改変して許可を得て転載）

以上を参考にし，日本小児心身医学会による「くり返す子どもの痛みの理解と対応ガイドライン（頭痛編）」[3]の診断アルゴリズムを用いて診断を進める（図1）．

まずは二次性頭痛や起立性調節障害を除外する．なければ日常生活への支障度を評価し，小さい場合は軽症の片頭痛か反復性の緊張型頭痛を考える．また，支障度が大きくても1ヵ月で15日未満であれば，中等症から重症の片頭痛と考え，前兆の有無を確認する．

どちらであっても第一に生活環境の調整を行い，片頭痛の急性期治療を行う．1ヵ月で15日以上の頭痛があれば慢性連日性頭痛と考え，薬物乱用頭痛の有無を判別する．1ヵ月に15日以上鎮痛薬を飲んでいるようなら薬物乱用頭痛の可能性が高い．薬物乱用がなければ心理社会的因子の関与を考慮する．「心身症としてのOD」チェックリスト（p144参照）にある6項目を問診し，4項目が週1～2回以上みられれば心理社会的因子の関与があると判断する．なければ慢性片頭痛，あれば慢性緊張型頭痛と考え，生活環境の調整および支持的カウンセリングを行い，リラクセーションを促したり，片頭痛の予防薬を考慮したりする．不登校を伴っている場合は「小児科医のための不登校診療ガイドライン」を参照する．

## 対応と治療

### a 疾病教育（不安の軽減と生活様式の改善）

頭痛が完全になくなることを目標にするのではなく，日常生活の妨げとなる頭痛の強さと回数を減らし，頭痛が起こってもなるべく早く落ち着かせて，普段の生活ができるようにすることで，頭痛に対する不安を和らげるのが大切である．特に片頭痛では睡眠や誘因となる食事に注意するなど，頭痛の刺激になることを避けるようにする．リラクセーションや自律神経訓練法なども有効である．緊張型頭痛では，体操や適度な運動を行い，同じ姿勢を続けないことなどに気をつけるようにする．

### b 薬物療法

#### 1）片頭痛の薬物療法

##### a）急性期薬物療法（鎮痛薬）

以下が推奨されるが，薬物乱用にならないように気をつける．

①アセトアミノフェン
　1回10～15 mg/kgを4～6時間ごと（60 mg/kg，1,500 mg/日を超えない）．

②イブプロフェン
　5歳以上　1回5～10 mg/kg（成人の1日量600 mg/日を超えない）．

他に嘔吐があれば制吐薬，子どもでは適応外になるがトリプタン系薬物も有効である．しかし，頭痛の起こり始めに使用しないと効果がうまく発揮されないので注意する．

##### b）片頭痛の予防的薬物療法

頭痛の程度が強く，回数が多い場合は予防薬も考慮する（表2）．

### 表2　片頭痛の予防薬

| シプロヘプタジン<br>(ペリアクチン®) | 初期量 | 0.1 mg/kg/日　眠前，最大 4 mg　眠前 |
| --- | --- | --- |
| | 増量 | 0.2 mg/kg/日　分2(朝,眠前)，最大 8 mg　分2(朝,眠前) |
| バルプロ酸<br>(デパケン®, セレニカ®) | 初期量 | 10 mg/kg/日　眠前 |
| | 増量 | 最大 30 mg/kg/日　分2 |
| アミトリプチリン<br>(トリプタノール®) | 初期量 | 0.25 mg/kg/日　眠前，最大 10 mg/日　眠前 |
| | 増量 | 最大 1 mg/kg/日(増量する場合は，徐々に行う) |
| プロプラノロール<br>(インデラル®) | 初期量 | 10 mg/日　眠前 |
| | 増量 | 1〜2 mg/kg/日　分3 |
| ロメリジン塩酸塩<br>(ミグシス®) | 初期量 | 思春期以降で 10 mg　分2 |
| | 増量 | 20 mg　分2まで増量可 |

(注：適応外使用含む)
以下の文献を参考にして作成．
(白石和浩：小児内科 40：809-813, 2008)
(慢性頭痛の診療ガイドライン作成委員会(編)：慢性頭痛の診療ガイドライン 2013, 医学書院, p149, 2013)

#### 2) 慢性連日性頭痛の薬物療法

心理社会的因子の影響が強く，薬物療法はあまり効果がない．心身医学的対応が必要となることが多い．

#### 3) 併存する精神疾患の治療

併存する不安症や抑うつ障害に対して薬物療法を行うことで改善する例もある．

### c 心理治療

#### 1) 子どもと家族の支持的カウンセリング

頭痛は主観的な症状で周囲に理解してもらいにくく，頭痛のないときは何もなかったかのように元気なため，「怠け病」と思われることがある．また，子どもは精神的な未熟さのため症状をうまく言葉で訴えることができずに身体化しやすく，心理社会的因子を持つ場合は，より症状として出しやすい．家族も痛みに苦しむ子どもをみていると辛い気分になり，不安が強くなっていく．なるべくその不安を傾聴し，診断の目安と対処について説明を行うことで，不安を和らげることができる．

#### 2) 不登校の場合

不登校があれば日本小児心身医学会の「小児科医のための不登校診療ガイドライン」に沿って診療を進めていく．慢性連日性頭痛では特に不登校を伴うことが多い．

## 各論 ― 1. 子どもに多い心身症

> **症例** 予防的薬物療法が著効した前兆を伴う片頭痛の中学生男子
>
> 　初診時中学3年生の男子．1年生の頃，野球部の練習中，急にズキズキとした頭痛が起こり嘔吐したことがあった．救急外来で制吐薬入りの点滴を施行し回復した．その後も同様のことが数回あり，頭痛と嘔吐はだいたい回復に2日を要していた．
> 　頭部MRI，血液検査など諸検査にて異常所見を認めず，問診で，頭痛の前に目の前が黄色くなり，視界がギザギザするという訴えがあったため前兆を伴う片頭痛と診断した．急性期の鎮痛薬に加え，予防薬としてシプロヘプタジン4 mgを夕食後に投与したところ，3ヵ月間発作は認めなかった．しかし，再度同様の片頭痛発作を起こしたため，家族の同意のもとロメリジン塩酸塩10 mg分2の投与を行った．その結果，発作は起こらなくなった．
> 　1年間内服を続けた後中止し，現在も発作は消失している．予防的薬物療法が著効した例である．

### 臨床上のコツ

● **頭痛をうまく見分け，完全を目指さず適切な薬物療法を心がけよう**

　問診を重視し，診断基準や診断アルゴリズムを参照しながら診療を進めていくと，漠然とした症状も見分けやすくなります．子どもでは使用できる薬物が限られますが，心理社会的因子が絡んでいるケースも多いので，薬だけに頼らず，非薬物療法や子どもと家族の支持的カウンセリングを行うように心がけると信頼を得やすくなります．

　頭痛を完全になくすことを目標とせず，緩和することを意識し，少しでも子どもが努力してできたことをほめるなど，意欲をもって向き合えるようにするのも医師の役目だといえます．

## 予後

　片頭痛は思春期から30歳代の働き盛りに多く，その後は次第に落ち着いていくのが一般的である．薬物乱用頭痛になると，中高年以降さらに頭痛が悪化するため，注意が必要である．

## 文献

1) Headache Classification Committee of the International Headache Society (IHS):The International Classification of Headache Disorders;3rd Edition (beta version) 2013.
日本頭痛学会・国際頭痛分類普及委員会(訳):国際頭痛分類第3版beta版,医学書院,2014
2) 日本頭痛学会 慢性頭痛の診療ガイドライン市民版作成委員会:慢性頭痛治療ガイドライン市民,医学書院,2014
3) 日本小児心身医学会(編):C頭痛編 くり返す子どもの痛みの理解と対応ガイドライン.小児心身医学会ガイドライン集(第2版),南江堂,p264-285,2015

【神原雪子】

各論 — 1. 子どもに多い心身症

# D 摂食障害

## 1 神経性やせ症

食べられないのは心が原因？ それとも身体？

### ❖ POINT

❶ 身体の重症度を見極める：標準体重比の計算式を覚える．
❷ 病識が乏しい子どもへの対応：診察を通して心と身体の変化を伝える．
❸ 初期治療は栄養療法と疾病教育が重要：丁寧な診察こそが心理治療だといえる．

### 疾患の概要

　臨床上，子どもの「食べられない」という訴えにはしばしば遭遇する．食べられない原因疾患はさまざまであるが，摂食障害と診断するためには，DSM-5 の「食行動障害および摂食障害群」に則るのが一般的である．摂食障害群には，体重・体型に対する歪んだ認知を持ち，食物・食事への病的な没頭を認める神経性やせ症（anorexia nervosa：AN，表1）および神経性過食症のほか，体重・体型に対する歪んだ認知が目立たない非定型摂食障害が分類されている．

**表1　神経性やせ症の診断基準（DSM-5）**

| | |
|---|---|
| A | 必要量と比べてカロリー摂取を制限し，年齢，性別，成長曲線，身体的健康状態に対する有意に低い体重に至る．有意に低い体重とは，正常の下限を下回る体重で，子どもまたは青年の場合は，期待される最低体重を下回ると定義される． |
| B | 有意に低い体重であるにもかかわらず，体重増加または肥満になることに対する強い恐怖，または体重増加を妨げる持続した行動がある |
| C | 自分の体重または体型の体験の仕方における障害，自己評価に対する体重や体型の不相応な影響，または現在の低体重の深刻さに対する認識の持続的欠如 |
| （F50.01）摂食制限型 | 過去3ヵ月間，過食または排出行動（つまり，自己誘発性嘔吐，または緩下薬，利尿薬，または浣腸の乱用）の反復的エピソードがないこと．この下位分類では，主にダイエット，断食，および／または過剰な運動によってもたらされる体重減少についての病態を記載している． |
| （F50.02）過食・排出型 | 過去3ヵ月間，過食または排出行動（つまり，自己誘発性嘔吐，または緩下薬，利尿薬，または浣腸の乱用）の反復的エピソードがあること． |

（日本精神神経学会（日本語版用語監修），髙橋三郎，大野　裕（監訳）：DSM-5 精神疾患の診断・統計マニュアル，医学書院，p332-333，2014 より許可を得て転載）

神経性やせ症は体重減少によって生命の危機に直面するため，初期対応では重症度評価が大切である．神経性過食症は，くり返されるむちゃ食いと排泄，あるいは食物制限を認め，身体面ではくり返される排出行動による電解質異常や不整脈などの評価が大切である．心理面では自分を制御できないという感覚があり，ときに自己破壊的で突発的な行動を呈するため治療に難渋する．

子どもの摂食障害が成人領域と異なる特徴の1つに，小児科を受診する摂食障害のおよそ30％が非定型であることが挙げられる．つまり，子どもの摂食障害すべてが定型的な神経性やせ症ではないことに注意が必要である．本項では，定型的な神経性やせ症を中心に，摂食障害の疫学，病態，症状と診断，対応と治療について解説する．子どもに多くみられる回避・制限性食物摂取症については別項で述べる（p178）．

## 疫学

神経性やせ症は1980年からの20年間で約10倍増加し，1990年代後半の5年間でみると約4倍増加した．一方，2013年度厚労科研山縣班の研究報告では，若干の減少がみられている．

摂食障害患者数の年間有病率は神経性やせ症が人口10万対10.1，神経性過食症が人口10万対5.1である[1]．神経性やせ症は10～19歳，神経性過食症は20～29歳の年齢層が多い．好発年齢は14～18歳（ピークは16歳）で思春期女性の0.5～1.0％に発症し，男性より女性に10～20倍発症しやすい[2]．

最近の傾向として，子どもにおける摂食障害患者数の増加と低年齢化が挙げられる．これらの背景には，非定型摂食障害である回避・制限性食物摂取症や，神経発達症（発達障害）に併存する神経性やせ症の増加があると考えられる．

## 病態

摂食障害に至る背景には，子どもの素因や性格傾向を中心に，さまざまな因子が関係している．家庭環境（家族の精神疾患，発達特性など）や子どもの性格傾向（がんばり屋で大人の意に沿うよい子など）を背景として，不安・不満を表出できずにダイエットに没頭し，自らの体重をコントロールすることに達成感を得て，食事や体型以外に関心が向きづらくなるという複合的因子の相互作用が病態として考えられる．何気なく始めたダイエットがきっかけになることが多いが，体重制限のあるスポーツにおける減量の強要や，肥満の問題のみを強調する不適切な健康教育などがきっかけになることもある．

一方，子どもでは，食べ物を喉に詰まらせたエピソードや，胃腸炎などで食べられなくなることをきっかけに発症する場合もある．契機はさまざまであるが，経過のなかで「意識的に食べない」または「なんとなく食べられない気持ち」という心の状態から，体重減少に伴い二次的に上腸間膜動脈症候群を合併し「器質的に食べられない」という身体の状態に変化していく[3]．

## 各論 — 1. 子どもに多い心身症

**表2** 5歳以上17歳までの性別・年齢別・身長別標準体重計算式

| 年齢(歳) | 男子 a | 男子 B | 年齢(歳) | 女子 A | 女子 b |
|---|---|---|---|---|---|
| 5 | 0.386 | 23.699 | 5 | 0.377 | 22.750 |
| 6 | 0.461 | 32.382 | 6 | 0.458 | 32.079 |
| 7 | 0.513 | 38.878 | 7 | 0.508 | 38.367 |
| 8 | 0.592 | 48.804 | 8 | 0.561 | 45.006 |
| 9 | 0.687 | 61.390 | 9 | 0.652 | 56.992 |
| 10 | 0.752 | 70.461 | 10 | 0.730 | 68.091 |
| 11 | 0.782 | 75.106 | 11 | 0.803 | 78.846 |
| 12 | 0.783 | 75.642 | 12 | 0.796 | 76.934 |
| 13 | 0.815 | 81.348 | 13 | 0.655 | 54.234 |
| 14 | 0.832 | 83.695 | 14 | 0.594 | 43.264 |
| 15 | 0.766 | 70.989 | 15 | 0.560 | 37.002 |
| 16 | 0.656 | 51.822 | 16 | 0.578 | 39.057 |
| 17 | 0.672 | 53.642 | 17 | 0.598 | 42.339 |

標準体重 ＝ a × 身長(cm) － b

(生魚 薫ほか：小児保健研究 **69**：6-13, 2010 より引用)

**表3** 標準体重比による重症度の見極め

| 標準体重比 | 体　重 | 重症度 |
|---|---|---|
| 90% | kg | ここまで回復して半年から1年で月経回復 |
| 80% | kg | ここからが「やせ」月経が止まる |
| 75% | kg | 運動は一般的に難しい |
| 70% | kg |  |
| 65% | kg | 入院を考慮する |
| 60% | kg | 肝障害などの合併症が出やすくなる |
| 55% | kg | 生命の危険 |

(星ヶ丘マタニティ病院小児科　井口敏之先生作成(一部改変)．著者の許可を得て掲載)

## 症状と診断

### a 身体所見

体重減少によるさまざまな症状(るいそう, 産毛増生, 無月経, 初潮の遅れ, 下肢の浮腫)やバイタルサイン(低体温, 低血圧, 徐脈)が特徴的な所見である．まずは重症度を雰囲気, 理学的所見, 必要最小限の検査(血液, 尿, X線, 心電図など)から見極める．

ただし，慢性的な低栄養と脱水によって溶質（電解質など）と溶液（循環血液量）の両方が減少するため，濃度（血液検査所見）は異常値を示さず，見かけ上は基準値の範囲に収まることがあるので解釈には注意が必要である．そのなかでも比較的認められやすい異常値としては，異化亢進や腎前性腎不全を反映した BUN および Cr 高値，低栄養を反映したアルカリフォスファターゼ（ALP）低値，甲状腺ホルモン低値（low $T_3$ 症候群），インスリン様成長因子（IGF-1）低値がある．

### b 身体疾患の鑑別

体重減少をきたす疾患の鑑別は重要であり，脳腫瘍を鑑別するため頭部 MRI 検査を考慮する．成長曲線を作成して身長・体重の変化を可視化することも大切である．それによって発症時期を推定できたり，内分泌疾患を鑑別できたりする場合がある．マルトリートメントを鑑別するため，家庭環境を聴取することも忘れない．

### c 身体の重症度評価

やせの程度を評価するため，初診時の年齢，性別，身長，体重から標準体重比を算出する．表2から標準体重を算出し[4]，下の式で標準体重比を求める．

$$標準体重比(\%) = (初診時の体重／算出した標準体重) \times 100$$

標準体重比 80％未満がやせであり，75％未満は体育や運動が不可，65％未満は入院適応と考える．現在の体重がどこに位置するのか表3に実際の体重を記入し，子どもと家族に対して視覚的に提示すると重症度が伝わりやすい．

## 対応と治療

### a 初期対応の心がまえ

初期の治療目標は，栄養障害の改善（栄養療法）と，まちがった食行動の見直し（疾病教育）である．栄養状態が回復するだけで心理・行動面の問題が軽減する場合もある．初期にはいわゆる心理療法の効果は見込めないことが多いため，まずは身体に生じているさまざまな異常を子どもや家族と共有し，現状に誠心誠意向き合うことで信頼関係を作ることから始める．

### b 外来での具体的対応

標準体重比を計算し，病的なやせがどのくらいの重症度かを伝えるが，その前に「あなたと同じ年齢・身長の子どもの標準的な体重はどのくらいだと思う？」と尋ねると，その返答からボディイメージの歪みや病識の乏しさを知ることができる．そのうえで標準体重を示し，表3を用いながら子どもや家族と一緒に現在の体重がどの状態にあるかを確認する．

また，初期に入院適応基準を伝えておく（身体限界の提示）．入院という言葉に反応して以降の受診に抵抗する場合もあるが，「最後にはあなたを守る基盤（＝入院）がある」

と示すことは非常に重要である．入院の参考基準として，①AST 200 U/L 以上，ALT 300 U/L 以上，CK 400 U/L 以上，意識障害を伴う低血糖，BUN 50 mg/dL 以上の脱水，不整脈を伴う低 K 血症，歩行困難，急激な浮腫に伴う安静時心拍数の上昇（+30/分以上）などが挙げられる．

標準体重比 75% 以上で最近の急激な体重減少がなく，検査で異常がなければ運動制限は不要である．ただし，過活動の程度が強い場合は制限を行う．

原則，慢性脱水に対して外来での輸液は行わない．外来での急速輸液はかえって浮腫を増悪させ，うっ血性心不全のリスクとなるからである．食事療法は基本的に食べられていることを評価し，体重維持が重要であることを伝える．具体的には，標準体重比 65～70% が維持できれば外来治療が可能である．体重が維持できず減少している間は 1 週間ごとの診察を行い，身体診察や血液検査所見，身体の重症度評価から入院適応基準にあてはまるかを受診ごとに確認する．

### c 心理治療

神経性やせ症に高いエビデンスのある心理療法は確立していない（成人の過食症向け認知行動療法にのみエビデンスがある）．しかし，子どもと家族の話を聴き，その辛さを理解したうえで，必要なことをくり返し指導するのは心理療法に値する．身体が安定し生命の危険がなくなれば，がんばり屋の性格傾向や自尊心の低さ，発達特性について心理検査や心理的介入を行うことを検討する．

### d 入院治療への移行

子どもと家族に初診時に提示した入院適応基準に該当していることを伝え，「生命が危険な状態であること」，「心身ともに健康な状態を手に入れる手伝いをしたいこと」を伝える．子どもの病状や各地域の病院事情によって，小児科病棟もしくは精神科病棟を選択する．小児科病棟に入院する場合は，あらかじめ限界設定（入院継続が不可能となる状態の呈示）をしておくことが，子どもと病棟スタッフの双方を守るために必要である．

### e 治療の注意点と退院の基準

再栄養中に最も注意を要するのが再栄養症候群である．再栄養症候群とは，栄養負荷に伴い，うっ血性心不全，不整脈，急性呼吸不全，乳酸アシドーシス，白血球機能低下，昏睡，けいれん，横紋筋融解，突然死などを呈するもので，経口，経管，経静脈のいずれの栄養法においても起こりうる．BMI 13% 以下，標準体重比 60% 以下の場合に発症リスクが高く，リンの絶対量不足と関連しているという報告が多いが，必ずしも血清リン値とは相関しない．再栄養療法の進め方のポイントを表 4 に示す．再栄養症候群は栄養開始 1～2 週間ほどで起きやすいため，入院初期は週に 1～2 回の血液検査が望ましい．

一方，最初の 1 週間は体重増加の不安が強くつきまとうので，「この量を完食しても体重は増えない」と保証することが大切である（実際に体重が増えにくいのは，必要十

**表4** 再栄養症候群の予防

少ないカロリーから開始（20～30 kcal/kg/日）し，ビタミン $B_1$ の補充とカリウム・リンの適宜補正（特に血清リン値 2 mg/dL 以上を維持）をすることが予防となる．
（補充方法）
経　口：高リン含有補助食品（例：アイソカルアルジネード　1日1本）
経静脈：ビタミン $B_1$ 製剤，リン酸二カリウム製剤
（例：生食 500 mL ＋ ビタミン $B_1$ 100 mg ＋ リン酸二カリウム製剤 20 mL　　20 mL/H）

分な栄養が維持されると基礎代謝が上昇していくためである）．それでも，過活動，輸液の自己抜去，無断離院などの問題行動がくり返される場合は，精神科病棟への医療保護入院を考慮する．

　退院の目安としては，外来治療が可能になる以下の条件を満たすことが望ましい．
- 高度の肝機能障害，高 CK 血症，高度の脱水，意識障害などの身体危機状態からの脱出
- 体重を維持できる最低限のカロリー（1,400～1,600 kcal/日）の摂取

### 症例　再栄養中に横紋筋融解を発症した神経性やせ症

　初診時 14 歳（中学 2 年生）の女子．主訴は「食欲低下，低体重」である．この年の 4 月までは体重 35 kg だったが，9 月までに体重が 6 kg 減少したため，両親に促され当科を受診した．やせ願望と肥満恐怖を認め，診察にはやや拒否的であった．検査の結果，器質的疾患は否定され，神経性やせ症と診断した．初診時の体重は 29.3 kg，身長 155.5 cm，BMI 12.1，標準体重比 60％ であった．3 回の通院後に子どもと家族の同意を得て入院治療へ移行した．

　入院後は 600 kcal/日（約 20 kcal/kg/日）の栄養から開始した．血清カリウムやリンの値に注意を払い定期的に血液検査を行った．7 病日に栄養量を 900 kcal/日（約 30 kcal/kg/日）とした．

　11 病日から尿量が減少して，浮腫が増悪し，13 病日から筋肉痛が出現した．14 病日の血液検査所見は血清アルブミン値が 2.9 g/dL まで低下したが，一方でヘモグロビンは 16 g/dL まで上昇した．尿量はさらに減少し，浮腫が著明となり，体重は 1 週間で 3 kg 増加した．入院直後の安静時心拍数は 30～40 回/分の徐脈だったが，15 病日に安静臥床で頻脈（100 回/分以上）と低血圧を認めたため，血管内脱水による循環血液量の減少が生じていると考えた．さらに CK の上昇とミオグロビン尿を認めたため，横紋筋融解と診断した．

　治療として，循環血液量を確保するためにアルブミン製剤を 0.5 g/kg/日投与したが，尿量を確保するために 3 日間の補充を要した．尿量や心拍数は 1 週間程度かけて徐々に回復し，急性腎不全の合併症をきたすことなく CK 値は正常化した．長期臥床による筋力低下に対してリハビリテーションを行い，身体的後遺症なく 93 病日に退院した．

### 晩期合併症のフォローアップについて

#### 1）骨粗鬆症

最大の危険因子は「BMI＜16の低体重期間」と言われ，骨形成因子IGF-1と骨吸収抑制因子エストラジオール（$E_2$）の低下が関与している．骨密度の変化が正に転じるのはBMI 16.4±0.3である[5]．体重を回復させることが骨粗鬆症に対しての最大の治療となるが，子どもが体重増加を受け入れなければ難しい．

#### 2）低身長

体重減少時に一致して身長の伸びは鈍化するため，やせが遷延すると成長曲線から外れていく．体重が回復すると遅れて身長の伸びがみられるが，予測身長までキャッチアップせずに低身長が後遺症となる場合がある．

#### 3）無月経

月経発来のためには約20％の体脂肪が必要であり，やせが持続している間は無月経も持続する．病前体重または標準体重の85〜90％以上に体重が回復すれば，1年以内に月経が発来するとされている．18歳までに月経が発来しない場合や，体重が増えて1年以上経過観察しても月経が再来しない場合は婦人科を紹介する．

## 予後

転帰の判定方法によって予後評価は変わりうる．Keelらは，神経性やせ症を対象とした転帰研究26文献をレビューし，9〜12年のフォローアップで回復が29〜84％，不良が2〜18％，死亡が0〜8％だったと報告している[6]．本邦での2000年以降の報告を検討した井口らのレビューによると，体重や月経の回復だけでなく食行動や対人関係などの改善も転帰判定に加えた場合，回復が23〜80％，不良が5〜27％，死亡が0〜7％となっている[7]．

### 臨床上のコツ

● **心と身体を一緒に抱えることが大切です**

　神経性やせ症の子どもは，外来を訪れた当初，低栄養のために受け入れが悪かったり（思考力低下），受診自体を拒んだり（病識欠如），さらにやせるための行動をとったり（やせ願望・肥満恐怖・過活動）します．しかし，これらはすべて低栄養がもたらしている行動異常と考えて接することが大切です．このときにしっかり向き合って診察し，重症度が高ければ入院治療で抱える姿勢が，のちに回復してからの良好な医師−患者関係につながります．

　初期は身体を守るために内科的治療に徹することが，間接的な心理治療にもなります．治療が進むと体重を維持できるようになり，思考力が回復して病識を持つことができるようになるため，この段階になると心理発達面に焦点をあてたアプローチが可能となります．地域ごとに医療資源を考慮しながら治療方針を再調整することになりますが，突然の主治医変更は子どもの見捨てられ不安を助長するかもしれません．しばらくはそのまま診療を継続し，心理面は精神科医などに専門的な視点で介入してもらいながら，主治医と専門医が連携して診る体制を作っていくことが大切です．

### 文献

1) 日本摂食障害学会(監)，「摂食障害治療ガイドライン」作成委員会(編)：摂食障害治療ガイドライン，医学書院，2012
2) 中西由季子：栄養学から考える摂食障害．心身健康科学 **12**：19-23，2016
3) 庄司保子ほか：栄養管理を要した小児期発症摂食障害22症例の臨床的特徴の検討．子どもの心とからだ **26**：2-9，2017
4) 日本小児心身医学会(編)：小児科医のための摂食障害診療ガイドライン．小児心身医学会ガイドライン集(第2版)，南江堂，p117-214，2015
5) 鈴木(堀田)眞理：シンポジウム：心身医療に求められる健康栄養学．摂食障害における栄養学の重要性．心身医 **56**：1006-1012，2016
6) Keel PK, et al：Update on course and outcome in eating disorders. Int J Eat Disord **43**：195-204, 2010
7) 井口敏之ほか：星ヶ丘マタニティ病院小児科で加療を行った摂食障害患者の転帰調査．子どもの心とからだ **25**：219-227，2016

【鈴木雄一】

## 2 回避・制限性食物摂取症

やせたくなくてもやせちゃうの？

### ♣ POINT

① やせ願望や肥満への恐怖がなくても，病的な体重減少を呈する．
② きっかけを探り，原因にアプローチすることが大切である．
③ 神経発達症（発達障害），精神疾患併存例では専門機関へのコンサルトを行う．

### 疾患の概要

回避・制限性食物摂取症（avoidant/restrictive food intake disorder：ARFID）は，DSM-5[1]の食行動障害および摂食障害群のうち食行動障害群に分類される．診断基準にもあるように，①食べることまたは食物への明らかな無関心，②食物の感覚的特徴に基づく回避，③食べた後，嫌悪すべき結果が生じることへの不安があり，成長に必要な適切な栄養の摂取が困難な状態である．神経性やせ症[1]とは違い，「やせ願望」「肥満への恐怖」「自分の体重や体型に対する感じ方の障害」はない．Great Ormond Street（GOS）criteria（表1）では 3.～9. に該当する[2]．

### 疫学

子どもの摂食障害は，制限型（神経性やせ症，anorexia nervosa：AN）が60% ほどを占めるが，10～20% はやせ願望のない回避・制限性食物摂取症とされる[3,4]．幼児期，小児期早期の発症が多いが，10歳以降でも発症する．幼児期，小児期早期発症例では性差はない．しかし，自閉スペクトラム症を併存する場合には男子に多いとされている．

### 病態

単なる「好き嫌い」や「食が細い」のではなく，極端な食行動異常から，病的な体重減少をきたす．食物の匂いや色に対する感覚異常があるために，口腔内で強い違和感が生じて食べられない例や，食欲を落とすほどのストレス状況や，ストレスそのものへの耐性が低いことなどから摂食障害を起こしている例がある．神経発達症（発達障害）も含めた何らかの精神疾患の併存は 70% 程度と報告されている[4]．病態は不明であるが，嫌悪感を制御する眼窩前頭皮質が関与する可能性が示唆され，記憶や学習に関わる NMDA 型グルタミン酸受容体アゴニストの有効性が報告されている[5]．

### 表1　摂食障害と摂食困難のタイプ分類の暫定基準（Great Ormond Street Criteria：GOSC）

| | |
|---|---|
| 1. 神経性やせ症<br>（anorexia nervosa：AN） | ・頑固な体重減少（食物回避，自己誘発性嘔吐，過度の運動，瀉下薬の乱用など）<br>・体重・体型に対する歪んだ認知<br>・体重・体型や食物・食事への病的な没頭 |
| 2. 神経性過食症<br>（bulimia nervosa：BN） | ・くり返されるむちゃ食いと排出あるいは食物制限<br>・制御できないという感覚<br>・体重・体型に対する歪んだ認知 |
| 3. 食物回避性情緒障害<br>（food avoidance emotional disorder：FAED） | ・食物回避<br>・体重減少<br>・気分障害<br>・体重・体型に対する歪んだ認知がない<br>・体重・体型への病的な没頭がない<br>・器質的疾患や精神病，禁止薬物の使用，薬の副作用ではない |
| 4. 選択的摂食<br>（selective eating：SE） | ・少なくとも2年間続く狭い範囲の食物嗜好<br>・食べたことがない物を摂取しようとしない<br>・体重・体型に対する歪んだ認知がない<br>・体重・体型への病的な没頭がない<br>・体重は低くても正常でも重くてもよい |
| 5. 制限摂取<br>（restrictive eating：RE） | ・年齢相応より摂取量が少ない<br>・栄養的には内容の問題はなく，量の問題である<br>・体重・体型に対する異常な認知がない<br>・体重・体型への病的な没頭がない<br>・体重と身長は低いことが多い |
| 6. 食物拒否<br>（food refusal：FR） | ・一時的・断続的・場面依存的であることが多い<br>・体重・体型に対する歪んだ認知がない<br>・体重・体型への病的な没頭がない |
| 7. 機能的嚥下障害<br>（functional dysphagia：FD）と他の恐怖状態 | ・食物回避<br>・嚥下，窒息，嘔吐の恐怖など食物回避に関わる恐怖<br>・体重・体型に対する歪んだ認知がない<br>・体重・体型への病的な没頭がない |
| 8. 広汎性拒絶症候群<br>（pervasive refusal syndrome：PRS） | ・食べる，飲む，歩く，話すこと，セルフケアへの回避によって表される激しい感情的興奮と撤回<br>・援助に対する頑固な抵抗 |
| 9. うつ状態による食欲低下<br>（appetite loss secondary to depression） | ・食欲低下<br>・頑固な食物回避がない<br>・体型に対する歪んだ認知がない<br>・体重・体型への病的な没頭がない |

（Lask B, et al：Overview of eating disorders in childhood and adolescence. Eating Disorders in Childhood and Adolescence（4th Ed）Routledge, p33-49, 2013 より改変して引用）

## 症状と診断

### a 診断

　胃腸炎罹患時の嘔吐に対する嫌悪感，初めての食感覚（離乳食の開始），新しい環境（登園開始時の給食）への不適応など，きっかけがはっきりしている場合や，生活環境で何らかのストレス・不安状態が存在し，やせ願望や認知の障害がないと判断される場合は，比較的診断は容易である．しかし，やせ願望をみせない神経性やせ症もあるため，当初は回避・制限性食物摂取症と診断していても，経過中にやせ願望が明確となり，神経性やせ症と診断が変わることもある．

### b 身体症状

　低栄養に伴う体重減少の程度は神経性やせ症に匹敵することも多い．神経性やせ症と同様に，全身の循環器系，内分泌系，神経系，消化管合併症などを生じる．低栄養状態が持続する場合，将来的に低身長や骨粗鬆症，無月経から不妊となる可能性が懸念される．

### c 精神症状

　年少児であれば，食事中に不機嫌になったり，苦しそうにしたり，頑固に食事摂取を拒否したりする．また，特定のものは摂取しないが，それ以外の摂取はできるということもある．食事への「こだわり」，食事以外のものへの「こだわり」や，特定できる不安および特定できない漠然とした不安が存在する場合もある．

## 対応と治療

### a 身体的治療

　身体的治療の基本は，活動の制限と栄養摂取である．安静によって消費するエネルギーを極力抑えることが重要である．栄養摂取は再栄養症候群を予防するため少量から開始し（20〜30 kcal/kg/日），徐々に増量をしていく．食べないことへのこだわり，喉元を通る嫌悪感から食事摂取ができない場合には，経管栄養や中心静脈栄養が必要になることもある．

### b 心理治療

　心理発達検査を行い，精神状態と発達の評価を行う．強いストレスや不安が存在する場合には，子どもに対する遊戯療法や家族へのカウンセリングのほか，必要に応じて薬物療法も考慮する．神経発達症（発達障害）の併存例では，発達特性に合わせた対応が必要である．食事摂取への不安を和らげるため「食べやすいもの」を優先し，「食べることができた」という自信を獲得させる．「楽しい食事の雰囲気」など，子どもの自尊心を高める働きかけを行うとよい．しかし，治療開始から2〜3ヵ月経過しても改善の徴候がなければ専門機関への相談が必要である．また，精神疾患の併存があれば，精神科に相談する．

## 予後

乳幼児期に発症する哺育障害や，嘔吐の経験や悪心への嫌悪感から摂取ができない場合には，経管栄養など身体的治療を中心とした対応で，比較的早期に回復することが多い．しかし，何らかのストレス状況が関係している場合には，その状況が続く限り摂食困難な状況は続く．神経発達症（発達障害）や精神疾患の併存があると，治療に抵抗性を示す例も多く，これら基礎疾患への対応が予後を左右する．

### 臨床上のコツ

#### ●「食べられない」「食べない」原因に着目を

「やせ願望」を認めない体重減少をきたした子どもを診療するときは，体重減少に伴う身体の評価を行いながら，その原因に着目しましょう．母子手帳や，学校の身体測定の記録から成長曲線を作ると，家族が思う発症時期よりかなり前から体重増加不良が存在していたことがわかる場合もあります．自我の芽生える時期，社会との関わりが広がる時期などに着目してください．心理発達検査などを行い，原因が明確になれば，必要に応じて心理療法，家族，社会を含めた環境調整，精神科への紹介を行いましょう．

「食べるのが怖いから食べられない」「食べたくても食べられない」「食べることに興味がない」「食べたいと思わない」「何もする気になれない」など，さまざまな思いが存在します．でも，生まれながらにして備わっているはずの「食べる」という行為ができなくなるほどの原因はどこかにあるはずです．それをきちんとみつけてあげることが非常に重要です．

### 文献

1) 日本精神神経学会（日本語版用語監修），髙橋三郎，大野　裕（監訳）：DSM-5 精神疾患の診断・統計マニュアル．医学書院，p328-332，2014
2) 日本小児心身医学会（編）：小児科医のための摂食障害診療ガイドライン．小児心身医学会ガイドライン集（第2版），南江堂，p117-214，2015
3) Forman SF, et al：Predictors of outcome at 1 year in adolescents with DSM-5 restrictive eating disorders: report of the national eating disorders quality improvement collaborative. J Adolesc Health **55**：750-756, 2014
4) Nicely TA, et al：Prevalence and characteristics of avoidant/restrictive food intake disorder in a cohort of young patients in day treatment for eating disorders. J Eat Disord **2**：21, 2014
5) Sharp WG, et al：Successful pharmacotherapy for the treatment of severe feeding aversion with mechanistic insights from cross-species neuronal remodeling. Transl Psychiatry **7**：e1157, 2017

【鈴木由紀】

# E 過換気症候群

診療における落とし穴に注意

## ◆ POINT

1. 過換気症候群と決めつけない：病態に則して過換気をきたす疾患を鑑別する.
2. 疾病利得を与えない：検査は最小限にし，心身医学的介入を適切に行う.
3. 背景にある疾患を考える：併存症を念頭において診療する.

### 疾患の概要

呼吸は，意識的に調節可能な唯一のバイタルサインであり，また無意識に感情で呼吸パターンが変化するという特徴を持つ[1]．過換気症候群（hyperventilation syndrome：HVS）は，この呼吸調節機構の不具合のために，原因となる器質的疾患がないにもかかわらずさまざまな心理社会的・身体的ストレスを契機として突然呼吸が深く速くなり（過呼吸発作），呼吸性アルカローシスや交感神経機能亢進などが生じて，呼吸苦をはじめとする多彩な症状が出現する症候群である[2,3]．

「過呼吸」とは過度呼吸，つまり行動を意味し，「過換気」とは過呼吸の結果生じる病態生理を意味する用語で，広義には同じように用いられている[4]．

### 疫学

過換気症候群には一定の診断基準がなく，正確な罹患率は不明だが，わが国では内科外来患者の3％に本症がみられるという報告がある[2]．女子が男子の2倍以上と多い．子どもでは5歳頃発症の報告例があり，10歳を超える頃から増え，13～16歳にピークがみられる[5]．小学校低学年では短時間の発作で終わり，養護教諭が対応して医療につながらないことも多い[6]．一方，中学生や高校生では疾病利得から再発のくり返しや集団発生例にみられるような伝播現象がみられる．

精神疾患との併存率が高く，パニック症が50％，全般不安症が40％，変換症（転換性障害）が30％である[7]．また気管支喘息との併存も6～10％との報告[8]があり，過換気症候群の診療においては併存疾患のコントロールも重要となる．

E. 過換気症候群

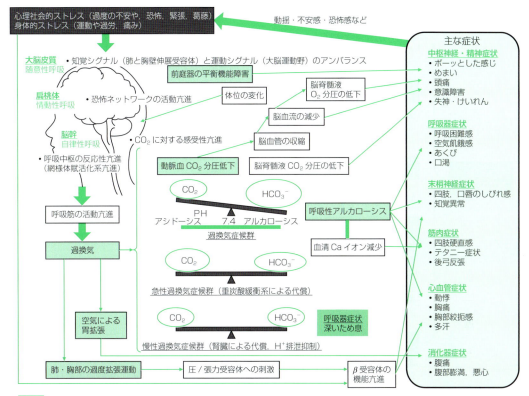

**図1** 過換気症候群の病態生理

## 病態

　過換気症候群の病態を図1に示す．本症の患者は大脳皮質・扁桃体・脳幹にある呼吸調節機構に問題があり[3]，その結果，心理社会的・身体的ストレスによる刺激を機に呼吸筋の活動性が亢進して過換気を生じ，動脈血$CO_2$分圧低下と呼吸性アルカローシスが引き起こされる．動脈血$CO_2$分圧低下により，脳血管が収縮して脳血流が減少するため中枢神経・精神症状（ボーッとした感じ，頭痛など）が出現する．呼吸性アルカローシスを呈すると血清Caイオンがアルブミンと結合することで急速に減少し，末梢神経症状（知覚異常など）や筋肉症状（テタニー症状など）を呈する．その他，呼吸困難感による不安感，肺・胸部の過度拡張により引き起こされるβ受容体の機能亢進で動悸，胸痛がみられ，また，空気による胃拡張で腹痛，腹部膨満，悪心がみられる．一部の患者では前庭器の平衡機能が障害されてめまいが出現し，体位の変化で過換気が誘発される[3]．知覚シグナル（肺・胸壁伸展受容体）と運動シグナル（大脳運動領野）のアンバランスから「いくら空気を吸ってもうまく吸えない」と感じる空気飢餓感[3]がみられる．このようなさまざまな身体症状をきたすことで，動揺，不安感，恐怖感が引き起こされ，それによって過換気が増幅される．

　一旦生じた呼吸性アルカローシスは，重炭酸緩衝系および腎臓で代償され，頻呼吸はみられなくなるが，低炭酸ガス血症が持続すると深いため息がみられる[9]．

## 各論 — 1. 子どもに多い心身症

過換気を
きたす病態

**代謝性アシドーシスの代償**
何らかの異常な病態によって，体内に酸性物質が増える病態
ショック，急性心不全，代謝性アシドーシス（糖尿病，腎性，乳酸性），薬物中毒，急性アルコール中毒，末梢動脈閉塞，低酸素血症，敗血症，薬物性（サリチル酸中毒）

**換気効率の低下**
通常の呼吸をしても酸素を体内に十分取り込めない病態（低酸素血症をきたす病態）
肺炎，喘息，肺線維症，間質性肺炎，気胸，肺気腫，心不全に伴う肺水腫，気道狭窄
高山病，気胸，肺塞栓，急性冠症候群，シャントを伴う心血管疾患

**代謝の亢進**
代謝の際にできた二酸化炭素を体外へ排出する病態
発熱，運動，甲状腺機能亢進

**呼吸調節機構の障害**
末梢および中枢化学受容体を刺激
肝不全
中脳の呼吸中枢の障害
脳腫瘍，脳髄膜脳炎
薬物
$\beta$刺激薬，プロゲステロン製剤，メチルキサンチン製剤，カフェイン

**精神的因子，他**
過度の緊張やストレスがかかり過呼吸となる病態
過換気症候群，パニック症，不安症，強い疼痛（急性冠症候群，大動脈解離など），妊娠

**図2** 病態別にみた過換気の鑑別診断

## 症状と診断

図1の右欄に過換気症候群の症状を示す．国際的には機能的な呼吸障害（dysfunctional breathing）に分類され[10]，ICD-10では身体表現性自律機能不全（F45.3）の呼吸器系（F45.33）に分類されている[11]が，確立された診断基準はない．現時点では図1に記した臨床所見を認め，血液ガス検査で呼吸性アルカローシスの存在が確認できれば本症を強く疑う．そして，過換気をきたす疾患を鑑別して確定診断を行う．特に急性冠症候群や肺塞栓症など重篤な疾患が含まれるため，図2に示す他疾患を病態に則して[12]丁寧に鑑別していく必要がある．

ただし，診断に際して不安の強い子どもに痛みを伴う検査を行うことは，身体的ストレスから発作を増悪させるおそれがある．また「病気扱い」することで子どもに疾病利得を意識させることになるため，必要最小限の検査にとどめる[6]．

大切なのは，頻呼吸だが$SpO_2$が99〜100％と保たれ，来院時の全身状態が良好であれば過換気症候群を疑い，次項に記す対応と治療を行って発作の安定に努めることである．付添い者には問診を詳しく行い，症状の経過に関係していると考えられる心理社会的・身体的ストレスの有無を確認する．そして，適切な心身医学的介入で発作が改善するかを観察し，治療的診断を行う．その際，一緒に来院した付添い者がストレスになっている可能性もあり，子どもに過剰な不安をもたらさないよう別室で問診するなど，診

察環境への配慮が必要となる．

## 対応と治療

急性期（発作時）と再発予防（発作間欠期）に分けて対応する．

### a 急性期

急性期は，子どもに病態と症状を説明し，回復することを保証して安心させるのが最も大切である．$SpO_2$モニターを装着し酸素は足りていることを伝えると，命に別条がないことが伝わりやすくなる．そして，一緒に付き添って声をかけながら呼吸を整える．呼吸数が測定できるモニターがあれば装着して，表示される呼吸数をみながら「○○回以下の呼吸数になるようにゆっくり呼吸しましょう」と指示すると，目標が明確となり呼吸が整えやすくなる．それでも収まらないときは薬物療法を行う．ヒドロキシジン（アタラックス®）は呼吸抑制がなく使用しやすい薬物である．

急性期の対応の注意点として，古くから好んで用いられてきたペーパーバッグ法は post hyperventilation apnea（過換気後に低換気ないし無呼吸に陥り，低酸素血症が生じること）による低酸素血症を悪化させる可能性があるため最近では行われなくなった[3,13]．

### b 再発予防

再発予防のためには，過換気時の呼吸パターンを自覚し，呼吸パターンを正常化するための呼吸法の訓練を行う．また，子どもの抱く不安を傾聴し，心身相関についての気づきを促す[2]．さらに発症に関与している心理社会的因子を整理し，安心できる生活環境を整えるため，家族，学校との面談を行う．本症はパニック症，変換症（転換性障害），気管支喘息などの併存率が高く，併存疾患のコントロールをしっかりと行うことが重要である．

これらの対応でもコントロール不良の場合，自律訓練法，カウンセリング，認知行動療法，薬物療法の適応となり，専門医との連携が必要になる．

## 予後

過呼吸発作の持続は長くとも60分程度で，その予後は一般に良好だが，初発時は緊急を要する器質的疾患がないか経過観察する必要がある[14]．

## 各論 — 1. 子どもに多い心身症

> **症例** 気管支喘息を併存した過換気症候群の女子高校生
>
> 　他院で気管支喘息管理中の女子高校生．高校進学後，頭痛，腹痛，ときに息苦しさを感じていたが，体育で苦手なランニング中に呼吸困難となり緊急搬送された．多呼吸，努力呼吸が強く，聴診にて呼気性喘鳴を聴取したため，気管支喘息発作と診断され β 刺激薬による吸入治療を受けた．しかし，改善なく手足のしびれが出現したため当科紹介となった．
>
> 　来院時，呼吸数 40 回/分，心拍数 130 回/分，室内気で $SpO_2$ 99％ であった．受け答えはできたが，四肢硬直がみられ，聴診では両肺野呼吸音良好であった．血液検査（室内気下動脈血）で pH 7.523, $PaO_2$ 106.5 mmHg, $PaCO_2$ 20.5 mmHg, $HCO_3^-$ 16.7 mmol/L という所見であり，過換気症候群と診断した．呼吸モニターをみながら「呼吸数を 30 回/分以下になるようにゆっくり呼吸しましょう」と声をかけたところ，数分で四肢硬直は消失，喘息に対してステロイド点滴を施行し，1 時間後に症状は消失した．
>
> 　**その後の経過**：本症例は，高校進学による環境の変化に適応できず不安感情が強いなか，運動誘発喘息を機に過換気症候群に至った．さらに気管支喘息発作での不安に加えて，β 刺激薬の吸入治療によって症状が増悪し，テタニー症状が出現したと考えられる．後の問診と肺機能検査から喘息は軽症持続型と診断した．コントロール不良であったため，ステロイド吸入治療によって喘息治療を強化し，喘息発作による呼吸困難感に対する不安の軽減に努めた．また，今回の病態（不安に基づく呼吸促迫が病状の悪化につながること）を説明し，呼吸法（ゆっくりと息を吸い，息こらえをしたあと，息を吐ききる）を指導した．さらに学校生活でさまざまな葛藤がみられたため，心理士によるカウンセリングを実施し，ストレス耐性の獲得を目指した．約半年の経過で頭痛，腹痛，息苦しさもみられなくなり元気に高校生活を送れるようになった．

> **臨床上のコツ**
>
> ● **併存疾患を含め背景にある疾患を念頭において診療しましょう**
>
> 　過換気症候群には併存率の高い疾患が多く（p182, 疫学参照），併存疾患の治療を優先することで本症が増悪したり（本ページの症例参照），本症の治療を優先することで併存疾患の背景に潜む問題（虐待など）を見落としたりすることがあります[6]．さらに身体疾患の合併症として発症し身体疾患の診断を遅らせたり，過換気をきたす疾患を過換気症候群と誤診したりすることもあり，本症の診療は背景の病態を考慮して慎重に進める必要があります．

## 文献

1) 清水夏恵ほか：呼吸困難について．心身医 **57**：461-465，2017
2) 三浦勝浩ほか：過換気症候群の診療指針．日本醫事新報 **4255**：6-11，2015
3) Schwartzstein RM, et al：Hyperventilation syndrome. UpToDate®：Feb 09, 2017
4) 天野雄平ほか：F41 他の不安障害．ICD-10 精神科診断ガイドブック，中根允文ほか（監修），岡崎祐士（総編集），大久保善朗ほか（編），中山書店，p300-311，2013
5) Enzer NB, et al：Hyperventilation syndrome in childhood. J Pediatr **70**：521-532, 1967.
6) 佐々木栄一：過換気症候群．小児科臨床 **55**：723-727，2002
7) 塩入俊樹ほか：過呼吸．臨床精神医学 **29**（増刊号）：413-418，2000
8) D'Alba I, et al：Hyperventilation syndrome in adolescents with and without asthma. Pediatric Pulmonology **50**：1184-1190, 2015
9) 梶浦 貢ほか：過換気症候群の病因・病態について．小児の酸塩基平衡 Q&A，小児科学レクチャー，五十嵐 隆（編），総合医学社，p139-144，2011
10) Boulding R, et al：Dysfunctional breathing: a review of the literature and proposal for classification. Eur Respir Rev **25**：287-294，2016
11) 融 道男ほか（監訳）：身体表現性障害．ICD-10 精神および行動の障害 臨床記述と診断ガイドライン，医学書院，p170-178，2000
12) 岩崎衣津：頻呼吸は危険なサインなの？．呼吸器ケア 2014 夏季増刊：25-29，2014
13) Callaham M：Hypoxic hazards of traditional paper bag rebreathing in hyperventilating patients. Ann Emerg Med **18**：622-628, 1989
14) 大塚耕太郎：過換気症候群．今日の診断指針 ポケット版（第 7 版），金澤一郎ほか（編），医学書院，p535-536，2015

【港　敏則】

## 各論 — 1. 子どもに多い心身症

# F アレルギー疾患

## 1 気管支喘息

吸入ステロイド薬を処方するだけで大丈夫？

### ♣ POINT

1. 治療目標は日常生活を普通に行えるようにすることである．
2. 吸入薬を用いた治療は指導が肝心である．
3. 治療への反応が悪い場合に心理社会的因子の関与を考える．

### 疾患の概念

　子どもの気管支喘息は，発作性に起こる気道狭窄によって，喘鳴や呼気延長，呼吸困難をくり返す疾患と定義される．喘息の臨床症状は自然ないし治療により軽快，消失するが，ごくまれには致死的となる．喘息の発症には遺伝因子と環境因子が関与していると考えられている[1]．さらに発症に関わる要因や自然経過から，その病態は単一ではなく，多様性があることが知られている．

### 疫学

　子どもの気管支喘息は4歳未満までに約80％が発症する．有病率は調査方法によって大きく異なるが，東京都の保育所に通う3歳児を対象とした調査では，医師が喘息と診断した子どもは8.5％であった．学童期以降では文部科学省の全国調査があり，2013（平成25）年度は5.8％であった．また，呼吸困難をもとに診断する調査用紙による環境省の2009（平成21）年全国調査では，3歳での有病率は約2.8％，6歳では約4.5％であった．一般に喘鳴，咳嗽を中心に調査した場合には，呼吸困難を基にした調査と比べ，概ね2～3倍の有病率になることが知られている．

　本邦における喘息の有病率は近代化とともに増加していたが，この10年間ではほぼ横ばいである．

## 病態

### a 病態の概要

喘息は，気道の慢性炎症性疾患である．中心的役割を担うのは好酸球であり，マスト細胞，リンパ球，好中球なども関与する．慢性の気道炎症は，気道過敏性亢進の主因となる．気道過敏性とは，非特異的な刺激に対して過剰に気道平滑筋収縮，気道狭窄をきたすことを示す．さらに反復する気道狭窄は気道リモデリングという不可逆性の組織変化を誘導する．気道リモデリングは気道過敏性のさらなる亢進，気道狭窄（気流制限）に影響する．

### b 増悪因子

喘息増悪は，抗原や非特異的な外因性の刺激によって引き起こされる．乳幼児期には気道感染に伴って喘鳴を生じることが多い．また，受動喫煙も重要な因子である．これらによって生じる喘鳴などの症状が必ずしも喘息というわけではないが，反復する場合には喘息の可能性がある．学童期以降はダニや動物などの抗原曝露，運動，気候の変化の関与が増え，さらに心理社会的因子が関与する可能性が高まる．

## 症状と診断

### a 症状

典型的な症状は，咳，呼気性喘鳴，呼吸困難である．しかし，喘鳴は必ずしも必須の症状ではない．喘鳴を伴わず呼吸困難だけを訴える場合もあるので注意する．喘息によって生じる呼吸困難は，多呼吸や陥没呼吸（呼吸補助筋の使用によって吸気時に頸部，鎖骨窩，肋間などが陥没する現象）のほか，呼気延長（呼気が吸気と比較して延長する）を伴うことが特徴である．

### b 発作強度

症状の程度は，発作強度として4つに分類される（表1）[1]．症状の程度は気道狭窄の程度と相関するため適切に評価する必要がある．
① 小発作：軽度の喘鳴があるが，安静時には呼吸困難感はない状態．
② 中発作：喘鳴や呼吸困難が明らかとなり，生活にさまざまな支障をきたす状態．患者は臥位よりも坐位を好むようになる．
③ 大発作：著明な呼吸困難を認め，ときにチアノーゼを認める．
④ 呼吸不全：強度の気流制限により，喘鳴の消失を伴う強度の呼吸困難を生じ，意識低下を伴う状態．

### c 診断

前記の症状を認め，気管支拡張薬吸入によって改善することが明らかであれば，診断は比較的容易である．呼吸機能検査での閉塞性変化や，気管支拡張薬吸入による改善が

## 各論 — 1. 子どもに多い心身症

表1 急性増悪(発作)の症状と所見

| | | 小発作 | 中発作 | 大発作 | 呼吸不全 |
|---|---|---|---|---|---|
| 呼吸の状態 | 喘鳴 | 軽度 | 明らか | 著明 | 減少または消失 |
| | 陥没呼吸 | なし〜軽度 | 明らか | 著明 | |
| | 呼気延長 | なし | あり | 明らか[*1] | |
| | 起坐呼吸 | 横になれる | 坐位を好む | 前かがみになる | |
| | チアノーゼ | なし | なし | 可能性あり | あり |
| | 呼吸数[*2] | 軽度増加 | 増加 | 増加 | 不定 |
| 呼吸困難感 | 安静時 | なし | あり | 著明 | 著明 |
| | 歩行時 | 急ぐと苦しい | 歩行時著明 | 歩行困難 | 歩行不能 |
| 生活の状態 | 会話 | 文で話す | 句で区切る | 一語区切り | 不能 |
| | 食事の仕方 | ほぼ普通 | やや困難 | 困難 | 不能 |
| | 睡眠 | 眠れる | 時々目を覚ます | 障害される | |
| 意識障害 | 興奮状況 | 平静 | 平静〜やや興奮 | 興奮 | 錯乱 |
| | 意識低下 | 清明 | 清明 | やや低下 | 低下 |
| PEF | (吸入前) | >60% | 30〜60% | <30% | 測定不能 |
| | (吸入後) | >80% | 50〜80% | <50% | 測定不能 |
| $SpO_2$ | (室内気) | ≧96% | 92〜95% | ≦91% | <91% |
| $PaCO_2$ | | <41 mmHg | <41 mmHg | 41〜60 mmHg | >60 mmHg |

[*1]:頻呼吸のときには判定しにくいが,大発作時には呼気相は吸気相の2倍以上延長している.
[*2]:年齢別標準呼吸数(回/分)　0〜1歳:30〜60,1〜3歳:20〜40,3〜6歳:20〜30
　　　　　　　　　　　　　　　6〜15歳:15〜30,15歳〜:10〜30
注)悪性増悪(発作)が強くなると乳児では肩呼吸ではなくシーソー呼吸を呈するようになる.呼気,吸気時に胸部と腹部の膨らみと陥没がシーソーのように逆の動きになるが,意識的に腹式呼吸を行っている場合はこれに該当しない.
(荒川浩一ほか(監修),日本小児アレルギー学会(作成):小児気管支喘息治療・管理ガイドライン2017,協和企画,p30,2017より許可を得て転載)

確認できればより確実となる.さらにアトピー素因があること,呼気中一酸化窒素(NO)の増加,喀痰中好酸球の証明ができれば,診断はより確実になる.
　問診から診断する場合には,他の呼気性喘鳴をきたす疾患との鑑別をより慎重に行う必要がある.

### d 重症度

　診断をつけると同時に重症度を評価する.重症度は予防的治療を適切に始めるうえで重要となる.詳細は割愛する.

## 🍃 対応と治療

　治療は予防的な長期管理と急性増悪時の治療に大別される.詳細は「小児気管支喘息治療・管理ガイドライン2017」(JPGL 2017)[1]に記載がある.

喘息治療の目標はスポーツを含め日常生活を普通に行うことができ，かつ昼夜を通じて症状がないことである．この目標を子ども・家族と共有して治療を継続して行うことが重要である．

### a 長期管理

環境整備と薬物による抗炎症治療を適切に組み合わせる．環境整備は明らかに症状を誘発する抗原を除去し，受動喫煙など非特異的な刺激を避けることが中心となる．薬物は重症度に合わせて種類と用量を設定する．代表的な長期管理薬は吸入ステロイド薬（inhaled corticosterd：ICS）であり，2歳以上では第一選択薬となっている．ロイコトリエン受容体拮抗薬（leukotriene receptor antagonist：LTRA）は，軽症では単剤で，中等症以上ではICSに追加する薬物として有用である．運動誘発喘息への予防効果もある．また長時間作用性吸入 $\beta_2$ 刺激薬（long-acting $\beta_2$-agonist：LABA）は中等症以上でコントロールが不十分な場合に使用が考慮される．必ずICSと併用する必要があり，一般にはICSとLABAの配合剤で用いられる．

### b コントロール状態に基づいた治療調整

重症度に応じた治療を行いながら，コントロール状態を評価する．コントロール状態は，1ヵ月程度の短期間における喘息症状の頻度，日常生活制限や気管支拡張薬の頓用の有無で評価する．コントロールが良好でない場合には，アドヒアランスや吸入手技の確認と再指導を行うと同時に，これらに問題がなければ治療強化を考慮する．一旦症状がコントロールされても3ヵ月程度は同じ治療を継続し，悪化がない場合に段階的に予防薬治療を調整する．

### c 急性増悪時の対応

ポイントは3つである．
- $SpO_2$ を95%以上に保って治療を開始する．
- 短時間作用性吸入 $\beta_2$ 刺激薬の吸入を実施する．当初は必要に応じて1時間に3回まで反復する．
- 症状が改善しない，あるいは当初から大発作であるなどの場合には，全身性ステロイド薬投与を併用する．

急性増悪時の治療を要する場合は，増悪因子の有無を確認し，必要に応じて長期管理の見直しを行う必要がある．

### d 心理社会的因子の関与が疑われるとき

重症度に応じた薬物療法，環境整備を実施して，なおコントロールが不良の場合に心身症も念頭において対応することになる．「小児気管支喘息治療・管理ガイドライン2017」では，アドヒアランス（適切に治療が行われているかどうか）を評価することが強調されている（図1）[1]．

アドヒアランス不良の場合には，病気や治療に対する認識や，治療実施への抵抗の有

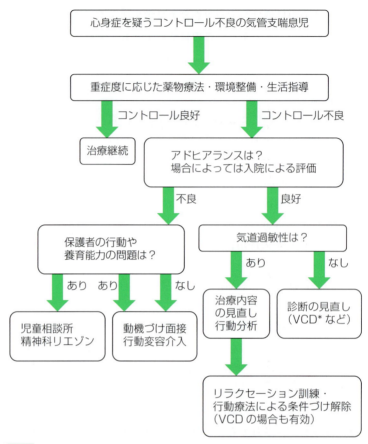

**図1** 喘息児に対する心身医学的診断と治療のフローチャート
VCD：vocal cord dysfunction.
(荒川浩一ほか(監修), 日本小児アレルギー学会(作成)：小児気管支喘息治療・管理ガイドライン2017, 協和企画, p98, 2017より許可を得て転載)

　無を確認し，治療意欲向上を図る．治療への抵抗があるときには，何らかの疾病利得が関与していることがあり注意を要する．治療に対する心理的抵抗，あるいは負担が強いために治療継続が困難な場合には，子どもと家族の疾病や治療に対する理解，日常における治療の位置づけなどを把握する必要がある．詳細は，メディカルスタッフ向けのテキストだが，日本小児難治喘息・アレルギー疾患学会(編)「小児アレルギーエデュケーターテキスト実践編」に記載されている[2]．

　アドヒアランスが良好な場合に最も重要なのは診断の見直しだが，同時に生活背景に心理社会的因子がないかどうかも確認する．喘息に関与する因子として，親子関係，きょうだい間葛藤が比較的よく認められる．「小児気管支喘息治療・管理ガイドライン2017」には小児喘息における心理社会的アプローチとして**表2**のようにまとめられている[1]．

**表2** 小児喘息における心理社会的アプローチ

■オペラント条件づけとその解除
　① 患児の喘息症状の出現
　　　⇒保護者の過保護・過干渉など過剰な対応
　　　⇒喘息症状は「保護者の過剰な関わり」を得るための患児の快刺激となる
　　対策：保護者は発作が起きたときに過保護・過干渉をやめ，通常の対応を行うと同時に，よい
　　　　　体調のときに患児が満足できる対応をする．
　② 保護者が患児にケアを促すための指示・命令や叱る態度
　　　⇒吸入やピークフローへの嫌悪反応
　　対策：患児の主体的なケアの実施を十分に誉め，自己効力感の強化を図る．
■きょうだい葛藤
　きょうだい間での保護者の愛情の奪い合い
　例：患児の同胞が患児のケア時に駄々をこねる
　対策：保護者のストレスマネジメント
　　　　　育児スキル，対処方法の習得
　　　　　＊患児のケア時，同胞も同じような愛情をかけられたことを説明する．
■心身相関への気づきとセルフコントロール
　喘息症状がストレスと関連している心身症的要因が強い場合
　対策：心身相関への気づき
　（バイオフィードバック，リラクセーション法，カウンセリング，自律訓練法など）
■患児のストレス耐性の向上
　ストレスへの対処方法を身につける．
　対策：アサーティブトレーニング（相手に受け入れられる自己主張の方法）
　　　　　セルフカウンセリング，問題解決スキルなど
■保護者のストレスマネジメントと子どもへの対応
　・子どもの成長発達における心理と喘息との関係の理解と発達段階に合わせて対応する．
　・保護者が患児を自立させるために医療従事者が保護者を支援する．

（荒川浩一ほか（監修），日本小児アレルギー学会（作成）：小児気管支喘息治療・管理ガイドライン 2017，協和企画，p99，2017より許可を得て転載）

 予後

　子どもの気管支喘息の予後は必ずしもよいとはいえないことが，多くの疫学研究で示されている．持続して喘息症状が反復する例だけではなく，数年の無症状期を経て再燃する例もある．心身症との関連では，それぞれの成長過程において特有の心理社会的問題が関与して，症状が増悪，再燃する可能性があることを忘れてはならない．

## 各論 — 1. 子どもに多い心身症

### 臨床上のコツ

● **すべては丁寧な問診から始まる**

子どもの気管支喘息は治療の進歩に伴い，コントロール可能な疾患となりました．当然のことですが，喘息治療の第一歩は正しい診断にあります．臨床的な症状を的確にとらえることが重要ですが，たとえば喘鳴1つをとっても，家族が正しく症状を話しているとは限りません．喘鳴があるにもかかわらず訴えていない場合はもちろん，呼気性か吸気性かを判断できていなかったり，喉でゴロゴロという音がしているのを喘鳴と表現されたりすることもあります．まずはしっかりと症状をとらえることの大切さを改めて考えてみましょう．喘息としてみていた症状に何か違和感を覚えることが，心身症を疑う大きなきっかけになると思います．

### 症例 第2子出生を契機に起きた喘鳴

受診時4歳の女児．気道感染症時に喘鳴を反復し，喘息との診断でLTRAを処方されていた．今回も気管支炎で入院し，退院後も咳が2ヵ月以上続き，喘息として各種治療が追加されたが，まったく無効であった．そのため精査加療目的で当科を紹介された．

問診では，症状は咳だけで喘鳴はないこと，睡眠中に症状はないことがわかった．家族背景として，子どもが気管支炎で入院した1ヵ月後に母親が第2子を出産していた．そこで，どのようなときに症状がないかを確認すると，父親と公園で遊んでいるときには無症状であることがわかった．理学所見で明らかな異常を認めず，鼻閉もなく胸部X線検査でも異常を認めなかった．

以上から，第2子出生に関連して，両親の気を引くための症状である可能性を強く疑った．それまでの薬物治療が無効であったことから，新たな治療強化は行わず，両親，特に母親に子どもとだけ接する時間を持ち，第2子に関わるときも子どもに話しかけるなど，子どもが疎外感を持たないように配慮することを提案した．再診時には，両親が子どもの症状の出現パターンをより正確に把握し，同時に適切に子どもに配慮することで，症状は出現しなくなっていた．その後，感染によっても喘鳴をきたすことはなく，LTRAも中止することができた．

### 文献

1) 荒川浩一ほか(監修)，日本小児アレルギー学会(作成)：小児気管支喘息治療・管理ガイドライン2017，協和企画，2017
2) 益子育代：患者教育総論．チーム医療と患者教育に役立つ小児アレルギーエデュケーターテキスト実践編(第2版)，日本小児難治喘息・アレルギー疾患学会(編)，診断と治療社，2016

【亀田　誠】

## 2 アトピー性皮膚炎

掻破行動の原因はなに？

### ❖ POINT

① 子どものアトピー性皮膚炎の治療に際しては，皮膚症状に注目するだけではなく，子どもが心身の成長過程にいることを忘れてはならない．
② 皮膚病変増悪の原因が，怠薬や強い掻破行動によるときは，心理社会的影響が強いことがある．
③ 難治化する場合は，子どもだけでなく家族のストレスとなりうる育児環境や教育環境（学習レベル，不登校，いじめ問題など）を含め，子どもの生活全体への対応が必要なことも多い．

### 疾患の概要

アトピー性皮膚炎は，小児慢性疾患のなかで罹患率の高いアレルギー疾患であり，乳児早期から発症し，思春期までの長期間にわたり，瘙痒のある湿疹が増悪寛解をくり返す疾患である．子どものアトピー性皮膚炎の治療では，皮膚炎に対する基本治療のみならず，心身発育段階にある子どもと家族への包括的治療が必要である．

子どもは，「皮膚がかゆい」という感覚的に我慢できない不快感に乳児期から長年苦しめられ，家族も「赤ちゃんの肌はツルツルしている」という固定観念を育児開始早期から視覚・触覚的に覆される．子どもは，夜間の「かゆみ」で睡眠が十分にとれず，起床時間が遅くなり，学校生活に支障をきたすこともある．また，周囲からの心ない言葉や態度で傷つくこともあり，思春期に不登校となることも少なくない．

アトピー性皮膚炎に罹患している子どもは，食物アレルギーや気管支喘息など他のアレルギー疾患群の併発率が高く，煩雑な多種の治療を長年継続していることが多い．

このように，長期にわたる経過のため，子どものみならず家族全体がストレスによって情緒不安定になることも多く，子どもの情緒発達に影響を及ぼすことは必至で，成長過程にある子どもをとりまく家族や社会環境の包括的心身医学的対応が重要である．

### 疫学

子どもの罹患率は，4ヵ月児から思春期まで増減はあるが，概ね12%程度である[1]．

ストレスによってアトピー性皮膚炎が増悪すると自覚している子どもの割合は，6歳以上18歳未満では30%程度である．疾患に関連して不愉快な言動で嫌な思いをさせられた経験のある子どもは，小学生で40%程度，中高校生では20%前後である．1年間で30日以上欠席している中高校生は，10〜20%程度と報告されている[2,3]．

## 病態

　日本皮膚科学会ガイドライン[4]によると，アトピー性皮膚炎は，増悪・寛解をくり返す，瘙痒のある湿疹を主病変とする疾患であり，多くは家族歴，アレルギー疾患（食物アレルギー，気管支喘息，アレルギー性鼻炎・結膜炎のうちいずれか，あるいは複数の疾患）の併存，IgE抗体を産生しやすいなどのアトピー素因がある．

　病態は，皮膚バリア，アレルギー炎症，瘙痒が関与している．皮膚バリア機能が低下するため，抗原（アレルゲン）が皮膚に侵入しやすくなり，非特異的な刺激に対しても皮膚の被刺激性が亢進し，炎症が起こりやすくなる．発症・増悪因子は多種にわたる．

　心身医学的には，ストレスによって瘙痒感が増強し，掻破行動が激しくなる．さらに，アトピー性皮膚炎にかかっていること自体がストレスとなって心理的苦痛や社会的機能低下を引き起こし，ストレスの悪循環が生じた結果，治療継続やセルフケアが困難になり，生活のQOLを低下させる[5]．

## 症状と診断

　表1に，日本皮膚科学会ガイドラインによる診断基準を示す[4]．①瘙痒，②特徴的皮疹と分布，③慢性・反復性経過の3基本項目を満たすものを，症状の軽重を問わずアトピー性皮膚炎と診断する．アレルゲンやTARC検査は診断の参考となる．

　心身医学的対応を含め，包括的診断には問診が重要である．

　接触（性）皮膚炎との鑑別のため，石鹸，洗剤，柔軟剤，入浴剤，整髪剤，カミソリ使用の有無，乳幼児では家族の上着，寝具の素材などの検討は，過剰なアトピー性皮膚炎の診断を防ぐことにつながる．

　さらに，前医の治療内容，怠薬の程度と理由，民間療法の有無，入浴回数，睡眠状態，夜尿の有無，起床時間，登校状態，クラブ活動への参加，友だち関係，掻破行動の部位・時間・程度・家族の対応など，子どもの生活全般を丁寧に聞き取ることで，さまざまな子どもの生活情報を得ることができる．会話中の子どもや家族の表情や仕草（掻破行動，落ち着き，チックなど）の観察も大切である．

## 対応と治療

　アトピー性皮膚炎の治療を行うにあたっては「子どもは家族や社会生活での経験が人格構築に大きく影響される心身の成長過程にいる」ことを忘れてはならない．

　子どもと家族に，治療のための生活ではなく，楽しく充実した生活のために，疾患理解と治療の必要性を納得してもらい，治療意欲の向上と維持を支えることが大切である．

　図1にアトピー性皮膚炎診療のフローチャートを示す．

## 表1　アトピー性皮膚炎の定義・診断基準（日本皮膚科学会）

### アトピー性皮膚炎の定義（概念）
アトピー性皮膚炎は増悪・寛解をくり返す，瘙痒のある湿疹を主病変とする疾患であり，患者の多くはアトピー素因を持つ．
アトピー素因：①家族歴・既往歴（気管支喘息，アレルギー性鼻炎・結膜炎，アトピー性皮膚炎のうちいずれか，あるいは複数の疾患），または　②IgE抗体を産生しやすい素因．

### アトピー性皮膚炎の診断基準
1. 瘙痒
2. 特徴的皮疹と分布
    ①皮疹は湿疹病変
    - 急性病変：紅斑，湿潤性紅斑，丘疹，漿液性丘疹，鱗屑，痂皮
    - 慢性病変：湿潤性紅白斑，苔癬化病変，痒疹，鱗屑，痂皮
    
    ②分布
    - 左右対側性
      好発部位：前額，眼囲，口囲・口唇，耳介周囲，頸部，四肢関節部，体幹
    - 参考となる年齢による特徴
      乳児期：頭，顔にはじまりしばしば体幹，四肢に下降．
      幼小児期：頸部，四肢関節部の病変．
      思春期・成人期：上半身（頭，頸，胸，背）に皮疹が強い傾向．
3. 慢性・反復性経過（しばしば新旧の皮疹が混在する）
    ：乳児では2ヵ月以上．その他では6ヵ月以上を慢性とする．

上記1. 2. および3の項目を満たすものを，症状の軽重を問わずアトピー性皮膚炎と診断する．そのほかは急性あるいは慢性の湿疹とし，年齢や経過を参考にして診断する．

### 除外すべき診断（合併することはある）
- 接触皮膚炎
- 脂漏性皮膚炎
- 単純性痒疹
- 疥癬
- 汗疹
- 魚鱗癬
- 皮脂欠乏性湿疹
- 手湿疹（アトピー性皮膚炎以外の手湿疹を除外するため）
- 皮膚リンパ腫
- 乾癬
- 免疫不全による疾患
- 膠原病（SLE，皮膚筋炎）
- ネザートン症候群

### 診断の参考項目
- 家族歴（気管支喘息，アレルギー性鼻炎・結膜炎，アトピー性皮膚炎）
- 合併症（気管支喘息，アレルギー性鼻炎・結膜炎）
- 毛孔一致性の丘疹による鳥肌様皮膚
- 血清IgE値の上昇

### 臨床型（幼小児期以降）
- 四肢屈側型
- 四肢伸側型
- 小児乾燥型
- 頭・頸・上胸・背型
- 痒疹型
- 全身型
- これらが混在する症例も多い

### 重要な合併症
- 眼症状（白内障，網膜剥離など）：
  特に顔面の重症例
- カポジ水痘様発疹症
- 伝染性軟属腫
- 伝染性膿痂疹

（日本皮膚科学会アトピー性皮膚炎診療ガイドライン作成委員会：日皮会誌 126：123，2016 より許可を得て転載）

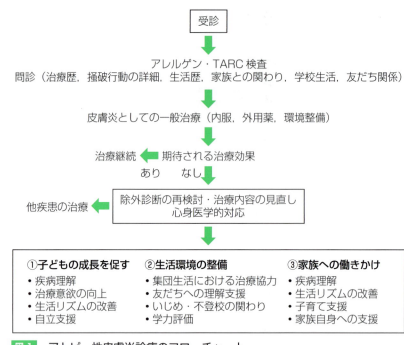

図1 アトピー性皮膚炎診療のフローチャート

### a 皮膚炎として適切な治療を行う

　ガイドラインに記載されている一般的な抗炎症治療として，内服，外用薬，スキンケア，環境整備などの治療を行っても症状が軽快しない場合は，心身医学的対応が必要になることが多い．

### b 心身の成長と治療意欲の向上を促す

　アトピー性皮膚炎に罹患している子どもは，食物アレルギーや気管支喘息など他のアレルギー疾患群を併せ持つことが多く，ストレスの多い生活が長期間持続しているため，情緒発達が未熟で，他者の評価を気にしやすい傾向にある[3]．

　心身医学的な対応が必要な例では，皮疹の重症度と相関しないほど強い瘙痒感と掻破行動を呈することが多い．

　たとえば，子どもは親に叱られるなど不都合な場面で顔面や手を激しく掻破し，その行為によって親の叱責を中断できると学習することがある．論理的な問題解決能力が未熟な傾向があるため，自己のストレスを言葉で表現するのではなく，掻破行動で周囲に理解させようとするのである．

　医師は，子どもに，①かゆくなった理由，②掻破行動中に感じていたこと，③掻破行動による問題解決の有無，④問題への具体的解決策を考えさせ，客観的に問題解決に取り組めるよう指導を行う．そして，子どもが掻破行動を利用するのではなく，客観的に問題解決と治療に取り組む努力をほめ，問題の解決と皮膚症状の改善を成功体験として習得させる必要がある．

一方，過剰な生活制限を強いられている子どもには，好きなスポーツや遊びの制限を緩和し，好きなことに楽しく取り組めるようにするための治療であることを理解してもらう．

### c 社会適応の評価（学校との連携）

夜間覚醒によって起床時間が遅くなれば，起立性調節障害の悪化や不登校につながることがある．瘙痒のため十分な学習時間がとれず学業が遅れている子どもや，学業についていけず掻破行動が激しくなっている子どもには，知能面の評価も必要である．

友だちとの関係がうまく構築できず，学校のさまざまなイベントへの参加に消極的になり，欠席を正当化するために診断書を希望する子どももいる．疾病利得につながらないよう注意する必要はあるが，いじめを受けている場合もあるため，学校と連携し，環境を整備したうえで，できるだけ登校を促していく．

### d 家族関係の再構築

家族のなかでも特に母親は，子育ての初期に周囲から「アトピー性皮膚炎の子どもを産んでしまった」ことを非難され，否定される言動を受けている場合がある．養育者の自己否定感が強くなると子どもの情緒発達に影響を及ぼすため，家族内での対応や助言の内容などを聞き取ることが大切である．

子どもが学童期になると，学力低下や集団生活への不安から，子育てに対する無力感が強くなる．家族にも子どもと同じアトピー性皮膚炎があり，夜間の睡眠が妨げられ，育児や生活に疲弊しているようなときには，家族にねぎらいの言葉をかけるなどの配慮が欠かせない．育児を支援できるキーパーソンに協力を依頼することも大切である．

一方，子どもの治療に懸命になるがゆえに，周囲の反対を聞かず，民間療法などアトピービジネスに傾倒していく家族も少なくない．子どもの生活のすべての選択を家族が行った結果，子どもの依存心が強まり，自我形成が遅れ，自己評価が低下して自立が遅れることもある．医師は，子どもと家族の関係を観察し，子どもの自立を妨げないような関わりを指導していくことが大切である．

## 予後

乳幼児期のアトピー性皮膚炎は幼児期に入ると一旦軽快するが，学童期以降に再燃し，成人に移行することも多い．治療に複数の医師が関わる場合には，円滑な連携が必要である．

## 各論 — 1. 子どもに多い心身症

> **症例** 学力低下と情緒不安定のため支援学級を考慮されていた小学3年生女児
>
> 　小学3年生の女児．乳児期からアトピー性皮膚炎と多品目の食物アレルギーのため通院していたが，入学時には，食物アレルギーも完治し，皮膚症状も軽快していた．小学2年生頃から再度アトピー性皮膚炎が増悪したため再診した．
> 　母親の話では，顔面や上肢の掻破行動が激しく夜間睡眠障害もあり，学校は遅刻や欠席が多くなっていた．学校生活では，授業中も掻破行動が多く，水泳や激しい運動には参加していなかった．
> 　アレルゲン検査にて多品目の吸入抗原が陽性であったため，外用薬と漢方薬および環境整備にて治療を再開したが，皮膚症状は軽快せず，母親からは，子どもが治療したがらないという訴えがあった．
> 　外来通院時に，九九計算の質問をしたが答えられなかった．母親に聞くと，算数や国語の授業になると掻破行動が激しくなり，集中できなくなってついていけず，支援学級も考慮されているということだった．子どもに何が好きかと聞くと，運動で水泳がしたいが，母親から汗や紫外線でアトピー性皮膚炎が悪くなるから参加しないように言われていると話した．そこで，「水泳も運動もしていいよ．でも，その後シャワーを浴びて軟膏をきちんと塗ろうね．運動するために治療したほうがいいよ」と諭し，運動制限を止めるように母親に伝えた．その後，水泳大会にも参加し，表情が明るくなった．子ども自身が治療を嫌がらなくなり，皮膚症状は軽快し，授業中の掻破行動は消失した．授業に集中して積極的に手を上げることも増え，宿題も忘れなくなり，学業成績も伸びた．

> **臨床上のコツ**
>
> ● **成長過程にある子どもの生活全体を診ることが大切です**
>
> 　怠薬や掻破行動が増悪するには理由があります．皮膚症状だけでなく子どもの発育全体をみていくことが大切です．子どもは病気を治すために生きているのではなく，充実した人生を生きるために医療があることを忘れてはなりません（p196以下「対応と治療」の項参照）．
> 　小児科も専門性が高くなり，各疾患領域で主治医が異なることが多くなっていますので，アレルギー専門医や皮膚科医と連携して生活全体を把握し，子どもの心を診ていくことが大切です．

## 📖 文献

1) 平成23年度　厚生科学審議会疾病対策部会 リウマチ・アレルギー対策委員会報告書
2) 石井春子ほか：アトピー性皮膚炎と心身医学．皮膚病診療 **12**：841-852，1990
3) 片岡葉子：学童期アトピー性皮膚炎と不登校．日医誌 **126**：52，2001
4) 日本皮膚科学会アトピー性皮膚炎診療ガイドライン作成委員会：アトピー性皮膚炎診療ガイドライン 2016 年版．日皮会誌 **126**：121-155，2016
5) 小牧　元ほか(編)：心身症　診断・治療ガイドライン 2006．診断と治療社，p250-280，2006

【土生川千珠】

# G 睡眠障害

## 1 不眠・概日リズム睡眠-覚醒障害

十分な睡眠は心の健康に不可欠

### POINT

1. 睡眠時間は人それぞれで，日中の眠気で困らなければ十分である．
2. 毎日同じ時刻に起床する規則正しい生活を送ることが，適切な睡眠衛生を作る．
3. 夜間帯のスマートフォン・インターネットなどの使用制限が治療のカギとなる．

### 疾患の概要

睡眠障害は，2014年米国睡眠医学会（American Academy of Sleep Medicine：AASM）による睡眠障害国際分類第3版（The International Classification of Sleep Disorders, Third Edition：ICSD-3）では，表1のように分類されている．

子どもの睡眠障害は起立性調節障害や不登校に伴って生じやすく，最近はインターネットやスマートフォンの普及によって就寝時間が遅延することで増加傾向にある．

### 疫学

文部科学省の睡眠に関する最近の調査[1]によると，平日の就寝時刻が午後11時以降になるものが，小学生では14.6%，中学生では57.2%，高校生では83.6%および，さらに中学生の22.0%，高校生の47.0%が深夜0時以降に就寝しているという実態が明らかになった．また，自分自身が睡眠不足と感じている割合は，小学生の14.9%，中学生の24.8%，高校生の31.4%，夜型の生活タイプをとるものは，小学生の9.95%，中学生の22.2%，高校生の28.2%に達する状況である．

表1 睡眠障害国際分類第3版（ICSD-3）

| | |
|---|---|
| 1. 不眠症群 | 4. 概日リズム睡眠・覚醒障害群 |
| 2. 睡眠関連呼吸障害群 | 5. 睡眠時随伴症群 |
| 3. 中枢性過眠症群 | 6. 睡眠関連運動障害群 |

（American Academy of Sleep Medicine：Inter national Classification of Sleep Disorders（3rd Ed），Academy of Sleep Medicine, 2014 より引用）

## 病態

不眠の主な原因として 5 つの P(physical, physiological, pharmacological, psychological, psychiatric の頭文字 P に由来)[2] が知られている．

① physical（身体的因子）：疼痛，かゆみ，咳，頻尿などの身体症状によりもたらされる不眠．
② physiological（生理的因子）：騒音，光，不快な温度，転居，旅行などの環境に対する生理的反応や，好ましくない生活習慣（不適切な睡眠衛生）によって引き起こされる不眠．
③ pharmacological（薬理的因子）：薬物やアルコールの副作用，離脱などに伴う不眠．
④ psychological（心理的因子）：ストレス，緊張などによる不眠．
⑤ psychiatric（精神疾患）：うつ病，統合失調症，不安症などの精神疾患に伴う不眠．

## 症状と診断

### a 不眠障害

#### 1）症状

① 入眠困難：不眠の訴えのなかで最も多く，床に就いてから眠りに入るまでの時間が延長している．寝つきが悪く，30 分以上たっても眠れない．
② 中途覚醒：いったん入眠した後，夜間睡眠中に覚醒してしまう．夜中に途中で目が覚めて，その後なかなか寝つけない．
③ 早朝覚醒：望む起床時刻あるいは通常の起床時刻の 1〜2 時間以上早く目が覚めてしまい，その後眠れない．

#### 2）分類

ICSD-3 では，不眠症状（入眠困難，中途覚醒，早朝覚醒）が ① 3 ヵ月間以上持続するものを慢性不眠障害（chronic insomnia disorder），② 3 ヵ月未満のものを短期不眠障害（short-term insomnia disorder）としている．また，それ以外を ③ 他の睡眠障害（other insomnia disorder）という．

### b 概日リズム睡眠−覚醒障害

睡眠−覚醒リズム（概日リズム）と社会的・職業的スケジュールが合わないために，睡眠が持続的・反復的に分断され，過剰な眠気や不眠が生じるもので，DSM-5 では，① 睡眠相後退型，② 睡眠相前進型，③ 不規則睡眠−覚醒型，④ 非 24 時間睡眠−覚醒型，⑤ 交代勤務型，⑥ 特定不能型の 6 つに分類されている（図 1）[3]．

また，症状の出現状況で，① エピソード型（症状は少なくとも 1〜3 ヵ月未満続く），② 持続型（症状は 3 ヵ月またはそれ以上続く），③ 再発型（1 年の間に 2 回以上のエピソードが起こる）の 3 つに分類される．

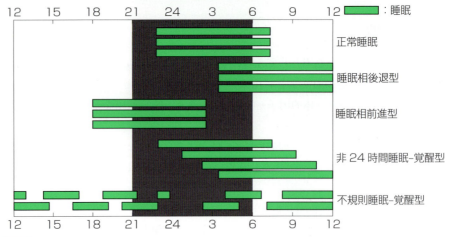

**図1** 概日リズム睡眠-覚醒障害の睡眠覚醒パターン
(原田大輔ほか:医療看護・介護のための睡眠検定ハンドブック, 全日本病院出版会, p165-170, 2013 より改変して引用)

**1) 睡眠相後退型**

睡眠開始と覚醒時間が後退しており, 希望する, または慣習的に受け入れられている時刻での入眠や覚醒ができない. 家族性のものや, 非 24 時間睡眠-覚醒型と重なるものもある.

**2) 睡眠相前進型**

睡眠開始と覚醒時間が前進しており, 希望する, または慣習的に受け入れられている時刻まで覚醒または睡眠を維持できない. 家族性のものもある.

**3) 不規則睡眠-覚醒型**

睡眠と覚醒の時間がばらばらになっており, 睡眠と覚醒時間帯の組み合わせが 24 時間を通して変化する.

**4) 非 24 時間睡眠-覚醒型**

睡眠覚醒周期が 24 時間の環境に同期せず, 睡眠開始と覚醒時間が一方的に毎日(通常はより遅い時間に)ずれていく.

**5) 交代勤務型**

交代勤務スケジュール(慣習的でない勤務時間の要求)に関連し, 主要な睡眠時間帯における不眠や, 主要な覚醒時間帯における過剰な眠気(不注意な睡眠を含む)が生じる.

**6) 特定不能型**

## 対応と治療

### a 適切な睡眠衛生の構築

**1) 規則正しい生活リズム**

毎日同じ時刻に起床し, 起床後に太陽の光を浴びて体内時計のリズムがリセットされ

### 表2 睡眠障害対処の12の指針

1. 睡眠時間は人それぞれ，日中の眠気で困らなければ十分
   - 睡眠の長い人，短い人，季節でも変化，8時間にこだわらない
   - 歳をとると必要な睡眠時間は短くなる
2. 刺激物を避け，眠る前には自分なりのリラックス法
   - 就床前4時間のカフェイン摂取，就床前1時間の喫煙は避ける
   - 軽い読書，音楽，ぬるめの入浴，香り，筋弛緩トレーニング
3. 眠たくなってから床に就く，就寝時間にこだわりすぎない
   - 眠ろうとする意気込みが頭をさえさせ，寝つきを悪くする
4. 同じ時刻に毎日起床
   - 早寝早起きでなく，早起きが早寝に通じる
   - 日曜日に遅くまで床で過ごすと，月曜日の朝がつらくなる
5. 光の利用でよい睡眠
   - 朝，目が覚めたら日光を取り入れ，スイッチオン
   - 夜は明るすぎない照明を
6. 規則正しい3度の食事，規則的な運動習慣
   - 朝食は心と体の目覚めに重要，夜食はごく軽く
   - 運動習慣は熟眠を促進
7. 昼寝をするなら，15時前の20～30分
   - 長い昼寝はかえってぼんやりのもと
   - 夕方以降の昼寝は夜の睡眠に悪影響
8. 眠りが浅いときは，むしろ積極的に遅寝・早起き
   - 寝床で長く過ごしすぎると熟眠感が減る
9. 睡眠中の激しいいびき・呼吸停止や足のぴくつき・むずむず感は要注意
   - 背景に睡眠の病気，専門治療が必要
10. 十分眠っても日中の眠気が強いときは専門医に
    - 長時間眠っても日中の眠気で仕事・学業に支障がある場合は専門医に相談
    - 車の運転に注意
11. 睡眠薬代わりの寝酒は不眠のもと
    - 睡眠薬代わりの寝酒は，深い睡眠を減らし，夜中に目覚める原因となる
12. 睡眠薬は医師の指示で正しく使えば安全
    - 一定時間に服用し就床
    - アルコールとの併用はしない

(宮崎総一郎ほか：睡眠相談のための12の指針．医療・看護・介護のための睡眠検定ハンドブック，全日本病院出版会，p98-107，2013より引用)

ると，その約14～16時間後に眠気が出現する．規則正しい3度の食事摂取と，昼間に活動する運動習慣は熟眠を促進する．

### 2) 適切な睡眠習慣

洗面，歯磨きなどの睡眠に向けた準備を習慣づける．

### 3) 適切な寝室の睡眠環境

就床時刻以降は，光，音など睡眠の妨げになるものを抑え，部屋を暗くして眠りやすい環境を保つ．

### b 睡眠障害の原因の改善

身体的，生理的，薬理的，心理社会的因子および精神疾患などの改善を行う．成人を含めた睡眠障害対処の 12 の指針[4]を表 2 に示す．

### c 高照度光療法

朝に光を照射することで概日リズムを改善させる．毎朝 1〜2 時間程度，2,500 ルクス以上の高照度光をあてる．自宅の晴れた窓辺でも自然光による 3,000 ルクス以上の照度が得られるので有効である[5]．

### d メラトニン

メラトニンは外部から投与すると，体内時計に作用し，睡眠覚醒リズムや活動リズムのタイミングを投与時間に応じて変化させる．入眠したい時刻の 1〜2 時間前に 1〜5 mg 投与する方法，夕刻 18 時ころにごく少量（0.2 mg 程度）を投与する方法が有効とされている[5]．

---

**症例　生活リズム改善目的で入院治療した睡眠相後退症候群の中学生男子**

中学 3 年生の男子．中学 1 年生頃から朝起き不良があり起立性調節障害の診断でミドドリン塩酸塩内服を行いながら，近医にて外来経過観察されていた．しかし，朝の起床困難が改善せず，夫婦共働きで，両親は子どもが起床する前に仕事に出かけなければならず，登校できないときは日中自宅には子どものみとなっていた．そのため，徐々に登校困難な日が多くなり，自宅で昼間眠ってしまい，深夜のスマートフォン・インターネットの使用もあり，睡眠相後退をきたし，不登校の状況が続いていた．このため，当科紹介となった．

起立性調節障害および睡眠相後退症候群の診断で，メラトニン受容体アゴニストの内服を加え，外来にて経過観察を行ったが，日常の生活リズムは改善しなかった．家族および子どもの希望もあり，日常生活リズムの改善目的にて入院とした．

入院後，夜間のスマホ使用を禁止とし，規則正しい病棟の日課に合わせた他児との共同生活を行いながら，睡眠衛生の改善を行った．その結果，約 1 週間の入院で睡眠覚醒リズムは改善し，朝しっかり起床できるようになった．退院後もミドドリン塩酸塩，メラトニン受容体アゴニストの内服を続けているが，毎日休まず朝から登校ができている．

### 臨床上のコツ

● 患者自身に生活習慣を改善しようとする意欲を持たせることが大切

　騒音，光などの環境による不眠の原因があれば，まず環境整備を行い，基本的な睡眠衛生の改善に努めます．この睡眠衛生改善のみでかなりの不眠症が治ります．しかし，最近では深夜帯のスマートフォン使用・インターネット中毒などによる体内時計の乱れに起因する概日リズム睡眠-覚醒障害，特に睡眠相後退症候群が多くみられます．この場合，子どもが自閉スペクトラム症などの発達特性を持っていれば，なおさら睡眠相の改善は困難になります．就寝前のテレビ，スマートフォン，ゲームおよびインターネットの使用を制限し「自ら生活リズムを戻す」という強い意志がなければ，いくら家族の協力を得てもなかなか改善しないのです．このため，家族とともに子ども自身の睡眠障害治療に対する心がまえを確認し，生活リズムの改善の重要性を認識させてからでないと，睡眠相を戻すのに難渋することがあります．

## 予後

　睡眠障害の主な原因が環境など外的因子であれば，適切な睡眠衛生の指導で改善することが多い．しかし，起立性調節障害，自閉スペクトラム症や注意欠如・多動症などの神経発達症（発達障害），アトピー性皮膚炎，アレルギー性鼻炎，気管支喘息などのアレルギー疾患，肥満症，うつ病などの基礎疾患が関係する場合，不適切な睡眠衛生の調整のみでは改善は難しく，薬物療法とともに基礎疾患の治療も同時に行う必要がある．

### 文献

1) 平成26年度文部科学省委託調査「平成26年度 家庭教育の総合的推進に関する調査研究 —睡眠を中心とした生活習慣と子供の自立等との関係性に関する調査—」
（http://www.mext.go.jp/a_menu/shougai/katei/__icsFiles/afieldfile/2015/04/30/1357460_02_1_1.pdf；2017年6月5日閲覧）
2) 清水徹男：不眠．総合臨床 **52**：2961-2966，2003
3) 原田大輔ほか：概日リズム睡眠障害．医療・看護・介護のための睡眠検定ハンドブック，全日本病院出版会，p165-170，2013
4) 宮崎総一郎ほか：睡眠相談のための12の指針．医療・看護・介護のための睡眠検定ハンドブック，全日本病院出版会，p98-107，2013
5) 川谷淳子：概日リズム異常症．小児科臨床ピクシス14 睡眠関連病態，五十嵐 隆（総編集），中山書店，p58-61，2016

【渕上達夫】

## 2 夜驚症

急に叫んで飛び起きたけど大丈夫？

### ❖ POINT

❶ 睡眠前半のノンレム深睡眠期に突然の叫び声とともに覚醒する疾患である．
❷ 激しい交感神経症状が数分間持続する．
❸ 自然予後はよく，家族への疾病教育が大切な治療である．

### 疾患の概要

夜驚症の正式名称は睡眠時驚愕症（sleep terror disorder）である．睡眠時驚愕症は睡眠障害国際分類第3版（The International Classification of Sleep Disorders, Third Edition：ICSD-3）では「睡眠時随伴症群」のなかの「ノンレム睡眠からの覚醒障害」の1つに位置づけられる（p202，表1参照）．睡眠前半の深睡眠状態で突然に恐怖の叫び声をあげ，呼吸促迫や発汗，頻脈などの激しい交感神経症状を呈する．自然予後はよく，思春期になると消失することが多い．疾病教育が治療の中心となる．

### 疫学

子どもの有病率は1〜6.5％である．5〜7歳で発症することが多く，発症直後の時期に出現頻度が高い[1]．子どもに多いが思春期以後の成人で発症することもある．子どもで性差はなく，家系内集積がある．

### 病態

詳細な病態は不明である．多くの場合，脳の器質的病変は証明されない．徐波睡眠（ノンレム睡眠の睡眠段階3, 4など深い睡眠）期に脳の一部が突然賦活し，脳機能が部分的に覚醒することによって起こるとされている．

睡眠時の視床や前帯状回の活動が患者と健常人では異なるという報告もある．昼間のストレス，興奮，疲労，睡眠不足や断眠は，徐波睡眠を不安定化させるため本疾患のリスクとなる[2]．

### 表1　ノンレム睡眠随伴症の診断基準

**ノンレム睡眠随伴症の全体に共通する診断基準**
- A. くり返し生じる，睡眠からの不完全な覚醒エピソード（成人の場合，通常睡眠前半 1/3 に生じる）
- B. エピソード中に患者を完全に覚醒することは難しい
- C. エピソード中のできごとについて，ほとんど認識していないか，無関係の夢見があるのみ
- D. 覚醒後，部分的あるいは完全な健忘を生じる
- E. 他の内科的疾患や精神科的疾患があっても，これらのエピソードを十分に説明できない

**睡眠時驚愕症の診断基準**
以下の A～C をすべて満たす
- A. ノンレム睡眠随伴症の共通診断基準を満たす
- B. 典型的には，恐ろしい叫び声で始まる，突然の驚愕エピソードで覚醒する
- C. エピソード中，強烈な恐怖と，散瞳や頻脈，頻呼吸および発汗などの自律神経症状が認められる

（American Academy of Sleep Medicine：International Classification of Sleep Disorders（3rd Ed），Academy of Sleep Medicine，2014 より引用）

##  症状と診断

　子どもでは夜間睡眠前半の徐波睡眠期に，恐怖に満ちた大きな叫び声とともに覚醒することが特徴である．その際，頬の紅潮，散瞳，頻脈，発汗，呼吸促迫などの交換神経亢進症状を伴う．恐怖のあまりに飛び起きて走り出すなど，子ども自身や家族に危害が及ぶこともある．症状出現時は呼びかけ刺激には反応せず，エピソードの記憶はない．他の睡眠時随伴症と比べて持続時間が数分と短いことが特徴である．

　診断は病歴の聴き取り，エピソードの観察から ICSD-3 による睡眠時驚愕症の診断基準（表1）を参考に行う．鑑別診断や併存症の検索のためには，可能な施設は限られるが，ビデオモニタリングを含む睡眠ポリグラフ検査（polysomnography：PSG）を行うことが望ましい[3]．睡眠時随伴症は閉塞性睡眠時無呼吸症候群など他の睡眠障害を併発しやすい．また，恐怖や徘徊など奇妙な動きをくり返す場合，前頭葉や側頭葉を焦点とする発作波を持つてんかんや，レストレスレッグス症候群，注意欠如・多動症などの鑑別が必要なこともある．

## 対応と治療

　何よりも大切なのは，家族に病態と予後をわかりやすく説明することである．症状出現時に声をかけることでかえって錯乱状態や危険な行動に移行しやすくなることに留意する．行動が激しい例では，事故を起こさないよう安全策についての相談をしておく．部屋から出られないように窓やドアに鍵をかける，危険物を近くに置かないなどの配慮が必要である．エピソードの頻度が高い，行動が危険である，環境調整が奏効しない場合には，徐波睡眠の減少・安定化を目標にベンゾジアゼピン系薬物などが用いられることがある．しかし，この系統の薬物は閉塞性睡眠時無呼吸を増悪させるため，正確な評価なしに安易な薬物投与を行うことは避ける．

## 予後

子どもの軽症例では，年齢依存的に自然治癒することが多い．

### 臨床上のコツ

● **丁寧に診断し，家族にわかりやすく病態を伝えましょう**

夜驚症（睡眠時驚愕症）は，みている家族にとっては大変心配なものです．臨床の場では「寝ぼけがひどい」「悪夢で飛び起きる」のような形で相談されることがあります．家族は睡眠が妨害されて疲れていたり，自分の育て方が原因なのではないかと自責的になっていたりすることもあるため，丁寧に病歴とエピソードを聴取しながら診断します．そして，脳の未熟性が原因で，予後がよい疾患であるという見通しを家族に伝えます．ただし，診断が難しい場合や，行動のエピソードが激しい場合は，鑑別診断や専門的な治療が必要となることがあるため，専門家に相談する準備もしておきます．

### 文献

1) 神山　潤：総合診療医のための「子どもの眠り」の基礎知識，新興医学出版社，2008
2) 水野創一ほか：睡眠時随伴症群．睡眠医療 9：185-193，2015
3) 和田大和ほか：睡眠時遊行症と睡眠時驚愕症．睡眠医療 9：539-544，2015

【柴田光規】

# H 排泄系の問題

## 1 遺糞症

排泄機能不全＋心理的葛藤の足し算

### ❖ POINT

1. 排泄行為が正しく行われているか見極める．
2. 心理社会的背景との関連性を観察し，適切な内服処方を検討する．
3. 子どもへの病状理解を周囲にはかり，病状を改善させる．

### 疾患の概要

子どもの発達上，排便は4歳前後から随意的に行われるようになり，便失禁の頻度は急激に減少する．しかし，同時期以降も何らかの理由で下着内など不適切な場所での便失禁が続く場合，遺糞症と診断される．遺糞症はさらに，遺糞が幼少期から続くもの（一次性遺糞症）と，排便自立後，何らかの理由で再度遺糞が出現したもの（二次性遺糞症）に分けられる[1]．

### 疫学

有病率は，5歳以降1％（5歳までの健康児の排便自立率はほぼ90％）である．性差は男：女＝3〜5：1とされている．遺糞症は便秘型と非便秘型に分けられるが，前者が圧倒的に多い（便秘型：非便秘型＝9：1）[1]．

### 病態

便秘型では腸管内に便塊が長時間停滞するため，直腸壁の過伸展と排便知覚の低下が出現し，さらに直腸内の便滞留が進行して失禁につながる．非便秘型の場合，下痢〜軟便であれば直腸の圧受容器が刺激されないため，不随意に便が漏れてしまう．遺糞は，肛門括約筋を含めた骨盤底筋群と比較的深部に存在する筋肉（inner muscle）などによる協調運動能力や，衝動統制の未熟さに加え，排泄をめぐる他の心理社会的因子が重複したものであることが示唆されている[2]．

## 症状と診断

### a 器質的疾患の除外

遺糞症が疑われた場合，鑑別が必要な疾患として，肛門括約筋異常症，Hirschsprung 病，潰瘍性大腸炎などの器質的腸疾患，機能性便秘症や便秘型過敏性腸症候群などの機能性腸疾患，二分脊椎などの神経疾患，甲状腺機能異常などの内分泌系疾患が挙げられる[1]．

### b 診察のポイント

便秘型では，腸管内に便が充満し，硬便の隙間から軟便が肛門に漏出する溢流性の便失禁を伴う．腸管内ガスによる腹痛や，硬便による排便時痛・出血がみられ，さらにその経験から排便を嫌がり，避ける傾向が強くなる．診察上，腹部触診や直腸指診，腹部超音波，X線にて直腸内の多量の便を確認する[1]．また，直腸内の便塞栓（fecal impaction）の有無も重要である[3]．

一方，非便秘型では，性状は軟便～普通便で，遺糞が間欠的ながら他者にわかりやすい形で示され，怒りなどの感情表現の行為としてとらえられることが多い[2]．普通便であれば，よりストレスが影響するとされる．いずれの場合も，両親の離婚やきょうだいの誕生による葛藤など，ライフイベントの発生に留意し，心理社会的対応の是非を考慮する[4,5]．

## 対応と治療

### a 子どもと家族への説明

まず問診にて子どもと家族から情報を収集する．最も重要なのは排便習慣の確認である．便の回数，性状，排便時の状況や習慣，便失禁の増悪および軽快因子などを丁寧に聴取する．腹部の診察を行い，前述のような腹痛，排便時痛・出血，排便恐怖・忌避を確認する．家族に対しては，遺糞症が子どもでは一定の頻度でみられる病態で，薬物療法や排便訓練，さらには排便機能の成熟によって改善する可能性が高いことを伝える[6]．

### b 排便姿勢および食事の指導

子どもは排便姿勢が不適切なため，骨盤底筋群などによる協調運動能力がうまく機能せず，排便困難になることがある．最も多いのが，成人用の洋式便器で足が接地しないまま排便させている場合で，いわゆる「排便時の力み」が不安定となる．

このようなときには，足台を使って両足をしっかりふんばらせ排便するよう指導する．また，便座が大きいと臀部が入りこみ接地が困難なため，長径の短い子ども用の便座使用を奨める．食事療法では，極端な繊維食や低残渣食にこだわる必要はなく，規則正しいバランスの取れた食事を心がけることで十分である．

### c 一次的処置および薬物療法

　国内の小児慢性機能性便秘症ガイドラインには，まず浣腸，摘便，坐薬などによる直腸内便塞栓の除去（disimpaction）が重要と記されている[3]．その後の薬物療法としては，蠕動運動の改善をねらって，ピコスルファートナトリウムやセンノシドなどの刺激性瀉下薬が推奨されている[3]が，定期内服投与は，長期内服による耐性や内服後の蠕動刺激を考えて頓用にとどめるようにする．継続的な内服には，便性状を調節する酸化マグネシウムやラクツロース，ポリカルボフィルカルシウムなどの浸透圧性緩下薬を用いる[3]．また保険適用外だが，モサプリドなどの消化管運動機能改善薬（プロカイネティックス，prokinetics）も腸蠕動に対し一定の効果がある．さらに漢方薬も有用であり，小建中湯，四逆散，大建中湯，桂枝加芍薬大黄湯などが候補に挙がる．

### d 学校との連携

　学校や課外活動の場では，教師と生徒に病状を説明し理解してもらうことが望ましいが，子どものプライバシーに配慮することが優先されるので，子どもや家族の意見を聞きながら慎重に調整することが重要である．

---

**臨床上のコツ**

● **子どもや家族に羞恥心を持たせず，必ず克服できることを意識させる**

　遺糞の悪臭や処理を学校で経験すると，周囲からいじめや嘲笑の的になり，教師から叱責を受けるなどして，二次的に不適応や抑うつ，不安，さらに他の身体症状を訴え，不登校に至ることも少なくありません．また，子どもが羞恥心を強く持つため，結果的に遺糞を隠し，医療機関や教育機関に相談できない場合もあります．日常診察では，こうした子どもや家族の心情に十分に配慮してください．また，医師，心理士，地域の保健師などの心身医学的な医療チームにおいて，子どもや家族の支援体制を確立し，子どもが羞恥心を持たないよう排便の成功体験を評価し自己効力感を増やすこと，家族の不安を和らげ，家族関係のなかでも子どもの成功体験を評価するよう促すこと，授業や課外活動の場で子どもへの理解を促し周囲が受容できるよう，状況によって教育の現場にも働きかけることなどが治療上重要なポイントです．遺糞症がこうした治療的アプローチで，必ず克服できる病態であると子どもや家族に提示することが，治療継続には必要です．

---

## 予後

　発達の問題がない場合，就学後徐々に症状は改善し，中学入学前にほぼ消失する．

## 文献

1) 遺糞症：第6回小児心身医学勉強会講演集, p1-5, 平成18年12月7日
2) Blos P(野沢栄司訳)：青年期の精神医学, 誠信書房, 1971
3) 日本小児栄養消化器肝臓学会/日本小児消化管機能研究会(編)：小児慢性機能性便秘症ガイドライン, 診断と治療社, p42-45, 2013
4) 長畑正道：注意欠陥多動障害・特異的発達障害(微細脳障害症状群7). 臨床精神医学 23(増刊号)：247-251, 1994
5) 齊藤万比古：児童・思春期に不適応的行動・情緒障害を示す発達障害周辺領域の病態等に関する研究 厚生省「精神・神経疾患委託費」5-公5「児童・思春期における行動・情緒障害の疾患および治療に関する研究」平成7年度研究報告書, p105-115, 1996
6) 中村仁志ほか：遺糞症児童の遊戯療法過程―衝動性のコントロールを巡って. 山口県立大学看護学部紀要 2：63-72, 1998

【奥見裕邦】

## 2 夜尿症・昼間尿失禁（遺尿）症

治療は進化したが，心身医学的配慮の重要性は変わらない

### ❖ POINT

1. 夜尿・昼間尿失禁は小中学生ではアレルギー疾患に次いで多い．
2. 子どもの不安や恥ずかしさに配慮しながら治療を進める．
3. いかに子どもと家族の治療意欲を高められるかが治療成功のカギとなる．

### 疾患の概要

　夜間睡眠中の尿漏れを夜尿症，昼間覚醒時の尿漏れを昼間尿失禁（遺尿）症（以下，昼間尿失禁症）という．5歳ごろまでの子どもにとって，夜間睡眠中の尿漏れは生理的なものであり，国際小児尿禁制学会（International Children's Continence Society：ICCS）では「5歳以降で1ヵ月に1回以上の夜尿が3ヵ月以上続くもの」を夜尿症と定義している[1]．

　夜尿症には，単一症候性・非単一症候性という分類と，一次性・二次性という分類があり（表1），非単一症候性は単一症候性に比べて基礎疾患の合併が多く，二次性は一次性に比べ，心理社会的ストレスの影響が大きいと考えられている[2]．

　昼間尿失禁症は，5～6歳を過ぎても日中に尿を漏らしてしまうもので，急に尿意が出現し，気づいたときには排尿が抑制できずに失禁してしまうもの（切迫性失禁），ゲームなどに夢中になってトイレを我慢しているうちに間に合わなくなるもの（排尿遅延），気づかないうちにじわじわと尿が漏れ出てしまうものなどがある[3,4]．

表1　夜尿症の分類

| 分　類 | 名称と頻度 | 定　義 | 特　徴 |
|---|---|---|---|
| 下部尿路症状合併の有無 | 単一症候性夜尿 75% | 他の下部尿路症状を認めない | |
| | 非単一症候性夜尿 25% | 昼間尿失禁などの下部尿路症状を合併する | 基礎疾患を認めることが多い |
| 夜尿が消失した期間の有無 | 一次性夜尿 75～90% | 夜尿が消失した時期がないか，あっても6ヵ月未満 | |
| | 二次性夜尿 10～25% | 夜尿が6ヵ月以上消失していた時期がある | 心理社会的ストレスの影響が大きい |

## 疫学

　日本における夜尿症患者の頻度は5～6歳で約20％, 小学校低学年では10％台, 10歳を超えるのが5％前後といわれている. 昼間尿失禁症に関しては, 5～6歳で10～15％, 学童期においては5～6％という報告がある[3]. いずれも女子より男子に多い.

## 病態

　夜尿症・昼間尿失禁症とも, その発症には複数の因子が関与している. 夜尿症では特に, ①夜間睡眠中の抗利尿ホルモン分泌低下に伴う夜間多尿, ②排尿筋の過活動, ③覚醒閾値の上昇（睡眠中尿意で覚醒できない）の影響が大きいと考えられている. 昼間尿失禁症では, 過活動膀胱などの膀胱機能障害や不適切なトイレットトレーニングの影響が示唆されている.

　夜尿症患者の20～30％には注意欠如・多動症が併存しているといわれており, 昼間尿失禁症でも, 何かに集中しすぎて失敗したり, 濡れていても全然気にしなかったりと, 本症の要素を持つ子どもは多い.

　心理社会的因子は, 単一症候性かつ一次性夜尿の場合, それほど大きな関連はないと考えられているが, 二次性夜尿や昼間尿失禁では影響を考慮しておく必要がある. しかし, どのようなタイプであっても, 本症は「症状が存在することによる心への影響」が大きい. さらには年長まで継続すればするほど自信を失わせ, 自尊感情の形成に悪影響を及ぼすので注意を要する.

## 症状と診断

　夜尿の問題は「恥ずかしいもの」とされやすいので, 経過をみている間に受診のタイミングが遅れ, キャンプや宿泊体験学習, 修学旅行などの宿泊行事が初診のきっかけになることが多い. 昼間尿失禁の場合は, 尿漏れが視覚的に明らかであり, トイレットトレーニング終了後には通常あってはならないことなので, 夜尿症よりも早期の受診につながりやすい.

　いずれにせよ, 子どもは夜尿や昼間の尿失禁を気に病んでいる可能性が高いため, 診察の際には子どもの気持ちにも配慮しながら問診を進め, 特に年長児では, 子どもと家族を分離して面談することを検討する. 二次性夜尿や昼間尿失禁の場合には, 家庭や学校における心理社会的因子（転校, いじめ, 両親の離婚など）についても検討することが必要である.

　初診時は, ①病歴の詳細な問診（図1）, ②身体診察, ③尿検査を行う. 夜尿をきたす器質的疾患の有無の評価は重要で, 糖尿病や尿崩症などの内分泌疾患, 二分脊椎などの脊椎疾患, 腎尿路奇形などが存在しないかを注意深く検討する. また, 便秘との関連にも十分注意しておく. 夜尿も昼間尿失禁も高度便秘があると悪化するし, 特に遺糞を伴うような便秘が存在する場合には, そちらの治療を同時並行で行う必要があるためである.

> 1. どのくらいの頻度で夜尿がありますか
>    □ ほぼ毎日　　□ 週に2〜3回　　□ 月に2〜3回　　□ 月に1回以下
> 2. 季節によって変動がありますか
>    □ 変わらない　　□ 夏よりも冬が多い
> 3. 一晩に何回くらい失敗しているようですか
>    □ 1回　　□ 2回以上　　□ わからない
> 4. 生まれてからずっと続いていますか
>    □ ほぼずっと続いている　　□ これまでに6ヵ月以上消失した時期があった
> 5. 便秘はありますか
>    □ ない　　□ ある　　□ 便を漏らすことがしばしばある
> 6. 昼間の尿失禁（おもらし）がありますか
>    □ ない　　□ ほとんどない　　□ ときどきある　　□ ほぼ毎日
> 7. 昼間のおしっこが近い方ですか
>    □ 近くない　　□ どちらかといえば近い　　□ 頻繁にトイレに行く
> 8. 水分を大量に摂ったり，おしっこの量が非常に多かったりすることがありますか
>    □ ない　　□ ある
> 9. おしっこをするときに痛がることがありますか
>    □ ない　　□ 以前あった　　□ ときどきある　　□ 頻繁にある
> 10. 日常の生活リズムについて教えてください
>     □ 起床（　：　）頃　　□ 夕食（　：　）頃　　□ 就寝（　：　）頃
> 11. 発達の問題を指摘されたことがありますか（あれば具体的に）

**図1**　夜尿症診療における初診時問診票の例

## 対応と治療

### a 夜尿症の治療

　夜尿症の治療でまず大切なのは生活指導である．規則正しい生活を心がけ，夕食は就寝の2〜3時間前には済ませるようにする．夕食はできるだけ薄味にし，口渇を招くため塩分や糖分の過剰摂取には気をつける．そして，就寝前には30分間隔で2回の排尿習慣をつけるようにするとよい．就寝中の身体の冷えにも注意する．夕食時にお茶や汁物を多量に飲んだり，食後に果物を摂ったりする習慣がある場合には，汁物や果物は朝食に回すよう指示する．

　水分摂取リズムにも注意が必要で，1日水分摂取量の40％を午前中に，40％をお昼から17時までに，残り20％を夜に摂るのを目安にする．小中学生では，夕方以降部活動があって練習で汗をかくため水分摂取が必要な場合もあるが，そのときには「部活中，脱水にならない程度には水分を摂ってもよい」と指導する．

　単一症候性夜尿であれば，生活指導だけで十分な効果が得られない場合，抗利尿ホルモン製剤（経口，点鼻）による薬物療法やアラーム療法に進む．薬物療法は夜間尿量を減少させる効果があり，アラーム療法は尿意による覚醒反応を促したり，夜間の膀胱畜尿量を増加させたりする効果があるといわれている．昼間尿失禁を伴う非単一症候性夜尿では，まず昼間尿失禁の治療を行うのが基本的治療手順である[1]．

　夜尿症は「起こさない」のが原則である（アラーム療法施行時に，アラームに合わせ

て覚醒させる場合を除く）．夜間起こして睡眠を妨げる行為は，生理機能の日内変動を乱してしまう可能性がある．しかし，キャンプや宿泊学習，修学旅行などのイベント時は引率者（担任教師など）に相談し，起こしてもらうようにする．安心して参加できることが子どもの心の成長にもプラスになるからである．教師に知られたくないという子どももいるが，「みんな言わないからわからないだけで，夜尿が心配な子どもは少なからずいる．修学旅行の夜，先生は何人も起こして回るから大変なんだよ．だから，あなたが恥ずかしがる必要はない」と説得するとよい．

夜尿症の改善にはさまざまなパターンがある．夏場によくなったかと思えば冬場に悪化し，それを何シーズンかくり返しながら冬場にもしなくなるタイプ，徐々に夜中に覚醒して排尿できるようになり，失敗が減っていくタイプなどである．また，年長になればなるほど学校や家庭での心理社会的ストレスが経過に影響を及ぼしやすくなる．改善傾向にあったものが悪化するときには，季節性のものなのか，ストレス状況が生じていないかなども確認しながら治療を進めるようにする．

### b 昼間尿失禁症の治療

昼間尿失禁症の治療としては，排尿訓練と薬物療法がある[1,3]．排尿訓練とは，定時に排尿を促したり，排尿を我慢させたりする訓練である．保育所では保育士に依頼し，時間を決めてトイレに誘導してもらう．学校では休み時間ごとにトイレに行くよう指導する．1時間ごとの排尿で尿失禁がなくなれば，2時間ごとにするなど，徐々に間隔を空けていく．平日は定時排尿を促し，休日には家庭で排尿を我慢させる練習をさせるとよい．排尿訓練だけで改善しない場合は，薬物療法として抗コリン薬の投与を考慮する．しかし，便秘が関係している例では，抗コリン薬が便秘を助長させる可能性があるので注意を要する．

昼間の尿失禁は，それをひどく気にしている子どももいれば，まったく気に留めていないようにみえる子どももいる．気にしていない子どもに「少しは気にしなさい」と指導するのはあまり意味がない．そういう場合，気にしているのはむしろ家族のほうなので，家族に対して「年齢が上がれば自然と羞恥心が育って気にするようになるし，子ども自身が気にし始めれば必ず改善するので焦らないで」と説明するのが得策である．

### c 対応の基本

夜尿症・昼間尿失禁症治療のポイントは「いかに子どもの治療意欲を高めるか」にある．一般に，幼児期の受診は子どもより家族の心配によるところが大きい．そのため，家族が取り組めることが治療の中心となる．夜尿では生活指導，昼間尿失禁では定時排尿である．小学生以上になると，子ども自身も症状を気にすることが増え，症状の存在が心の成長に悪影響を及ぼし始めるため，薬物療法など子どもを巻き込んだ積極的な治療が選択される．

受診時は「治したい」という気持ちがあっても，それがなかなか継続しない場合もある．治療効果が目にみえないと気持ちは継続しないので，効果を「みえる化」する工夫が必要である．そのためには記録をつけるのが有効で，治療を開始するにあたっては，

記録用紙やノートを渡して記録を続けさせるようにする．夜尿の場合には，成功か失敗かだけではなく，夜間おむつを着用させ，その重量を測ることで夜尿量を記録させれば，たとえ失敗していても量が減ってきているという傾向を知ることができる．昼間尿失禁においても，濡れているかいないかだけではなく，パンツだけかズボンまで濡れているか，パンツを何回履き替えたかなど，細かい変化をとらえて記録することで，改善に向かう道筋をとらえることができる．失敗がなかった日は記録用紙にシールを貼り，シールが一定数貯まればご褒美を与えるなどのトークンエコノミー法も有用である．いずれにせよ，受診時に記録を確認し，改善がみられたら「いい感じだね，がんばっているね」としっかりほめ，なかなか改善しないときには「あせらずやっていこうね」と，子どもと家族の気持ちが萎えてしまわないよう声かけを続けることが大切である．

## 予後

　夜尿症の自然治癒のピークは女子で 10〜11 歳，男子で 12〜14 歳である．経年齢的な自然治癒率は毎年約 15〜17％であるが，治療介入することで治癒率は 2〜3 倍となり，治癒までの期間の短縮が可能と報告されている．ごく少数の成人移行例があるものの，おおむね予後は良好である．

　昼間尿失禁症は，幼児期であれば生活指導のみで比較的早期に改善するが，学童期で膀胱機能に異常を認める場合には，遷延することもある[3]．しかし，9 歳以降で認めることは少ない[4]．

### 臨床上のコツ

#### ● 治療は決して焦らずに

　夜尿症の治療は，良好な反応をみせる場合と，そうでない場合があります．夜尿症では治療介入することで治癒率は 2〜3 倍になるわけですから，治療を勧める意味は十分ありますが，それでも治療がなかなかヒットしない子どもがいるわけです．

　夜尿症の治療はいわば自然治癒の底上げのようなものです．その子の自然治癒の時期が近ければ，治療による底上げが夜尿の消失という結果で現れますが，自然治癒への道のりが長ければ，底上げ効果はなかなか目にみえる形では現れません．結果がみえずに治療への意欲が続かないようであれば，年少児では 1 年，年長児では半年くらい治療を休んで，子どもの成長を待ってから再開してみましょう．そのほうが「またがんばろう」と治療に向かう気持ちを高めることができるはずです．

## 各論 — 1. 子どもに多い心身症

> **症例** 不安と寂しさが影響していたと考えられる昼間尿失禁症
>
> 　小学 1 年生の女児，昼間の尿失禁を主訴に受診した．幼児期のトイレットトレーニングは順調で，夜尿も 4 歳になる頃には消失していた．しかし，小学校入学後，5 月の連休明けから昼間におしっこを漏らすようになった．一度，授業中がまんできずに失禁してしまい，それからしばしば学校で突然尿意が出現し，漏らしてしまうようになったという．
>
> 　失敗した不安が影響し，膀胱の過活動が生じているのではないかと考え，抗コリン薬の服用と心理士による遊戯療法を中心に治療を開始した．母親は看護師として働いており，治療にはもっぱら父方祖母が連れてきていた．
>
> 　治療開始から 4 ヵ月ほど経過したある日，初診以来初めて母親が子どもとともに受診した．そのとき母親は「子どもの小学校入学とともに父親の実家に同居を始めた．祖母はよく子どもの面倒をみてくれるのだが，祖母が過度にかまってしまうので，私は以前より子どもとの距離ができてしまった」と目を潤ませながら語った．以後，受診はできるだけ母親が連れてくることとし，祖母にも「母子の時間を大切にしてあげてほしい」と伝えた．それからは受診時の子どもの笑顔が増え，昼間の尿失禁も徐々に消失していった．

### 文献

1) 日本夜尿症協会（編）：夜尿症診療ガイドライン 2016，診断と治療社，2016
2) 大友義之ほか：単一症候性夜尿症の薬物治療．日児腎誌 **29**：122-129，2016
3) 帆足英一：尿失禁(昼間遺尿症)．子どもの心の診療医の専門研修テキスト，厚生労働省雇用均等・児童家庭局（編）．厚生労働省，p62-64，2008
4) 日本精神神経学会（日本語版用語監修），髙橋三郎，大野　裕（監訳）：DSM-5 精神疾患の診断・統計マニュアル，医学書院，p349-351，2014

【佐野博彦】

## 3 心因性頻尿

膀胱は心の鏡

### POINT

1. 子どもと家族の安心が，症状改善への第一歩である．
2. 「心因性」と名づけられるが，明らかな心因があるものは半数にとどまる．
3. 器質的疾患や薬物の副作用を見逃さない．

### 疾患の概要

心因性頻尿とは，明らかな器質的異常は認められないが，起床中の排尿回数が異常に多いことをいう．国際小児尿禁制学会（International Children's Continence Society：ICCS）では，「自律排尿確立後あるいは5歳以上の子どもで，排尿回数が1日8回以上を過多」とし，「明らかな器質的疾患が存在しない日中の排尿回数の異常な増加」を「昼間頻尿症候群（extraordinary daytime urinary frequency）」と定義している[1]．

### 疫学

子どもの好発年齢は3～8歳（平均6歳）である[2]．

### 病態

極度の緊張や不安による交感神経優位の状態では，膀胱三角部より末梢側に分布する交感神経α受容体が過度に刺激されるため，同部位の収縮・痙直が生じ，強い尿意を催すことが発症機序と考えられている[3]．

発症前に何らかの心理社会的ストレス（試験や発表会，学校でのいじめ，重篤な身体疾患，家族の死，両親の離婚，引っ越し，きょうだいの出生，虐待など）が認められるのは約半数である[2]．自分や周囲の子どもの排尿の失敗がきっかけになることもある．尿意に対する不安から，乗り物に乗れない，外出を嫌がるなど，日常生活に支障をきたし，不登校につながることもある．

### 症状と診断

診断には病歴聴取が重要である（表1）．心因性頻尿の特徴は，1回排尿量が少ない，睡眠時には症状がみられない，症状の変動が大きい（昼に多く夜に少ない，緊張・不安

## 各論 — 1. 子どもに多い心身症

表1 子どもの頻尿に対する病歴聴取

| | 聴取のポイント | 心因性頻尿の一般的な特徴 |
|---|---|---|
| 1日の排尿回数 | 病前からの変化 | 病前よりも排尿回数が著明に増加 |
| 1回の排尿量 | 病前からの変化 | 病前より減っている<br>トイレに行ってもほとんど出ないこともある<br>早朝第一尿は少なくない |
| 頻尿の開始時期 | いつからか<br>その頃の体調悪化，環境変化，ライフイベントなどの有無 | 発症のきっかけがある場合もある |
| 排尿状況 | 昼間と夜間の回数の差<br>症状が出やすい，出にくい状況<br>排尿痛・残尿感の有無 | 昼間多く，夜間はほぼ行かない<br>トイレに行けない状況や緊張場面で頻尿になる<br>残尿感を訴える場合もある |
| 尿失禁 | 有無，あれば一次性か二次性か | なし |
| 1日飲水量 | 病前からの変化 | 病前とほぼ変化なし |
| 排便状況 | 便秘・下痢・便失禁の有無 | なし |
| その他 | 心身症や不適応の既往など | 不登校などを起こしている場合もある |

時に悪化する，何かに熱中しているときは排尿回数が減る）などである．

　鑑別疾患として，尿路感染症，尿崩症，糖尿病，各種薬物の副作用などが挙げられる．便秘や腹部・骨盤内腫瘍のために膀胱容量が減少し頻尿をきたすこともあるため，問診のみでなく診察にも注意を要する．検査では，まず非侵襲的な尿検査を行い，必要に応じて腹部超音波検査などを追加する．

## 対応と治療

　子どもと家族には，多くが数ヵ月で自然軽快することを説明し，安心させる．「トイレに行きたくなったらどうしよう」といった尿意に対する不安や家族からの注目が二次的に影響するため，子どもには「好きなだけトイレに行ってよい」，家族には「トイレに行くことを非難したり心配したりせず，そっと見守ってもらう」旨を伝える．

　発症の契機となる心理社会的ストレスが判明した場合，解決可能なことであれば対応策を相談する．明確なストレス状況が認められないときには，成長過程に起こりやすい一時的な症状であり，原因を無理に探す必要はないことを家族に理解してもらう．

　なお，薬物療法として抗コリン薬，抗うつ薬，抗不安薬，漢方薬などの有効性が報告されており，生活への支障が大きいときや，症状が持続するときなどに検討される．長期化する場合は，遊戯療法，認知行動療法，自律訓練法などの心理療法が必要となることもあり，専門機関に紹介することが望ましい．

## 予後

数日から数ヵ月（平均6ヵ月）で自然軽快する例が大多数である[2].

### 臨床上のコツ

● 「みてみぬふり」が治療です

　子どもがトイレに頻繁に行くと，家族はとても気になります．心配する気持ちから，外出前には「トイレに行っておきなさい」，しばらくトイレに行っていないときには「トイレは大丈夫？」などと声をかけたくなります．しかし，これは子どもに尿意を過度に意識させることにつながります．また，つい発してしまう「また行くの？」「がまんできないの？」などの非難めいた言葉は，何度も行きたくて行っているわけではない子どもにとって辛いものです．いずれの言葉も心因性頻尿を悪化させる要因となります．心配や非難の気持ちをぐっと抑え，みてみぬふりをして黙って子どもを見守っていると，多くの場合，徐々に尿意への意識が薄れ，いつの間にかトイレに行く回数が減っていきます．

### 文献

1) Nevéus T, et al：The standardization of terminology of lower urinary tract function in children and adolescents: report from the Standardisation Committee of the International Children's Continence Society. J Urol **176**：314-324, 2006
2) Bergmann M, et al：Childhood extraordinary daytime urinary frequency — a case series and a systematic literature review. Pediatr Nephrol **24**：789-795, 2009
3) 古谷泰久ほか：心因性頻尿症．小児外科 **36**：1189-1193, 2004

【細木瑞穂】

# I その他

## 1 チック症・トゥレット症

目パチパチするんだけど，心の病気なの？

### POINT

1. 疾病教育が大切：「心の病気」という誤解を解こう．
2. 生活に支障をきたす場合には，正しく適切に薬物療法を行う．
3. 治療目標は「症状があっても，生活に困らなければ大丈夫」．

### 疾患の概要

チックとは，意識せずに突然出てしまう素早く短い身体の動きや声を「くせ」のようにくり返すものである．持続時間が数百ミリ秒以内の短いものは「単純チック」，持続時間が数秒に及ぶものは「複雑チック」と呼ばれ，大別すると，表1のように運動チックと音声チックの2種類がある．

### 疫学

チックを持つ子どもは多く，5～10人に1人は一時的にチックを呈するといわれている．6～7歳頃に最も多くみられるが，症状が軽ければ子どもも困らず，家族もチックとは認識せず「くせ」と思う程度で病院を受診することもない．

一方，後述するトゥレット症（Tourette syndrome）は，1万人あたり子どもでは5～30人，成人では1～2人とされている[1]．

---

**表1 チックの種類**

1. 運動チック
   まばたき，白目をむく，首を曲げる（振る，すくめる），人や物に触る，跳びはねるなど．
2. 音声チック
   咳払い，「アッ」と声を出す，鼻を鳴らす，わいせつな言葉など「社会的に容認し難い言葉」を言ってはいけないとわかっているのに言ってしまう（＝汚言症 coprolalia）など．

## 病態

生活のなかでのストレスや不安によって症状が引き起こされたり変化したりするため，一般に「心の病気」と認識される．家族も「育て方が悪かったのでは」と誤解することが多いが，むしろ原因は生物学的因子つまり「生まれつきチックの起こりやすい脳の性質」であり，多因子遺伝が考えられている．「叱られた」「学校で嫌なことがあった」など，何らかのできごとの後にチック症状が出る場合もあるが，それは原因ではなく，単なるきっかけに過ぎないことが多い．

## 症状と診断

チックはDSM-5の診断上，表2のように分類される[2]．このうち，トゥレット症は「重症かどうか」ではなく「運動，音声両方のチックが長期にある」ことが要件となる．なお，意識せずに身体が動いてしまう疾患はチック以外にもあるため，その症状が本当にチックなのかどうか脳波や頭部MRI，CTなどの検査による鑑別診断が必要となる場合もある．また，チックには併存症の割合が高く，表3のようなものがある．

#### 表2 チックの分類

1. **暫定的チック症**
   運動，音声どちらかでも両方でも，1年以内に治るもの
2. **持続性運動または音声チック症**
   運動・音声どちらか一方のチックが断続的に1年以上続いているもの
3. **トゥレット症**
   運動，音声チックが両方とも，断続的に1年以上続いているもの

#### 表3 チックの併存症

1. **強迫症**
   特にトゥレット症では約30%に本症を併発するという報告がある．併発するケースのほうが，チック症状はより重症とされる．
2. **注意欠如・多動症**
   頻度は高く，50%以上に及ぶという報告もある．また本症におけるチックの併発頻度も一般に比べ高い．
3. **その他**
   生活に支障のあるものして，怒り発作（rage attack）がある．これは些細なできごとに対して元来の性格には似つかわしくないほど怒りが制御できなくなることである．また，不安やうつもしばしば伴う．

下記の文献を参考に作成．
（金生由紀子：チック障害．子どもの心の診療シリーズ3 子どもの身体表現性障害と摂食障害，齋藤万比古ほか（編），中山書店，p211-222，2010）
（日本精神神経学会（日本語版用語監修），髙橋三郎，大野 裕（監訳）：DSM-5 精神疾患の診断・統計マニュアル，医学書院，p79-84，2014）

## 対応と治療

### a 基本的な対応

　軽いチックは1年以内に自然に治ることが多く，たとえ何年続いても，そのことで子どもが困らなければ「くせ」と考えてよい．そのため，チックらしい症状が出ても，数ヵ月以内で生活に支障がなければ，すぐに薬物療法を開始せず，症状の変化を観察していくのが望ましい．チックの性質を子どもと家族が理解することで，「特別な病気でなければ心配ない」と納得し，積極的な治療に進まない場合もある．チックの治療に対しては，こうした疾病教育こそ大切である．「チックは心の病気」と誤解して，自分の子育ての失敗ではないかと自責的になっている（あるいは周囲から子育てについて非難される）家族も少なくない．そうした家族にとっても，正しい疾病教育は子育ての自信回復につながり，チックの治療だけではなく，子どもと家族の関係にも望ましい影響を与える．最近はインターネットを通じてさまざまな治療教育の資料が得られる[3]ので，内容を確認したうえで利用を勧めるのもよい．家族への助言を表4にまとめるが，これらは家族から学校にも伝え，学校でも対応を共通化してもらうようにする．

### b 治療を行う場合

　チックのために生活に支障が出る場合は治療を行う．前述のようにチックは脳の性質によって起こるものなので，薬物療法が効果的である．カウンセリングや心理療法は，直接的な治療というより，チックが増えるきっかけとなったできごとを調整，解決する意味合いが大きい．

---

**表4　家族への助言例**

**1．チックのことを叱らないでください**
　わざとやっているのではなく，子ども自身も意識せずやっている行動です．叱っても止まらないし，短時間なら意識して止められても，ずっと止めようとすると苦しくて疲れてしまいます．また，意識すると余計にチックが増える子どもが多いので，叱ってもプラスになることはありません．チックをみても「またやってるよ」とか「やめなさい」と注意せず，そっとしておいてください．

**2．特別な対応や育て方は必要ありません**
　学校よりも家で症状が強く出る子どもが多いのですが，だからといって「家庭に問題がある」というわけではありません．むしろ，家のほうが緊張しなくて済むからチックが増えるのです．叱るとチックが増えるのは一時的ですから，必要な場面ではきちんと叱るようにします．テレビをみるとチックが増える子どももいますが，これも一時的なもので，それぞれの家庭の基準で普通にみせて構いません．もし「これまで家族が過干渉すぎた」と感じるならば，世話焼きを少し控えるぐらいでよいでしょう．

**3．日常生活で困らなければ，治療は不要です**
　子ども自身が困らない限り，薬を使って治療する必要はありません．「チックがあると学校でいじめられるのではないか」と心配して治療を希望する家族もいますが，子どもが困っていない段階で，先回りして心配の種を取り除くのは，必ずしもよいことばかりではありません．

薬物療法は，国内では主にリスペリドンやアリピプラゾール，あるいはハロペリドールなどの抗精神病薬が多く使用されるが，海外のレビュー[4]では，これらよりもクロニジンやトピラマートが推奨されている．しかし，クロニジンは抗精神病薬に比べ副作用が軽度な一方，有効性の面では不十分だとされている[1]．

薬物療法以外の治療としては，認知行動療法の1つである習慣逆転法（ハビットリバーサル，habit reversal）が挙げられる[5]．チックはその直前の衝動（前駆衝動）がチック動作で解消されることによって持続するため，前駆衝動ができるだけ早くわかるようにトレーニングし，前駆衝動が生じたときに，チック動作とは同時に行えない行動を挿入することでチックを抑制する（たとえば音声チックの場合は，衝動が生じたらすぐにリズミカルな呼吸をするなど）方法である．

治療によって症状が完全に収まる場合もあるが，軽減はしても完全には収まらない場合もある．そのため，治療の目標は「チックの完全消失」ではなく「チックがあっても，気にせず，困らずに普段の生活が送れること」となる．治療開始の際に，それを子どもと家族に理解してもらうのが大切である．

> **症例** 子どもの希望で同級生にも説明をしたトゥレット症の小学生女児
>
> 初診時9歳の女児．主訴は「首を振るのが止まらない」である．満期自然分娩，標準体重で出生，仮死なし，3歳までの乳幼児健診では特に指摘を受けていない．しかし，両親は2歳頃からまばたきが多いことに気づいていた．保育所に入ると，行事の前にまばたきが強くなったため，かかりつけの小児科を受診し，チックと診断された．当初は経過観察となったが，その後，咳払いや喉鳴らしの音声チックも出現し，抑肝散を処方された．その後も症状の増減に合わせ，間欠的に薬物療法を受けていた．しかし，就学後も長期に症状が続き，日常生活にも支障があることから専門外来紹介となった．
>
> 初診時は，まばたきや口をあけるチック，会話中突然「ダーッ」という音声が入るチックがみられた．アリピプラゾール投与を開始し，症状の改善と眠気などの副作用の状況をみながら 3.0 mg/日で継続したが，症状は半分程度の改善にとどまり，学校生活でもチック症状が目立った．そのため，5年生のクラス替えに伴い，子ども自身が「友だちにチックのことを説明したい」と希望した．担任教師と連携を取って協力を依頼し，文面を子どもと相談して作成した後，説明を行った．
>
> 以後，子どもはチック症状がありながらも安心して学校生活を送れるようになり，現在は 1.5 mg/日で維持している．

## 予後

多くのチックは一時的な「暫定的チック症」で，1年以内に消失することが多い．また，トゥレット症でも10歳代半ばをピークとして改善していくことが多く，8〜9割は成人期までに消失，軽快するといわれている．

# 各論 — 1. 子どもに多い心身症

## 臨床上のコツ

● 治療するチック，放っておいてもよいチック，しっかり分けて！

　世の中は情報社会ですから，家族がインターネットでちょっと調べれば，すぐに情報は得られます．しかし，特にチックについて得られる一般的な情報は，子育てやストレスに関連する「心の病気」というようなものが大半です．この本を手に取ったあなたは「小児心身医学を志す者」の1人として，チックでの受診を足がかりとした「全人的医療」をめざしませんか？

　一般の小児科を受診するチックの子どもの大半は，おそらく「薬物療法の必要性のない軽症のチック」です．きちんと鑑別診断をしたうえで，薬物療法は不要と判断したならば，しっかりと疾病教育をして「心の病気」という誤解を解き，「多少のくせがあっても，自分はこれで大丈夫なんだ」と自尊感情を維持できることを目標にします．そうできれば，家族関係もより望ましくなり，受診した子ども自身が，周囲の子どもの「多少のくせ＝行動の問題を含む異質性」を許容するきっかけにもなるはずです．

### 📖 文献

1) 金生由紀子：チック障害．子どもの心の診療シリーズ3　子どもの身体表現性障害と摂食障害，齋藤万比古ほか（編），中山書店，p211-222，2010
2) 日本精神神経学会(日本語版用語監修)，髙橋三郎，大野　裕（監訳）：DSM-5 精神疾患の診断・統計マニュアル，医学書院，p79-84，2014
3) 東大病院こころの発達診療部：「チックやくせとうまくつきあっていけるように」　東大病院こころの発達診療部ホームページ(http://kokoro.umin.jp/pdf/tic.pdf，2018年2月閲覧)
4) Shprecher DR, et al：Advances in mechanistic understanding and treatment approaches to Tourette syndrome．Discov Med **20**(111)：295-301，2015
5) 松岡弘修ほか：行動療法．臨床精神医学 **41**：981-989，2012

【渡部泰弘】

## 2 習癖：指しゃぶり，爪かみ

この癖，放っておいて大丈夫なの？

### POINT

1. 無理にやめさせようとしない．
2. 折をみて別の行動に置き換える工夫を考える．
3. 状況によっては子どもを取り巻く環境に配慮する．

### 疾患の概要

「習癖」とは一般に小児期に出現する常同的・反復的・非機能的運動で，しかも他の病態の部分的症状としては説明のつかない状態をさす[1]．Olson WC は身体をいじる動作を神経症性習癖と呼んだが，これらの発生機序は後に神経症性だけでは説明できないと考えられるようになり，習癖とされた．その範囲は日常生活や体質など広範囲に及ぶ[2]．

金生は習癖を表1[3]のように表している．指しゃぶりと爪かみは身体をいじる癖（狭義の習癖）の代表的なものである．一般に特別の治療を必要としないが，なかには家族など周囲の適切な対応を必要とするものもある．

表1　広義の習癖

1. 身体をいじる癖（すなわち，狭義の習癖）
    指しゃぶり，爪かみ，性器いじり，抜毛癖など
2. 律動的・反復的動作
    頭振り，頭たたき，頭回し，身体揺らしなど
3. 睡眠の問題
    夢中遊行，夜驚症など
4. 食事に関する問題
    食欲不振，過食，異食など
5. 排泄に関する問題
    遺尿症，遺糞症など
6. 言語上の問題
    吃音症，選択性緘黙など

（金生由紀子：母子保健情報 55：1-5，2007 より引用）

## 疫学

　指しゃぶりは乳幼児には正常にみられる．1歳半でおよそ30％，3歳でおよそ20％，5歳でおよそ10％みられ，成長とともに減少すると考えられる[4]．爪かみは4歳から10歳に多くみられ，3歳で7％，8歳で20％，10歳から11歳では30％と多く，その後は減少するが，成人期にも10％程度認められる[5]．

## 病態

　指しゃぶりは一般に眠るとき，退屈なとき，寂しいときによくみかける行動で，4歳ころまでに自然になくなるので基本的には放置して問題はない．年長になってもみられる場合には，歯列に影響することもある．

　爪かみも一般的な行動だが，指しゃぶりがリラックスしたときに出やすいのに対して，爪かみは逆にイライラしたときに出やすい傾向がある．

## 症状と診断

### a 指しゃぶり

　退屈なとき，眠いとき，寂しいときなどに親指や人差し指，4本の指などを口に入れてしゃぶる．年長児では子ども自身もよいこととは思っていないので，家族がみるとはっとしてやめることもある．

### b 爪かみ

　指だけでなく足の爪もかむ子どももいる．不安，緊張，ストレスへの対処として爪をかむ行為がみられることが多く，気づかれると急いでやめることもある．なかにはかみすぎてすべての爪がなくなる場合もある．

## 対応と治療

### a 指しゃぶり

　子どもが何もすることがなく退屈なときにみられることが多いので，無理にやめさせようとするのではなく，積極的に話しかけたり，絵本や遊びなど興味を持ちそうなことに関心を向けさせるようにするとよい．年長児では，自分でもいけないことと自覚しているので，自ら気がついてやめることが多い．しかし，年長児や学童期の激しい指しゃぶりには，不安に対する回避行為や退行を疑い，安心できる関係作り，適度なスキンシップ，声かけといった配慮が求められる．

### b 爪かみ

　不安，緊張，ストレスをかむことによって解消している．また，それによって自分の

気持ちを抑えている場合もあるので，無理にやめさせようとすると行動化することがある．また，激しい爪かみは神経発達症（発達障害）のある子どもに多い．まずは子どもの性格や発達特性，生活環境について問題がないかを検討する．特に家族が干渉しすぎていないか，子どもが自由に思っていることが言える環境にあるかなどに配慮し，子どもの話にしっかりと耳を傾け，受け止めようとすることが大切である．

### c 留意事項

いずれも，過保護・過干渉や育児放棄・虐待などの家庭での問題，発達特性や神経質などの子ども自身の問題，集団生活での問題など，さまざまなストレスが習癖として現れ，継続している場合がある．単に放置するのではなく，子どもの環境に配慮しながら，ときに応じて適切な対応をすることが必要である．

## 予後

いずれも自然にやめていくことが多いが，一部は成人になっても続くことがある．

---

### 臨床上のコツ

#### ● 指しゃぶりと爪かみの対応の工夫

子どもの癖は年齢が増すにしたがって，子ども自身もよくないことと自覚するようになります．

指しゃぶりは4歳以上になると自然にしなくなる子どもが多くなります．小児歯科医師会では，4歳過ぎの指しゃぶりについて，歯並びやかみ合わせへの影響とそれに伴う発音や嚥下の問題，口元の突出，顎発育への影響を指摘しています．特に環境的に問題がない場合，年齢的に理解できるような時期にはわかりやすく説明をして，納得できたらテーピングや可愛いシールを指に貼るなどの工夫をするのもよいでしょう．

一方，爪かみは緊張やストレスを発散する工夫が求められます．出血，感染などの心配がない場合は，爪かみを誘発するような爪のギザギザを整えてあげるなどの工夫も有効です．

---

### 文献

1) 市川宏伸ほか（編）：その他の行動および情緒の障害（習癖異常）．臨床家が知っておきたい「子どもの精神科」（第2版），医学書院，p195-197, 2010
2) 飯田順三：習癖異常とは，こころの科学 **130**：14-16, 2006
3) 金生由紀子：習癖・チック・トゥレット障害．母子保健情報 **55**：1-5, 2007
4) 金子一史：指しゃぶり・爪かみ・性器いじり．こころの科学 **130**：68-72, 2006
5) 宮脇 大ほか：習癖異常の予後．こころの科学 **130**：29-33, 2006

【山根知英子】

## 3 円形脱毛症・抜毛症

抜けてしまうの？ 自分で抜いているの？

### ❖ POINT

❶ 抜毛症は DSM-5 で強迫症の関連疾患に分類された[1]．
❷ 子どもの抜毛症には心理教育や行動療法が有用である．
❸ 円形脱毛症に抜毛症が合併することがある．

### 疾患の概要

抜毛症は，くり返し身体の毛を抜いてしまう行為をやめられない状態をさす．子どもでは，抜毛行為や抜きたいという強迫観念を意識していないこともあるため，抜毛行為の持つ意味を考え，心理教育を行うことで改善する例が多い．

一方，円形脱毛症は自己免疫の異常が原因とされる皮膚疾患である．

### 疫学

抜毛症の生涯有病率は，海外の報告で 1～2% である[2]．成人は 1：10 と圧倒的に女性が多いが，子どもは男女差がない．

### 病態

抜毛症の成因には生物学的因子と心理社会的因子がある．前者としては，強迫症と同様に脳内セロトニン系の機能異常が発症に関与している可能性がある．後者としては，母子関係の問題が指摘されることが多く，威圧的な母親に反抗できない，母親にかまってもらえずさびしい，自分を認めてもらいたい欲求などのほか，嫁姑の対立や両親の不仲など家族の問題が発症に関与していることがある．幼児期や小学校低学年では，抜毛行為の背景にある不満や不安を意識していないことが多いが，それ以降の年齢では抜毛行為によって緊張や不満が軽減する心理的作用を自覚している．

### 症状と診断

抜毛部位の多くは手の届きやすい前頭部，側頭部だが，まつ毛や眉毛，他の体毛を抜くこともある．抜毛部位は境界不鮮明な不完全脱毛巣で，残存する毛は短く途中で切れており，脱毛巣の大きさや形が変化し位置が移動する．

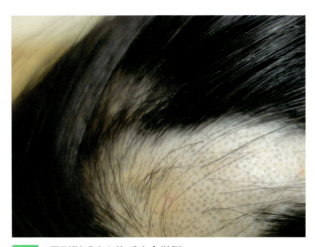

**図1** 円形脱毛症と抜毛症合併例
10歳男児．頭頂部で円形脱毛症に抜毛症を合併している．

円形脱毛症との鑑別にはダーモスコピーによる所見が有用で，毛孔に一致する微小な出血点，V字状の毛，縮んだ毛などが抜毛症に特徴的な所見である[3]．円形脱毛症に抜毛症が合併することもある（図1）．

## 対応と治療

幼児期の抜毛症には家族面接と家族療法を組み合わせて行う．学童期以降では抜毛場面に対する気づきを促し，症状が始まったきっかけ，その頃の家庭や学校における環境の変化，その他のストレス状況の有無を丁寧に聞き，治療の動機づけをする．感情表出を目的とする遊戯療法や言語を介するカウンセリングが有用である．子どもが治療に納得していれば曝露反応妨害法（手にミトンをはめる，頭にゴムキャップをするなどして抜毛行為そのものをしにくくする）や習慣逆転法（症状が出そうなときに手を握りしめるなどのあらかじめ決めておいた対処行動をとることで抜毛しない状況を作る）などの行動療法が有効なこともある．

なお，子どもでは薬物による治療効果は認められていない．

## 予後

低年齢で発症した抜毛症は予後良好の傾向がある．しかし，一時的に改善したものが，成長してからパーソナリティ障害や抑うつ障害などに発展する例も少なくない．

> ### 臨床上のコツ
>
> ● 抜毛行為以外のストレス発散法を身につける
>
> 　抜毛症の子どもは，自分の気持ちを言葉によって上手に表現できないだけでなく，困ったときに他人に救いを求めることも苦手です．子どもがストレスを上手に発散できずに心の中にためこんでしまい，抜毛という手段で発散しているということを家族にも説明し，治療に協力してもらうようにします．診察では，抜毛行為について子どもにさりげなく聞きながら，子ども自身が抜毛行為を自然に意識できるようになるまで待つほうがよいでしょう．「ストレスへの対処が上手にできるようになれば抜毛行為は減る」という視点で子どもの日常生活の報告を聞き，できれば抜毛部位をそっと，かつ丁寧に診察し，がんばったことを労い，症状の改善に協力する姿勢を示すことが，本症に対応していく勇気を与えることになります．

### 文献

1) American Psychiatric Association（APA）：Diagnostic and Statistical Manual of Mental Disorders（5th Ed），APA, 2013
2) Gupta MA：Emotional regulation, dissociation, and the self-induced dermatoses: clinical features and implications for treatment with mood stabilizers. Clin Dermatol **31**：110-117, 2013
3) 木下美咲：こどもの脱毛症診療におけるダーモスコピーの有用性．MB Derma **252**：9-14, 2017

【五月女友美子】

# 4 心因性視覚障害・心因性聴覚障害

## ❖ POINT

1. 何らかの心理社会的ストレスによって視覚や聴覚に異常を生じる機能性障害である．
2. 小学校中〜高学年の女児に多く，一時的なものが多いが長期化することもある．
3. 主な診療科は眼科，耳鼻咽喉科であるが，心理社会的ストレスに対してより専門的な対処が必要な場合，小児科，精神科を受診する．

## 疾患の概要

　視覚障害，聴覚障害をきたす疾患のなかで，視覚系，聴覚系に器質的疾患がないものを非器質性視覚障害（nonorganic visual loss：NOVL）または機能性視覚障害（functional visual loss：FVL），非器質性聴覚障害（nonorganic hearing loss：NOHL）または機能性聴覚障害（functional hearing loss：FHL）と呼ぶ．これには，①心因性障害，②詐病，③作為症（虚偽性障害）があるが，子どもに②③はまれであり，子どもでは非器質性（機能性）障害と心因性障害はほぼ同義と考えてよい．

　器質的視覚障害・聴覚障害では，通常，子ども自身が症状を自覚し，この症状は場面によらず持続的な性質を持つ．医療機関では，子どもの訴える症状をもとに診察所見，検査所見（自覚的，他覚的）を確認して診断し，この診断に基づいて適切な治療をすることで症状が改善する．しかし，心因性視覚障害・聴覚障害はこれとは異なる性質を持つ．症状の自覚なしに学校健診（自覚的検査）で初めて異常を指摘される例が多い．自覚的検査では異常があるが他覚的検査では異常がない，検査時の暗示で自覚的検査での異常が消える，場面によって症状が出たり出なかったりする，異なる系統の症状が同時に，あるいは経過のなかで出現するなどである．

## 疫学

　心因性視覚障害，心因性聴覚障害とも，発症年齢は7〜11歳にピークがあり，男女比は1：3〜5で女子に多い．

## 病態

　見た，聞いたという知覚は，それぞれ光と音という物理刺激を感覚器が信号に変えて脳に送り，脳がこの信号を処理した結果として生じる．この脳内情報処理過程は心理社会的ストレスの影響を受けるが，その結果，知覚に異常を生じたものが心因性視覚障害・聴覚障害である．両障害は併存することも，それぞれ他の心因性症状（頭痛，腹痛など）

を伴うこともある．

ストレスの要因は，主に家庭と学校にある．家庭では，家族の関わり不足（遅い時間までの共働き，ひとり親家庭，他のきょうだいに手がかかる状況など），過干渉（学習や稽古事の強要，叱責など），家庭環境の変化（転居，別居など），家庭内不和などがある．学校では，友だちとのトラブル（いじめなど），教師とのトラブル（過度な宿題，叱責など），学業困難，学校環境の変化（転校，クラス替え，担任教師の交替など），その他テスト，健診などが挙げられる．

一方，子ども側の要因として，内気で抑制的なよい子タイプの性格，注意欠如・多動症に伴う検査への集中困難，心因性視覚障害の場合は眼鏡へのあこがれなどがある．

## 症状と診断

### a 心因性視覚障害[1]

主訴で多いのは，学校健診での視力低下の指摘であるが，視力低下を自覚することもある．検査での視力低下の割に日常生活に不自由がないことは心因性を示唆する．眼科での診察では，視力低下をもたらす器質的疾患はなく，視力は 0.1～0.5 程度で比較的軽度の低下が多い．動的視野検査では，求心性狭窄（器質的疾患にもある所見だが，心因性障害ではそれによる不自由がない）や，らせん状視野（心因性障害に特徴的）などの異常所見がある．色覚検査でも，約半数にどの先天色覚異常にもあてはまらない非定型的異常を示す．また，レンズ打ち消し法による視力改善は心因性視覚障害に特徴的である．

### b 心因性聴覚障害[2,3]

主訴で多いのは学校健診での難聴の指摘であり，次に難聴の自覚である．聴覚随伴症状として耳鳴，耳痛があり，他系統の随伴症状として視覚障害，腹痛，頭痛がある．健診で難聴を指摘されて来院したときは，日常生活での聞こえの程度を，外来で挨拶をしたときの反応や問診で確認する．また，生育歴で発達特性の有無を確認し，耳鼻咽喉科診察で器質的疾患を除外する．純音聴力検査（自覚的検査）で聴力の低下がみられ，側性は両側性(84%)，一側性(16%)，難聴像は感音難聴(80%)，混合難聴(15%)，伝音難聴(5%)で，難聴の程度は中等度 (40～70 dB) が最も多い．心因性聴覚障害では，通常，純音聴力検査で断続音のほうが連続音より聞こえにくい．純音聴力検査で聴力低下があり，他覚的検査（ABR など）で聴力が正常なのは，心因性聴覚障害に特徴的な所見である．

## 対応と治療

心因性視覚障害・聴覚障害と診断したら，器質的疾患ではなく機能性障害であり，時間経過とともに回復する可能性が高いことを説明する．特に症状の自覚がなく日常生活にも困っていない例では，自然回復を見守ることを勧める．家庭や学校に心理社会的ス

トレスがある場合は，環境調整によってストレス軽減を試みる．状況が複雑で難治の場合は，精神科への紹介が必要なこともある．

## 予後

子どもでは比較的短期間に回復する例が多い．ただし，報告機関，対象，予後判定基準によって回復率には差がある．

### a 心因性視覚障害

眼科医院からの報告では，回復は子ども（5〜12歳）で94％，思春期（13〜20歳）で76％であった[1]．

### b 心因性聴覚障害

小児専門病院耳鼻咽喉科の2年以上経過観察例における自覚的聴力検査での判定で，回復44％，改善14％，不変29％，悪化14％であった[2]．大学病院耳鼻咽喉科における1年以上の経過観察で，回復51％，改善33％，不変16％であった[3]．

> **臨床上のコツ**
>
> 心因性視覚・聴覚障害では，自覚的検査の異常や自覚症状の訴えがあっても，他覚的検査には異常がなく，客観的にみた日常生活への差し支えもありません．そのような場合，病気ではない（自覚症状もないはずだ）と言いたくなりますが，そのように対応すると症状は改善しません．
>
> 対応としては，まず機能性障害なので回復の可能性が高いことを伝えます．次に家庭や学校にストレスがあればその軽減を図り，ストレスがはっきりしなければ，症状にあまり注目しすぎないようにしながら経過を観察します．

### 文献

1) 一色佳彦ほか：心因性視覚障害 – 世代別にみた傾向と特異性．臨眼 **62**：503-508, 2008
2) 工藤典代：小児の心因性難聴．心因性難聴，矢野　純ほか(編)，中山書店，p3-12, 2005
3) 芦谷道子：小児機能性難聴の心理的臨床像と支援．音声言語医学 **56**：148-153, 2015

【小林繁一】

## 5　慢性疼痛

痛みは子どもの成長に欠かせないもの，しかし…

### 🍀 POINT

❶ 痛みは生理学的で反応情緒的な訴えの表現でもあり，痛みには心と身体の両方が関与している．
❷ 学習性疼痛では，疾病行動に対して子どもが得る疾病利得を遮断し，中立的に対応する．
❸ 機能性疼痛では，神経伝達物質，自律神経機能の不調，感覚過敏などが関与する．

### 痛みとは

　痛みは「病変部位を知らせる」信号（生理学的な反応）であると同時に，「心の痛み」（情緒的な訴え）の表現でもある．痛みの定義「組織の実質的あるいは潜在的な傷害に結びつくか，このような傷害を表す言葉を使って述べられる不快な感覚・情動体験」[1]に示されるように，「痛み」にはどこがどれだけ痛いという判別的要素と，それを不快で苦痛に感じる情動的要素が混在している．

### 子どもと痛み

　子どもは成長の過程で外傷や感染症などによって，さまざまな痛みを経験する．痛みの部位は年少児では腹痛が多いが，年齢が上がるにつれて頭痛や他の部位の痛みが増加する．重篤な疾患がない場合，まず行うのは「冷やす」「温める」といった対症的対応と，手あて・声かけによる心理的対応である[2]．気晴らしや呼吸法によって痛みを自己コントロールすることも勧められる．痛みに対してすぐに鎮痛薬というのは早計であり，痛みを自分で乗り越えることは，子どもの成長においても貴重な経験となる．
　しかし，痛みがくり返して起こる場合，身体疾患の鑑別を行いながら，そこに心理社会的因子も加味されていないか，あるいは，痛みは心理社会的問題の表現ではないのかを考慮する必要がある．子どもがどのように痛みを訴えるのか，痛みが子どもと環境にどのように作用するのか，子どもが痛みから得ているものがあるのか，そして，痛みが子どもの成長にどのような影響をもたらすのかについて考えることが重要である．

### 子どもの代表的な慢性疼痛

#### a 機能性疼痛

　感染症や外傷，自己免疫疾患などの基礎疾患を認めず，血液検査の炎症反応や画像所見に明らかな異常所見を認めないが，くり返し痛みを訴えるものの1つに機能性疼痛が

ある[3]．代表的な機能性疼痛である片頭痛や過敏性腸症候群では，痛みは神経伝達物質や自律神経機能の不調，内臓の知覚過敏のような感覚過敏によって引き起こされる．大切なのは「機能性」だからといって「放置してよい」「気の持ちようだ」と片づけず，子どもの訴えに寄り添うことである．詳細は慢性機能性頭痛（p163），機能性消化管障害（p153）の項に記載されている．

### b 学習性疼痛

学習性疼痛は，疼痛行動によって，何らかの報酬が得られる場合に形成される[3]．子どもが何らかの痛みを訴え（疼痛行動），それに対して子どもに都合のよい状態（学校や塾など嫌なことが避けられる，母親に優しくされるなど）が得られると，それが報酬となり，その後は初期の痛み刺激がなくても痛みを訴えるという疼痛行動が強化される．初めは何らかの外傷や感染症などによる軽度の痛みで始まったのに，だんだんと痛みの訴えが強くなっていくことが多く，なかには痛み以外の身体の麻痺や意識消失などを呈する場合もある．

このような例で，痛みに注目しすぎるのは疼痛行動の強化につながるので，痛みの消失には執着しないようにする．痛みが発生する状況（どのようなときに痛みを訴えるのか）を分析して，経過（痛みを訴える子どもに対して周囲がどのように対応するのか）を観察し，痛みに対して甘やかしたり突き放したりせず中立的に接し，疼痛行動の強化子（家族や医師の痛みに対する過保護的な対応）を遮断する．そして，痛みの訴えが軽減したらほめ，気晴らしによって自らの痛みをコントロールするといった好ましい態度を獲得させる．

### c 線維筋痛症

線維筋痛症は筋骨格系を主体とした全身性の慢性疼痛性疾患であり[4]，さまざまな部位の痛みに倦怠感，疲労感，自律神経失調を伴う．炎症所見や特異的な検査所見はなく[5]，診断はアメリカリウマチ学会による計18ヵ所の圧痛点のうち11ヵ所以上に疼痛を認めることによる[4]．

線維筋痛症と診断したら，生命に関わる危険な疾患ではないことを伝え，不安の軽減に努める．治療目標は痛みの完全な消失でなく，痛みと付き合いながら日常生活へのリハビリテーションを行うといった心身医学的対応が望まれる．

薬物療法としては，子どもに用いられる一般的な消炎鎮痛薬では十分な効果が得られず，抗うつ薬と抗てんかん薬が使用され，プレガバリンが保険適用となっている．

## 子どもの痛みへの薬物療法

非薬物療法で効果が不十分な場合，必要に応じて対症的薬物療法を行う．表1に子どもの痛みに対して使用する薬物を示す．ただし，使用頻度が上がると薬物乱用頭痛も起こりうるので，必要最小限にとどめるよう心がける．

## 各論 — 1. 子どもに多い心身症

**表1　痛みへの薬物療法**

1. 一般的な鎮痛薬
    - アセトアミノフェン ………… 10〜15 mg/kg/回
    - イブプロフェン ……………… 5〜10 mg/kg/回

2. 特異的な鎮痛薬
    1) 腹痛の場合
        - 整腸薬，腸管運動調整薬，抗コリン薬
    2) 頭痛の場合
        - 非ステロイド系鎮痛薬，トリプタン系薬物
    3) うつ病性疼痛の場合
        - 三環系抗うつ薬 ……… 成人量：10〜25 mg/日から開始し漸増
        - SSRI，SNRI ………… 成人量：10〜25 mg/日から開始し漸増
    4) その他
        - 抗てんかん薬：カルバマゼピン，ガバペンチンなど
        - 漢方薬

（日本小児心身医学会(編)：小児心身医学会ガイドライン集(第2版)，南江堂，p221，2015 より改変して許可を得て転載）

### 臨床上のコツ

● 痛みのコントロールから子どもは多くのことを学ぶ

　子どもは成長する過程でさまざまな痛みを経験します．たとえば手足をどこかにぶつけたとき，痛みを我慢したり，何か別のことを考えてやりすごしたり，周囲の人に助けを求めたりします．それらは自己コントロールやソーシャルスキルの習得につながるのです．

　しかし，痛みが持続すると，絶望感によってうつになることもあります．子どもの訴えを聞き，すぐに介入する必要があるのか，冷静に見守ってよいのかを見極めることが大切です．

### 文献

1) Merskey H：Pain terms：a list with definitions and notes on usage recommended by the IASP subcommittee on taxonomy. Pain **6**：249-252，1979
2) 日本小児心身医学会(編)：A 総論編　くり返す子どもの痛みの理解と対応ガイドライン．小児心身医学会ガイドライン集(第2版)，南江堂，p218-235，2015
3) 細井昌子：心因性慢性疼痛．治療 **90**：2063-2072，2008
4) Wolfe F, et al：The American college of rheumatology 1990 criteria for the classification of fibromyalgia. Report of multicenter criteria committee. Arthritis Rheum **33**：160-172，1990
5) Wolfe F, et al：The American college of rheumatology preliminary diagnostic criteria for fibromyalgia and measurement of symptom severity. Arthritis Care Research **62**：600-610，2010

【石﨑優子】

各論

# 2. 子どもに多い精神疾患

## A 不安症

### 1 分離不安症

放っておけない手強い分離恐怖モンスター！

#### ♣ POINT

1. 恐怖表現は分離を回避する防衛反応，分離を強制しない．
2. 不安を強めている背景因子は何か，母親の不安と共振していないかを確認する．
3. 安心を獲得する心理治療と分離時の身体感覚を不快から快へ導く行動療法が有効である．

#### 疾患の概要

　一般的な発育過程で起こる分離不安に比べ，著しく過剰な不安感や苦痛があり，それが一定年齢を過ぎても継続する状態を指す．分離不安症（separation anxiety disorder：SAD）の子どもは，愛着対象（通常は母親）からの分離の際に発達段階に不相応な強烈な恐怖体験があり，その感覚が持続する．また，分離が予測されるとき，頭痛，嘔吐などの身体症状を伴う．子どもはそのような分離を必死になって回避しようとする．子どもと愛着対象（主に母親）の双方が分離の際に悲痛を感じる．幼児期の発症が多いが，18歳未満のどの時期でも起こる．

#### 疫学

　子ども〜青年において不安は5〜25%の割合で発生し[1]，不安症の治療を受けている者のうち50%は分離不安症と診断されている[1]．分離不安症は，すべての不安症の中で最も発症が早く，年齢が上がるにつれて減少するが，子どもでは最も頻度の高い不安症である．すべての子どものうち4.1%が分離不安症を経験するとされ，それを治療しないで放置した場合，1/3は成人になっても症状が持続するといわれている．男女比は

受診する例では男女同程度であるが，一般人口では男子より女子のほうが多い．

## 病態

　分離不安は，生後8〜24ヵ月の乳幼児では人見知りとして正常な感情であり，対象の恒常性という感覚が発達し，養育者はいずれ戻ってくることを理解できれば消失する．しかし，一部はこの時期を過ぎても残存（または後に再発）し，子どもも家族も日常生活が障害されるほどの重症に発展する．

　生物学的因子としては，扁桃体システムの関連が示唆されており，遺伝性もみられる（双生児の遺伝率は73％で女子に遺伝性が高い）．

　環境因子としては，愛着の形成発達過程が関連している．愛着対象の喪失や災害，転居，両親の離婚などの環境変化が契機となる．

## 症状と診断

　診断は，病歴聴取と分離場面の行動観察による．表1に，DSM-5の診断基準Aを示す[2]．診断基準Aのうち3項目以上を満たし，症状と徴候が4週間以上みられる（診断基準B），有意な苦痛または年齢相当の社会的活動に機能障害をきたしている（診断基準C），他の疾患ではうまく説明できない（診断基準D），を満たすことが条件である．

表1　分離不安症の診断（DSM-5による診断基準A）

| | |
|---|---|
| (1) | 家または愛着対象*からの分離が予測される，または，経験されるときの，反復的で過剰な苦痛 |
| (2) | 愛着対象*を失うかもしれない，または，その対象者に病気，負傷，災害，死など，危害が及ぶかもしれない，という持続的で過剰な心配 |
| (3) | 愛着対象*から分離される運の悪いできごと（例：迷子になる，誘拐される，事故に遭う，病気になる）を経験するという持続的で過剰な心配 |
| (4) | 分離への恐怖のため，家から離れ，学校，仕事，または，その他の場所へ出かけることについての，持続的な抵抗または拒否 |
| (5) | 1人でいること，または，愛着対象*がいないで，家または他の状況で過ごすことへの，持続的で過剰な恐怖または抵抗 |
| (6) | 家を離れて寝る，または，愛着対象*が近くにいないで就寝することへの，持続的な抵抗または拒否 |
| (7) | 分離を主題とした悪夢の反復 |
| (8) | 愛着対象*から分離される，または，予測されるときの，反復する身体症状の訴え（例：頭痛，胃痛，嘔気，嘔吐） |

*"愛着を持っている重要な人物"の用語を便宜上，"愛着対象"の用語に置き換えている．
（日本精神神経学会（日本語版用語監修），髙橋三郎，大野　裕（監訳）：DSM-5 精神疾患の診断・統計マニュアル，医学書院，p189, 2014 より許可を得て転載）

## 対応と治療

①心理治療（子どもと家族の関係性に対して），②行動療法（回避行動の治療として），③薬物療法（併存症や精神病理性に対して）がある．

対応の優先順位は，第一に子どもを安心させることである．抵抗と症状が強いときは，分離を強いずにまずは落ち着かせる．ときに分離を強制する人への激しい攻撃性を示し，家族や学校も子どもの症状に巻き込まれてしまうため注意を要する．子どもと家族の関係をよく観察して，子どもの緊張と不安を高める因子を探ることが大切である．家族（特に母親）の不安が強いと子どもと共振し合い悪循環を形成するので，根気強く関われば必ず改善に向かうと保証しながら母親の不安をコントロールする．

不安に伴う回避行動を治療するアプローチとして，行動療法も選択される．定期的な分離を系統的に強化する方法である．別れの場面は可能な限り短く終わらせ，子どもの抗議に対しては，再び会える約束と，今は一時の別れであることを少しずつ理解させる．段階を踏んで分離の時間を長くし，離れられたことをほめる．子どもの安心を保証するために，幼稚園や学校の教師が子どもに寄り添うようにする．分離後の場が，不快から快に変化できるように，ご褒美を工夫し援助する．

薬物療法は，分離不安が誘発・接続因子となってパニック発作，全般不安症へと進展する思春期前後から青年期に抗不安薬，選択的セロトニン再取り込み阻害薬（selective serotonin reuptake inhibitors：SSRI）を検討するが，薬物療法が必要な例は専門医に紹介したほうがよい．

### 臨床上のコツ

#### ● 疾患を鑑別しながら子どもと家族の関係を再構築する

分離不安症の現われ方は，幼児期では，親へのつきまとい行動，入眠時に傍らにいることを強要する，異常な知覚体験（凝視する目，得体のしれない生物の存在）などがあります．愛着対象が存在する間，子どもは顕著な問題行動を示さないため，家族が子どもの病態に気づいていない場合もあります．強迫症や自閉スペクトラム症と症状の現われ方や不安反応，行動が似ており，低学年の女児は，登校回避を男児より強く示します．

長期化すると不登校，学業困難を招くので，不登校の鑑別診断として分離不安症は早期に考慮が必要です．また，検討しておかなければならないのは，愛着形成発達過程における家族（特に母親）との関係です．分離不安は「心の安全基地」が年齢相応に確立できていない子どもに起こります．治療的退行として，子どもに怒りや甘えを十分に表現させ，母親がそれらを受容する過程を経ることで母子の信頼関係が再構築されていきます．親が子どもにとって安心できる対象として復活すれば，心に安全基地を内包できるので，外に関心が向き，分離を克服して回避行動もなくなります．

## 予後

　治療が進み，症状の軽減に成功した子どもでも，休日や長期休暇の後では再発しやすくなる．再発予防のために，長期休暇中には，不安解消法を会得させたうえで一時的な分離（キャンプなどの宿泊体験）を計画するよう家族に指導する．子どもの時期に適切な介入がなければ，全般不安症や限局性恐怖症を合併し，成人期を通して症状が持続する場合もある．

### 文献

1) Ehrenreich JT, et al：Separation anxiety disorder in youth：Phenomenology, assessment, and treatment. Psycol Conductual **16**：389-412, 2008
2) 日本精神神経学会（日本語版用語監修），髙橋三郎，大野　裕（監訳）：DSM-5 精神疾患の診断・統計マニュアル，医学書院，187-193，2014

【芳賀彰子】

## 2 社交不安症

人前に出るのが苦手－これってどんな病気？

### ❖ POINT

① 適切な疾病理解が必要である．
② 治療は薬物療法と心理治療の組み合わせで行うことが多い．
③ 治療目標は社会適応の改善と社会参加である．

### 疾患の概要

社交不安症（social anxiety disorder：SAD）とは，他人との関わりにおいて恥ずかしい思いをするかもしれない状況（クラスメートの前で課題の発表をする，外食をする，学校でトイレを使用するなど）において，顕著で持続的な不安や恐怖がみられると，その状態を回避したり，回避を我慢すると動悸や発汗・振戦などの身体症状が引き起こされたりする疾患である．発症は13～15歳頃といわれているが，8歳頃から生じることもある．

### 疫学

社交不安症を持つ子どもの割合は，ほぼ1％であるが，10歳代半ばから20歳代前半までに発症することが多いため，地域社会での生涯有病率は報告にもよるが3～13％である[1]．男女比は差がないという報告と，女子よりも男子に多いという報告がある．

### 病態

社交不安は直接的に他者の評価にさらされる場面だけではなく，間接的に他者の評価を受ける場面においても出現することから，対人関係における脆弱性が関係していると考えられている．また，環境の影響として，両親の不安に対する反応に同化することで，回避パターンを学習していくともいわれている．最近では，神経内分泌的研究から，セロトニン，ドーパミン，ノルアドレナリンなどのバランスが何らかの原因で崩れることが発症に関係しているという生物学的因子も考えられている．

| 表1 社交不安症の鑑別診断 | |
|---|---|
| 正常な内気 | 社会的に控えめであることは性格特性であり，病的なものではない． |
| パニック症 | 社交不安症の心配は否定的評価への恐怖に関連しているのに対し，パニック症での憂慮はパニック発作それ自体である． |
| 分離不安症 | 分離不安症では親や親しい人が近くにいたり，自宅であったりすれば社交場面でも安心していられるが，社交不安症では自宅での社交場面でも安心していられない． |
| 選択性緘黙 | 選択性緘黙では否定的評価に対する恐怖によって固まって行動できないことがあるが，話す必要がない社交場面（非言語的な遊びなど）では普通に行動できる． |
| うつ病 | うつ病では他者に否定的評価をされ，自分が好かれるに値しないと感じることを心配するが，社交不安症では社会的行動や身体的症状によって，悪く評価されることを心配する． |

以下の文献を参考にして作成．
（日本精神神経学会（日本語版用語監修），髙橋三郎，大野　裕（監訳）：DSM-5 精神疾患の診断・統計マニュアル，医学書院，p200-206，2014）

## 症状と診断

　大勢の前で話さなくてはならない場面（国語の音読や連絡事項の伝達など）で緊張して話せなかったり，赤面してうつむいてしまったりする．他の子どもの視線が気になるときには，集団活動を拒否し，休み時間も1人でうつむいて過ごしたり，深刻になると登校を渋ったりする．また，自分の視線が相手に不快な思いをさせているのではと感じる場合には，自分の視線を対象となる相手から外せずに凝視してしまうこともある．より年少の子どもでは，人前で恥をかきそうな場面で泣きわめいたり，家族にしがみついたり，その場で動けなくなったりという行動を伴うことがある．このような不安や恐怖に基づく症状は持続的であり，通常6ヵ月以上持続して，学校や地域社会での活動への参加を阻害している．そのような訴えを呈する子どもたちに対し，CMASやSTAIで不安の程度を判定し（p69参照），15歳以上に対しては社交不安障害検査[2]を行って重症度の判定をすることが，診断と今後の治療方針を決めていくうえで役に立つ．
　社交不安症の主たる鑑別診断を 表1[3] に示す．

## 対応と治療

　1994年大規模な疫学調査の報告[1]で社交不安症の生涯有病率が3～13%と高率であることが示され，さらに社会生活上の障害も大きいことが明らかになったこともあり，治療に関する研究も広く行われるようになった．現在では認知行動療法を中心とした心理治療と選択的セロトニン再取り込み阻害薬（SSRI）を中心とした薬物療法を，単独あるいは併用して行うことが推奨されている[4]．しかし，SSRIは賦活症候群などの副作用や，特に若年者では自殺関連事象を生じさせる可能性が警告されており，使用にあたっては処方初期を中心に細やかな観察が必要である．

認知行動療法[5]は，①初回面接（インテーク面接）で対人場面における「ネガティブな予測」（教室の向かい側で同級生が2人で私のほうをみながら話している，きっと私の悪口をいっているに違いない，というような思考）や「自己注目」（自分が感じているネガティブな予測が他人からみた視点に変わってしまい，「同級生は自分を嫌っている」という思いを抱いてしまう），「安全行動」「回避」（休み時間は教室に入らず同級生との関わりを回避する）といった概念を心理教育的に提示したうえで，②それぞれに対して問題リストと目標リストを作成し，③苦手な場面や不快な不安緊張反応に対して安全行動や回避をせずに曝露（エクスポージャー）を行い，④それとともに自分がどう振る舞ったり，他人とどう関わったりすればいいかを計画し練習することで回避以外の行動のレパートリーを広げる問題解決法である．

その他，支持的カウンセリングや遊戯療法・箱庭療法などの心理療法，家族ガイダンス（家族の不安を受けとめ，特に母親に対しては，子どもに巻き込まれない，ほどほどの距離を保つように話す），環境調整を組み合わせながら，治療を行う．

## 予後

治療を行った一般人口において，約30％は1年以内にその症状が寛解し，2～3年で約50％が寛解を経験する[1]といわれているが，子どもでの予後についての記載はみられない．

### 臨床上のコツ

**● 社交不安症は治療可能な疾患です．早めに診断・治療を！**

同年代の友だち関係のなかで子どもは成長していきますが，思春期に入る12～13歳頃から，自分は周囲からどうみられているかを気にするようになり，自己と他者の違いに関心が向かうようになります．また，この時期には集団に入れないことを不安に感じて，皆と同じ行動をとろうとします．前思春期から思春期にかけて，授業中に恥ずかしい思いをしたり，友だち関係で傷ついたりといった経験から社交不安症が発症することもよくみられます．社交不安症の子どもは，家族の「最近友だちと遊ばない．家でもふさぎがちで外出しようとしない」という訴えや，子ども自身の「人前で緊張してうまく話せない，クラスに入りにくい」などの訴え，頭痛や腹痛などの身体症状で一般の小児科を受診します．このような例で社交不安症が疑われたら，専門医療機関に紹介し，早期に診断・治療を開始することが必要です．

## 文献

1) American Psychiatric Association：Diagnostic and Statistical Manual of Mental Disorders (4th Ed), APA, 1994
2) 貝谷久宣：社交不安障害検査, 金子書房, 2009
3) 日本精神神経学会(日本語版用語監修), 髙橋三郎, 大野　裕(監訳)：DSM-5 精神疾患の診断・統計マニュアル, 医学書院, p200-206, 2014
4) 朝倉　聡：社会不安障害の診断と治療. 精神誌 117：413-430, 2015
5) 伊藤絵美：事例で学ぶ認知行動療法, 社会不安障害・対人恐怖, 誠信書房, p164-195, 2008

【梶原荘平】

## 3 選択性緘黙（場面緘黙）

園や学校でしゃべらない子への対応は

### ❖ POINT

1. 周囲の人々の正しい理解を：不安が背景にあることを周囲に伝える．
2. 安心できる環境を整え，心と身体の緊張をほぐす．
3. 時間はかかるが改善することが多い．

### ▶ 疾患の概要

　選択性緘黙（selective mutism：SM）とは，家では普通にしゃべることができるにもかかわらず，保育所，幼稚園，学校など特定の場所では別人のように発話できなくなる状態をさす．症状に気づかれるのは入園・入学後が多いが，物心ついたときから人見知りが強い子どもが多い．臨床の場では，しゃべらないことを自ら選択していると誤解されることを考慮して「場面緘黙」という名称を使用することが多い．

### ▶ 疫学

　発現頻度は，外国の報告では，0.47〜0.76％が多い．わが国の報告は少ないが，最近の報告では0.15％という報告がある[1]．男女比は1：1.7で女子に多く，発現時期は，幼児期が約80％である[1]．

### ▶ 病態

　入園・入学後，園や学校で数ヵ月経っても話さないために気づかれることが多い．声がまったく出ない状態から，特定の人には小声でしゃべる状態まで幅がある．DSM-5では不安症群の1つに分類されており，遺伝的な不安気質を背景に，環境や体験の影響を受けて発症するものが多い．選択性緘黙の既往がある親は9〜37％，きょうだい22％という報告がある．半数以上に言語やコミュニケーションの問題があり，知的能力障害が約10％，自閉スペクトラム症（傾向を含む）が10〜30％程度併存する[1]．

### ▶ 症状と診断

　家と家以外の発話の状況を問診で確認することで容易に診断できるが，併存疾患の評価の際には，不安のため視線を合わせないこともあるので，自閉スペクトラム症と過剰

| 表1 選択性緘黙の子どもの家族へのアドバイス |
|---|
| ①しゃべらないことを責めたり急かさないでください<br>　　しゃべらないのではなく，不安や緊張のためしゃべれないのです．責めたり急かしたりせず，不安な気持ちや適切な関わり方を，ご家族みんなで学んでください．子どもには「いずれしゃべれるようになる」ことを伝えてください．|
| ②子どもの不安な気持ちを代弁し，園や学校に理解と適切な関わり方をお願いしてください<br>　　家以外の場でしゃべれないのは「声を聞かれるのが怖い，話そうと思うとノドがぎゅっと閉まった感じになる，他者からの否定的評価が怖い」などの気持ちによることを伝え，園や学校には資料を持参し適切な関わり方をお願いしてください． |
| ③園や学校の活動は，子どもが参加しやすい方法を子どもに選ばせてください<br>　　園や学校での活動は，子どもが参加しやすい方法を子ども自身が選ぶことができるように，先生方にお願いしてください． |

に診断されやすいことや，不安や緊張によって力を発揮できないため，知能検査の値が低くなり知的能力障害と診断される可能性があることに留意する．そのため，一定期間のフォローアップ後，再評価することが望ましい．選択性緘黙の評価には場面緘黙質問票（SMQ-R）[2]，併存疾患には，親面接式自閉スペクトラム症評定尺度（PARS-TR）[3]，改訂版幼児用不安傾向評定尺度[4]，SCASスペンス児童用不安尺度[5]などを使用する．

## 対応と治療

行動療法や認知行動療法が有効とする報告が多い[1]が，本邦では実施できる施設が少ないため行動療法的な関わり方を家族や教師に伝えて実施してもらうとよい．また，日常生活のなかで，教育・医療・福祉など関係機関との連携が必要である．しゃべれないことや不安・緊張のため，園や学校での生活に支障が出るので，家族，保育士，教師に，しゃべれない子どもの気持ちを伝え，接し方を一緒に考えてもらうことが最も重要である．通級指導教室の利用，情緒障害児学級や特別支援学校への転籍，転校が有効な場合も多い．不安症状の強い子どもには選択的セロトニン再取り込み阻害薬（SSRI）の使用を検討する．子どもの「思いを伝えたい」という気持ちが不安を凌駕する時期を気長に待ち，そのときが来たら背中を押す．家族へのアドバイスを表1に示す．

## 予後

幼児期に受診した場合は数年で発話できるようになることが多いが，8～9歳を過ぎてから支援を開始した例は発話までに長期間を要する．十分な支援が受けられないと，うつ病，不安症，不登校，引きこもりにつながりやすく，成人後までしゃべれない場合もある．早期発見と不安に配慮した丁寧な支援が必要である[1]．

> **症例** 小学校から紹介された女児：園や学校に情報提供書と意見書が有用
>
> 　小学4年生の女児．家ではよくしゃべるが，学校では友だちにも教師にもまったくしゃべらないことを指摘され受診した．視線は合うが，話しかけても一言もしゃべらない．首を振ることや眼球を動かすことで意思表示が少しできる．家族が気づいたのは幼稚園入園直後からだったが，家ではよくしゃべっているので様子をみていた．
>
> 　受診後，かんもくネット発行のリーフレットや書籍を紹介し[2]，家族や学校に適切な関わり方と通級指導教室の利用に関する意見書を提出した．クリニックでは，臨床心理士との面接を3ヵ月に1回実施しているが，徐々に発話が可能になり，3年後にはかなりしゃべることができるようになった．

> **臨床上のコツ**
>
> ● 選択性緘黙のサポーターとしての小児科医と子どもへのメッセージ
>
> 　選択性緘黙は，適切な時期に適切な対応を行えば治癒することが多い疾患ですが，発話できるまでには数年，なかには10年以上かかることもあります．早期発見と不安に配慮した丁寧な支援が大切ですが，臨床経過が長いので，子どもや家族の気持ちに寄り添い，支えになることが大切です．そして，「話したい，変わりたいという気持ちが不安を上回る時期が必ずやってくる．そのときには，勇気を出して足を一歩踏み出すことが大切だ」ということを子どもに伝えてください．

### 文献

1) 久田信行ほか：場面緘黙（選択性緘黙）の多様性－その臨床と教育－．不安症研究 **8**：32-45, 2016
2) かんもくネット：SMQ-R（Selective Mutism questionnaire-Revised 場面緘黙質問票）(http://kanmoku.org/tool.html, 2017年6月11日閲覧)
3) PARS 委員会（編著）：PARS（Pervasive Developmental Disorders Autism Society Japan Rating Scale．広汎性発達障害日本自閉症協会評定尺度），スペクトラム出版, 2008
4) 西澤千恵美：幼児の不安傾向とその関連要因の検討－改訂版幼児用不安傾向評定尺度の作成－．発達研究 **25**：121-134, 2011
5) Spence SH（石川信一日本版作成）：SCAS スペンス児童用不安尺度（Spence Children's Anxiety Scale）使用手引．サクセス・ベル, 2015

【金原洋治】

# B 強迫症

自分の意思に反して考えたり行動したり

## ✿ POINT

❶ 子どもには安心感を与え，家族や教師には症状を理解，受容しやすいようにわかりやすく説明する．
❷ 生活に支障をきたしたり，巻き込みが強かったりして，認知行動療法的アプローチがうまくいかない場合は適切な薬物療法を導入する．
❸ 子どもの強迫症状の現れ方は，併存症の有無や，その種類によって多岐にわたることを理解しておく．

## 疾患の概要

強迫症（obsessive compulsive disorder：OCD）は強迫観念と強迫行為からなる．自分の意思に反して何度も考えてしまうこと（とらわれ）が強迫観念であり，くり返し行動してしまうことが強迫行為である．DSM-5 では，強迫症および関連症群のなかに分類されている[1]．

## 疫学

世界的な有病率は 1.1〜1.8％ といわれており，25％ は 14 歳までに発症する．男子は女子に比べて早期に発症，男子の 25％ 近くが 10 歳以前の発症であるとの報告がある[1]．

## 病態

症状には，儀式的な集団遊びのような，時期が来たら自然に消失するものから，病的なものまである．このような行動のなかに，自分の意思に反して何度も考えてしまう強迫観念，くり返し行動してしまう強迫行為が存在する．何度も質問してくるといった確認行為も多い．家族や周囲の人を巻き込む傾向もある．特に母親に対し，くり返し確認したり，同じ行動をとらせたり，自らの強迫行為をみておくように求めたりする．母親の行動をいちいち細かく指示することもある．要求が受け入れらない場合，不安・焦燥が強くなり，かんしゃくを起こして家庭内暴力に発展する例もある．子どもの強迫症状は，成人と比べて不合理性が曖昧だともいわれている．

## 症状と診断

診断はDSM-5の診断基準に基づく[1]．最もよく認める強迫観念は「汚染への不安」「自分自身もしくは他人に危害を及ぼすことへの不安」「対称性や完全さへの欲動」である．強迫行為では，「過剰な洗浄」と「清掃」「確認」「数かぞえ」「くり返し」の順に多いと言われている．また，強迫行為として「他者に確認を求める」ことがしばしば認められる[2]．評価指標として，6〜17歳対象の強迫症状評価尺度 Children Yale-Brown Obsessive Compulsive Scale（CY-BOCS）[3]が利用されることがあるが，日本語版の標準化はなされていない．

## 対応と治療

### a 基本方針

子ども自身に対するアプローチに加え，家族への治療的アプローチ，学校での理解，受け入れが極めて重要なものになる[4]．これらは同時に進めていく必要があるが，子どもへの安心感をどう与えるかが重要になる．治療としては，家族へのガイダンスを行い，次に，認知行動療法（CBT，特に曝露反応妨害法，図1）が推奨されている．認知行動療法とは，たとえば，手を洗いたくても1分間だけ我慢させる，次に2分間だけ我慢させる，というように少しずつ耐える時間を増やしていく方法である．家族の援助も必要で，初めは近くで見守っていたのを徐々に離れ，最後は1人でやってもらうようにする．できたら必ず子どもをほめ，ねぎらうことも大切である．認知行動療法は薬物療法単独よりも効果的だといわれており，薬物の使用は次の段階となる．

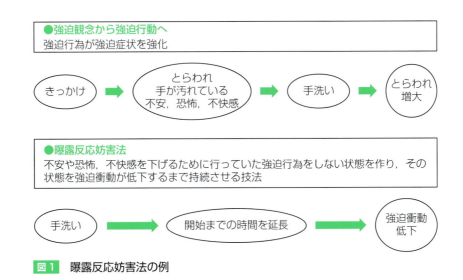

図1 曝露反応妨害法の例

### b 薬物療法

　セロトニン再取り込み阻害薬（SSRI）のフルボキサミンは8歳以上の強迫症に対し保険適用がある．適正量ならば効果が認められるため，子どもと家族によく相談して注意深く見守りながら服薬を進める．副作用として胃腸症状が出ることもあり，注意が必要である．少量のアリピプラゾールを付加投与する方法も有効性が報告されているが，保険適用外となる．抗不安薬も処方されるが依存性があり，漫然と使い続けるのは避けたほうがよい．

### c 巻き込みへの対策

　不安なため，周囲に頼らざるをえず，周囲もみるにみかねて援助した結果，巻き込みが増強してしまう．対策として，一般には限界設定，すなわち現在以上の強迫症状の手助けをしないようにする方法がとられる．子どもが他者を巻き込まず自分で手洗いをしていれば，それには干渉しないというやり方である[4]．

## 予後

　未治療の場合は慢性的な経過をたどる．早期に回復する子どもがいる一方，一部は悪化していく．小児期発症例の40％は成人期前期で寛解の可能性があるが，併存症があると複雑な経過をたどるといわれている．

## 関連する疾患

　チック，自閉スペクトラム症，抜毛症，皮膚むしり症，ため込み症，摂食障害などこだわりを伴った障害は「強迫スペクトラム」としてひとまとまりのものととらえられることもある．以下の例のように，子どもの強迫症状は併存症の有無や，その種類によって多岐にわたっていることを理解しておく必要がある．

---

**症例　少しずつ食べられるように**

　11歳の女児．エビを食べ，じんま疹，嘔吐，高熱が出現した後，固形物が食べられなくなり小児病棟入院となった．入院後も2ヵ月間，経口での固形物摂取は困難で，点滴，経管栄養が続き，少量から固形物を食べるリハビリテーションを実施した．
　入院初期に，子どもは1日中家族に対して「飲み物は大丈夫か？」と確認していた．根気強く安心感を与え，食べる量を少しずつ増やす練習をして，食べられるようになった．その結果「大丈夫か？」という確認も退院前には，ほとんどなくなった．

### 臨床上のコツ

● **子どもと家族の双方に寄り添う**

　強迫症で子どもは困っておらず，家族など支援者が困っている場合，「子どもさんは困っていませんので経過を見守りましょう」とアドバイスしがちですが，これでは，家庭での強迫行為がエスカレートすることにもなりかねません．また，家族の困り感にのみ耳を傾けると，子どものわかってもらえない気持ちが増大し，強迫症状が悪化する可能性があります．双方の話を丁寧に聴き，バランスのとれた対応をすることが大切です．双方が納得できる工夫を導き出しましょう．

### 文献

1) 日本精神神経学会（日本語版用語監修），髙橋三郎，大野　裕（監訳）：DSM-5 精神疾患の診断・統計マニュアル，医学書院，p233-240，2014
2) 小平雅基：子どもの強迫症．精神科治療学 **32**：309-315，2017
3) Scahill L, et al：Children Yale-Brown Obsessive Compulsive Scale：Reliability and Validity. J Am Acad Psychiatry **36**：844-852，1997
4) 髙宮靜男：子どもの強迫性障害．子どもの不安症，久保木富房（編），日本評論社，p141-152，2005

【髙宮靜男】

## C 変換症，解離症，身体症状症

### 1 変換症（転換性障害）

ストレスや外傷体験がないか注意深く確認を

#### ❖ POINT

1. 身体的には説明のつかない運動症状や感覚症状が生じ，ときにはけいれんを起こす．
2. 家庭や学校において何らかのストレス状況を抱えていることが多い．
3. 子どもと家族の話をよく聞き，家庭と学校の状況を把握することが必要となる．

#### ▎疾患の概要

神経疾患では説明ができない運動症状（脱力・麻痺，振戦・ジストニア，歩行障害など）や感覚症状（皮膚感覚，視覚・聴覚の減弱または欠如など），意識障害，てんかん様症状，失声（無声）症，構音障害，喉の中に塊がある感覚（ヒステリー球），複視などによって生活に支障をきたす疾患を変換症と呼ぶ．発症から6ヵ月未満の急性エピソードと，それ以上の持続性に分類される．

#### ▎疫学

一過性の変換症状はよくみられるが，正確な有病率は不明である．学童期の中期より前に現れ，運動症状を呈することが多い．発症はすべての年代で報告されており，非てんかん性発作では20歳代に，運動症状では30歳代に，それぞれピークがある．性差では女子に多く，男子の2～3倍認められる．

#### ▎病態

発症には，症状と同様の身体症状の既往が関連することもあるが，一般的には心理社会的・身体的ストレスや外傷体験が関連していることが多い．発症の時期に関連したストレスを探すことが根治的対応につながることもある．

非てんかん発作の発作後弛緩状態で，患者の手や腕を顔の上方に持っていき，手を離したときに，顔にそのまま落ちるか，無意識にあたることを回避して手が落ちるのかを見ることをハンドドロップテストというが，陽性（手が顔を回避して落下すること）を

示すときには変換症を強く疑う.

美しき無関心[1]（la belle indifference：判断能力と比較して，症状による影響を気にする様子がない）や疾病利得[1]（一次疾病利得：症状によって責任や心理的葛藤を回避することができる，二次疾病利得：症状によって母親からの愛情を得られるなど，子どもが得をする状況が得られる）を認めることが多く，特に偽装の明確な証拠があるときには，詐病との鑑別が必要となる[2].

## 症状と診断

変換症における症状を表1[3]に示す．経過は，救急外来受診によってすぐに完治するような短時間および一過性のものから，持続性のものまでさまざまである．表2[3]に危険因子を記したが，強いストレスに対する非適応的な対処方法であることを念頭におくことが大切である．併存症としては身体症状症，パニック症，解離症群，抑うつ障害群が比較的多く，特に一般人口よりもパーソナリティ障害に，変換症を認めることが多い．

## 対応と治療

子どもの性格傾向，家庭環境（家族関係），学校での適応状況（友だち関係，学習面）をよく理解することが必要である．可能であれば知能検査（WISC-Ⅳ，K-ABCなど）と心理検査（グッドイナフ，バウム，SCT，P-Fスタディなど），ADHD-RS，PARSなどを行い，子どもの特性を把握する．そのうえで，どのようなストレスが発症の契機

**表1　変換症の分類**

| | |
|---|---|
| 運動症状 | 脱力または麻痺，異常運動（振戦，ジストニア，ミオクローヌス，歩行障害），嚥下症状，発話症状（失声症，ろれつ不良） |
| てんかん症状 | けいれん，または発作 |
| 感覚症状 | 知覚麻痺，感覚脱失，視覚・嗅覚・聴覚の障害 |
| その他 | 混合症状を伴う |

以下の文献を参考にして作成.
（日本精神神経学会（日本語版用語監修），髙橋三郎，大野　裕（監訳）：DSM-5 精神疾患の診断・統計マニュアル，p314-317，医学書院，2014）

**表2　変換症の危険因子**

| | |
|---|---|
| 性格因子 | 非適応的な性格傾向 |
| 環境因子 | 小児期の虐待，ネグレクト，強いストレスとなる人生上のできごと |
| 身体的因子 | 同様の症状を引き起こす神経疾患（てんかん患者における非てんかん発作） |

以下の文献を参考にして作成.
（日本精神神経学会（日本語版用語監修），髙橋三郎，大野　裕（監訳）：DSM-5 精神疾患の診断・統計マニュアル，p314-317，医学書院，2014）

となったのか，その改善のためにどのような心理社会的アプローチが有用かについて検討して治療を行う．

## 予後

若年発症で症状が短期間にとどまり，子どもと家族が変換症の診断を受け入れて心理社会的アプローチが可能であれば，一般的に予後良好だが，非適応的な性格特性や併存する身体疾患があり，障害によるなんらかの制度上の考慮（年金受給など）があるときには症状が長期にわたり持続する場合がある．

> **症例** 非てんかん性けいれん発作を呈した中学生女子
>
> 初診時13歳の女子，主訴は「けいれん発作」で，発作後30分くらい意識のない状態が続くということであった．幼少時に熱性けいれんの既往が数回あったが，小学校入学以降はけいれん発作を認めていなかった．同日紹介で小児科入院となり，同様のけいれん発作をくり返し認めたが，脳波上は異常波を伴わないため非てんかん性発作と診断され，退院後は変換症を念頭に診察した．
>
> 家では引き続きけいれん発作をくり返しており，これまでのけいれん発作は無熱性で休日家にいるときに多かったこと，学校は嫌ではないが，家で父親と兄が怒声をあげてケンカしているのが嫌だ，ということが語られた．症状の推移をみるために母親の実家で母親と一緒に生活することを指示したところ，けいれん発作はほぼなくなった．子どもは「両親が離婚してほしい」と思っていると話し，母親に尋ねると「父親の借金が原因で深刻な家庭不和があり，子どもの前では言い争いのないようにしていた」とのことだった．子どもは引き続き母親と実家での生活を続け，学校にも順調に登校できて，けいれん発作も認めなくなった．両親はその後話し合って問題を解決して同居するようになったが，症状再燃を認めていない．

> **臨床上のコツ**
>
> ● **変換症では症状が偽装かどうかの判断は不要です！**
>
> 　変換症の診断の際，故意かどうかの評価は信頼性が低いため，その症状が故意に生み出されたもの（偽装）かどうかの判断は必要ありません．しかし，偽装が明らかな場合（試験期間にだけ生じる，自宅では認められないなど），その人の目的が病者の役割なら作為症，金銭授受や報酬が目的ならば詐病の診断を考えます．
>
> 　筆者の経験上，境界知能以下または神経発達症（発達障害）特性の強い子どもで，運動症状を主訴とした変換症が多いため，特別支援学級への移行や個別支援の必要性を検討するための知能検査は有用です．また，グッドイナフやバウムの心理検査では年齢よりも幼く描かれ，特にバウムでは樹幹や根・枝先が閉じていて，比較的小さい絵のことが多く，コミュニケーションが苦手な子どもが多い印象があります．

### 文献

1) 四宮滋子ほか（訳）：精神科シークレット，メディカルサイエンスインターナショナル，p211，2003
2) 長尾圭造ほか：児童青年精神医学（新版），明石書店，p1235，明石書店，2015
3) 日本精神神経学会（日本語版用語監修），髙橋三郎，大野　裕（監訳）：DSM-5 精神疾患の診断・統計マニュアル，p314-317，医学書院，2014

【山崎知克】

# 2 解離症（解離性障害）

虐待を受けた子どもの生存をかけたサバイバルスキル

## POINT

1. 解離は，現実の辛い状況から意識を切り離すことで自分を守ろうとする防衛機制である．
2. 虐待およびネグレクトの存在を前提として，子どもと家族の双方から詳しく状況を把握することが必要となる．
3. 家族がキーパーソンとして機能するための心理教育を行い，環境調整や心理的支援を担当できるようになることが重要である．

## 疾患の概要

「解離」とは，ある主観的体験が他の主観的体験から分離されるという防衛機制の1つである．特徴として意識，記憶，同一性，情動，知覚，身体表象，運動制御，行動の正常な統合ができずに破綻するか，不連続，またはその両者の状況となる．

前記の解離症状は表1[1]のように陽性・陰性症状に分類され，①解離性同一症，②解離性健忘，③離人感・現実感消失症，④他の特定される解離症，⑤特定不能の解離症という5つの診断分類からなる．

## 疫学

解離性同一症では1.5%（男子1.6%，女子1.4%），解離性健忘では1.8%（男子1.0%，女子2.6%），離人感・現実感消失症では約2%（性比は1:1，発症は小児期初期～中期が多い）といわれている．

表1 解離症状の分類

| 陽性症状 | 主観的体験の連続性喪失を伴った，意識と行動へ意図せずに生じる侵入（同一性の断片化，離人感，現実感消失など） |
|---|---|
| 陰性症状 | 通常は容易であるはずの情報の利用や精神機能の制御不能（健忘など） |

（日本精神神経学会（日本語版用語監修），髙橋三郎，大野 裕（監訳）：DSM-5 精神疾患の診断・統計マニュアル，医学書院，p289-304，2014 より許可を得て転載）

### 表2　解離症群の診断分類と病態

| 解離性同一症 | 2つまたはそれ以上の他とはっきり区別される人格状態によって特徴づけられた同一性の破綻で，文化によっては憑依体験と記述される．同一性の破綻とは，自己感覚や意志作用感の明らかな不連続を意味し，感情，行動，意識，記憶，知覚，認知，感覚運動機能の変容を伴う．これらの症状は他者から観察されるか，自身の報告のみの場合もある． |
|---|---|
| 解離性健忘 | 自伝的情報が想起できない．健忘は限局性（できごと，期間），選択的（できごとの特定の側面），全般性（同一性や生活史）のいずれかとなる．他人から知らされることがなければ健忘についての健忘があり，健忘が自覚されることはない． |
| 離人感・現実感消失症 | 離人感（自分の精神，自己，身体からの離脱体験），現実感消失（非現実感，自分の周囲からの離脱体験）が臨床的に反復または持続している．このような体験の変容があっても現実検討は完全に保持されている． |

以下の文献を参考に作成．
（日本精神神経学会（日本語版用語監修），髙橋三郎，大野　裕（監訳）：DSM-5 精神疾患の診断・統計マニュアル，医学書院，p289-304，2014）

## 病態

小児期に虐待およびネグレクトが存在した比率は，解離性同一症で90%と報告[2]されており，すべての解離症群において心的外傷後ストレス障害，虐待，事件事故などの被害を既往として持つ場合が多い．表2[1]にそれぞれの病態を記載した．

### a 解離性同一症

子どもは重度の外傷体験（虐待，特に性的虐待）に直面しながらも，加害者との愛着あるいは絆を維持しないと生きていけない（「診療・研修に活かす」参照）．そこで，強烈な感情を自分が認識することから心を守るために，外傷体験を意識から分離した自己と，無意識的に加害者との愛着を保つ自己（すなわち解離人格）を持つようになる．解離性同一症とは，このような生存をかけたサバイバルスキルである．しかし，こうした外傷体験が反復すると，親子の絆という秩序の維持や継続性のために，自己の中に一層の分離をきたし，分離された自己が人格化した個人としてその体験を受け止めて，個人内の矛盾と外傷体験を蓄積することになる．

### b 解離性健忘

解離性健忘は，外傷体験（虐待，特に身体的・性的虐待）の重篤度，頻度，暴力性が高い場合に生じやすく，子どもがその体験を忘れることで生き延びようと試みている状態ともいえる．健忘によって自伝的記憶が大きく損なわれ，職業上および対人関係における機能低下を生じることがほとんどである．人生のどこかの時点で外傷体験が意識されるようになったときに，心的外傷後ストレス障害を発症する．

### c 離人感・現実感消失症

離人感・現実感消失症では，前述の2つと比較して心的外傷という点でそれほど極端なものではないが，心理的虐待および情緒的ネグレクトの既往との関連性が高い．重度

の精神障害を持つ家族による養育やDV目撃，家族や親しい友だちの急死によることもあるが，そうしたショックを和らげるために，あえてあまり感じないようにしているとも考えられる．やはり職業や対人関係における困難さを伴い，パーソナリティ障害をきたすことが多い．

 診療・研修に活かす

● 解離性同一症の病因論

　解離性同一症における伝統的理論は，重度で慢性的な逃れることのできない子ども時代の外傷体験（性的虐待，身体的虐待など）と，そのできごとに伴う強烈な負の感情を認識してしまうことで，さらにダメージを受けることから自分を守るために，体験そのものを意識から解離するというものです．

　一方で，子どもは養育者との愛着（絆）がないと，たとえ衣食住が維持されても著しい低身長・低体重をきたし，難治性の感染症や原因不明の死に至ることが，ホスピタリズム研究や母性的養育の剥奪に関する研究から明らかとなりました．そのため，最近の解離性同一症における病因論では，厳しい外傷体験に直面しながらも，生存をかけて子どもは加害者との愛着を維持することが必要となる，というものになっています[3]．これによると，子どもは虐待時にはその状況から自己の意識と絆を切り離して（split off）守り，虐待されていないときには無意識的に愛着を保った自己が加害者との絆を維持して生活するというように，自己を矛盾する2つに解離することで生存を維持していると考えられます．

　こうした外傷体験が何年にもわたって反復されると，矛盾する秩序・継続性・統合性を維持するために自己の中に一層の分離をきたします[3]．分離によって生じた付加的自己には名前を持つ場合もありますが，逆境的な境遇が継続すると分離された意識がそれぞれの別の自己（個人）として，外傷体験をさらに蓄積していくことになります．

## 症状と診断

### a 解離性同一症

　解離性同一症では，抑うつ，不安，物質乱用，自傷，非てんかん性の発作を伴うことが多い．また，意識の破綻，健忘，何らかの解離症状を認めることが多いが，自分自身が自覚していないか，あるいは隠していることもある．過去のできごとを現在起こっているかのような感覚で再体験する解離性フラッシュバックをきたしたときには，しばしば同一性が変化（たとえば攻撃的な人格や幼少人格が出現）して，現実のできごとにおける失見当識を生じ，フラッシュバックについては後に健忘をきたす．自殺企図もしばしばみられ，一般健常群と比較して，高い被催眠性と解離親和性を示す．

　併存症としては抑うつ障害，心的外傷およびストレス因関連障害，パーソナリティ障害，変換症，身体症状症，摂食障害，物質関連障害，強迫症，睡眠障害などが多い．

### ⓑ 解離性健忘

解離性健忘では，円滑な対人関係の構築および維持をする能力が損なわれており，解離性フラッシュバックもみられることがある．抑うつ，離人感，自己催眠症状がみられ，自傷や自殺企図，あるいは危険性の高い行動の既往を持つ．

気分変調症，変換症，身体症状症，パーソナリティ障害（依存性，回避性，境界性）を併存症に持つことが多い．

### ⓒ 離人感・現実感消失症

離人感・現実感消失症では，自分の症状をうまく説明できず，自分が狂っているとか狂いそうだと考えていることがある．脳に何らかの後遺症をきたしたのではという恐怖を持つこともあり，時間感覚の主観的な変化（早すぎるか遅すぎるか）や個人的な情動体験の主観的な困難（感情の動きを自分のものとして感じられない）がある．慢性的な身体症状（頭が詰まった感じ，うずき，ふらつき感）はまれではない．志向の極端な反芻や強迫観念的なとらわれ（絶えず自分が本当に存在するのかを悩む，自分が現実にあると判断するために自らの知覚を確認する）に苦しむこともある．

併存症では抑うつ障害，不安症，パーソナリティ障害（回避性，境界性，強迫性）が多い．

## 対応と治療

解離性健忘と離人感・現実感消失症では，多くの場合に併存するパーソナリティ障害への対応が根治治療となる．

解離性同一症における治療原則を以下に示す．

### ⓐ 心理社会的アプローチ

すべての精神疾患治療での重要事項となるが，子どもが現在の生活で心身の脅威がなく，安心できる衣食住が確保され，心理的苦痛を理解して継続した支援を提供できるキーパーソンの存在がまず必要となる．解離症の発症には虐待などの外傷体験が関係することが多いが，現在でも加害者からの深刻な虐待がくり返されるなど，逆境的境遇の継続によって在宅環境の十分な安全確保が困難であれば，入院または（一時保護を含む）児童養護施設への入所を要することがある．特に子どもの精神的治療では，生活におけるキーパーソンの設定が不可欠となる．

### ⓑ 薬物療法

解離性同一症に随伴する症状（過覚醒，フラッシュバック，抑うつなどの気分変調，睡眠障害）を改善するために薬物療法が一般的に行われる．服薬管理は原則として家族が行うことになるが，子どもが何らかの理由で衝動的に大量服薬したときの後遺症と，遅発性ジスキネジアを予防する観点から，抗精神病薬は原則として最少用量の半分以下から少量で開始するのが望ましい．心理療法を行うときに表3[4]に挙げた諸症状を薬物によって緩和することは，解離症における苦痛を緩和するために重要である．

**表3** 解離性同一症の諸症状と薬物療法（少量処方例）

| 過覚醒 | ・リスペリドン　0.05～0.3 mg　分1～2<br>・アリピプラゾール　0.1～0.5 mg　分1～2<br>・ハロペリドン　0.3～1 mg　分1～2<br>・レボメプロマジン 3～5 mg＋プロメタジン塩酸塩 3～5 mg　頓服で<br>・抑肝散（抑肝散加陳皮半夏，甘麦大棗湯）2包　分2 |
|---|---|
| フラッシュバック・悪夢 | ・桂枝加芍薬湯（小建中湯，桂枝加竜骨牡蠣湯）2包＋四物湯（十全大補湯）2包　分2<br>・セルトラリン（25 mg）　0.25～0.5錠　分1　夕<br>・パロキセチン　5～10 mg　分1　夕<br>　（※SSRIは特にごく少量からの慎重投与）<br>・ミアンセリン（10 mg）　1錠　分　就寝前 |
| 気分変調症<br>　──躁病相<br><br>　──うつ病相 | ・炭酸リチウム　1～5 mg　分1　夕<br>・バルプロ酸　50～400 mg　分1～2<br>・カルバマゼピン　5～50 mg　分1～2<br>・ミルタザピン（15 mg）　0.1～0.25錠　分1　就寝前<br>・セルトラリン（25 mg）　0.25～0.5錠　分1　夕<br>・パロキセチン　5～10 mg　分1　夕<br>　（※SSRIは特にごく少量からの慎重投与）<br>・ミアンセリン（10 mg）　1錠　分1　就寝前 |
| 睡眠障害 | ・ラメルテオン（8 mg）　0.1錠　就寝前<br>・プロペリシアジン 2～3 mg＋プロメタジン塩酸塩 5 mg　就寝前<br>　（※ベンゾジアゼピン系は脱抑制を生じやすく，なるべく使用を控える） |

（杉山登志郎：発達障害の薬物療法，岩崎学術出版社，p84-100, 2015 より改変して引用）

### c 心理療法

　解離性同一症の治療には，多くの場面に外傷性記憶の処理（トラウマ治療）を要する．心理療法として，眼球運動による脱感作と再処理法（eye movement desensitization and reprocessing：EMDR）やトラウマフォーカスト認知行動療法（trauma-focused cognitive behavioral therapy：TF-CBT）などが用いられるが，いずれも専門的トレーニングによる資格取得が必要な技法となる[5]．初学者にとって重症の解離性同一症における心理療法は困難であり，専門医への紹介が望ましい．初学者が担当せざるをえない場合には，専門医の助言・スーパービジョンを求めるようにする．

## 予後

　現在受けている虐待，後の人生での再外傷体験，精神疾患の併存，そして適切な治療の遅れは予後不良と関連する．

**援助交際を契機に発症した解離性同一症の女子例**

　初診時15歳の女子，主訴は自傷行為である．2ヵ月前に担任教師が手首の傷に気づき，受診を勧めた．父方祖父母，両親，長兄，次兄との7人家族で，一家は農業で生計を立てていた．子どもの話では，友だちに誘われて半年ほど前から援助交際を始めたが，その頃から眠れなくなり，日中のイライラを認めたとのことであった．それ以前の虐待歴を尋ねると，受診1年前に子どもが所属していた部活動の顧問から体育館に呼び出され，写真やビデオ撮影をされていたことが判明した．母親は家業で忙しく，子どもは被害状況を話せなかった．さらに尋ねると，受診の2年ほど前から長兄による性的接触（裸にされて胸や陰部を触られていた）が数回あった．家にも学校にも居場所がないと感じ，夜間に非行グループと過ごすようになり，援助交際が始まった．高校に進学したが不登校傾向が続き，勉強にも集中できず，睡眠障害による焦燥感から自傷行為をくり返すようになった．

　自傷行為と援助交際をくり返すため，在宅治療は困難と判断され入院となったが，強い焦燥感から「家に帰りたい」と泣き叫び，フラッシュバックをくり返した．次第にフラッシュバックが生じたことを意識できず，退行現象を認めるようになった．解離性フラッシュバックが頓用薬の使用と簡易EMDRで収束した後に面談すると，子どもの名前とは異なる呼び名の幼少人格が出現しており，「〇〇は3歳の頃からいつも寂しくて，本当はママに抱っこして欲しいのに，忙しいからってしてもらえなかった」「ママは〇〇のことがきっと嫌いなんだと思う」などと語っていた．主治医から母親に解離性同一症の心理教育を行い，その後の面会で「ママから，寂しい思いをさせてごめんね，〇〇のこと大好きだよって言ってもらえた」と喜んでいたが，いつも母親と接触していないと不安だという退行が強くなったため，面会を週3回に減らして，気持ちのコントロールを看護師や心理士と一緒に行うこととした．

　入院半年後に退院したが，好きな男性ができるとすぐに性的関係を持ってしまい，その度に「怖いよ〜，怖いよ〜」と情緒不安定になり，昼夜逆転して夜遊びが多くなるため夜間外出を禁じたが，約束を守れず，退院半年後に再入院となった．

　こうした入退院を数回くり返すうちに，初診から4年後「具合が悪いときには家に引きこもって寝ていれば回復する」と気づき，少しずつ安定がみられるようになった．それから2年後には薬物療法も終了し，目指していた美容学校に入学した．

各論 — 2. 子どもに多い精神疾患

> **臨床上のコツ**
>
> ● 螺旋階段を登っていくように回復します．
>
> 　解離性同一症を含む複雑性外傷後ストレス障害の治療[6]では，一見すると同じ失敗や経過をくり返しているようにみえても，そのなかから子どもが自分で学び，気づきを増やして回復に向かっています．螺旋階段は上からみると同じところを何度も回っているようにみえますが，横からみればかなり上がっているのがわかるように，一見堂々巡りにみえる治療でも，正しい方針で継続できれば快方に向かっていくのです．
>
> 　治療者が子どもに要求しすぎないこと（half way rules），感情をぶつけずに穏やかな説明をくり返すこと，治療の枠を明示してお互いに遵守することが重要で，一般的にA-T split（管理者 administrator と治療者 therapist を分けること，つまり厳格な父親役と優しい母親役の分担）をすることが，治療がうまく進捗するコツになります．医師とメディカルスタッフの連携体制が重要です．

### 文献

1) 日本精神神経学会（日本語版用語監修），髙橋三郎，大野　裕（監訳）：DSM-5 精神疾患の診断・統計マニュアル，医学書院，p289-304，2014
2) 長尾圭造ほか：新版児童青年精神医学，明石書店，p893-904，2015
3) 四宮滋子ほか訳：精神科シークレット，メディカルサイエンスインターナショナル，p167-175，p258-268，2003
4) 杉山登志郎：発達障害の薬物療法―ASD・ADHD・複雑性 PTSD への少量処方，岩崎学術出版社，p84-100，2015
5) 山崎知克：虐待を受けた子どもの心理と行動．子ども虐待の理解・対応・ケア，庄司順一ほか（編），福村出版，p185-205，2011
6) Herman JL（中井久夫訳）：心的外傷と回復（増補版），みすず書房，1999

【山崎知克】

## 3　身体症状症

症状を起こすときの状況や期間に注意しましょう

### ❖ POINT

① 症状として多いのは，腹痛，頭痛，嘔気である．
② 家族が同様に身体症状症を有するときには，対応に注意が必要となる．
③ 家族関係の希薄さが背景にあることが多い．

### 疾患の概要

1つまたはそれ以上の苦痛を伴うか，日常生活の混乱を引き起こす身体症状があり，身体症状やそれに伴う健康への懸念に関連した過度な思考，感情，または行動があるものが身体症状症とされる．

### 疫学

成人では約5〜7%であり，男子より女子の有病率のほうが高い．

### 病態

子どもの場合，一般的な症状は反復性腹痛，頭痛，疲労感，嘔気である．成人に比べて子どもでは1つの顕著な症状がみられることが一般的である．年少の子どもは身体症状を訴えても，青年期以前に病気自体を心配することはまれである．医療機関の受診や欠席の判断に関わるため，症状に対する家族の反応は重要となる．

### 症状と診断

認知的な特徴としては，身体症状だけに向けられた注意，正常な身体感覚を身体疾患に結びつけようとする特性，病気への過度な懸念，あらゆる身体活動が身体に損傷を与えるかもしれないという恐怖がある．そして，異常がないかくり返し身体を確認し，医学的な支援と補償をくり返し探し求めたり身体活動を避けようとしたりする．

身体症状症における危険因子を表1[1]に示す．子どもでは，家族の不安症，身体症状症，身体化特性，過保護，子どもの身体症状の訴えやすさ，情緒的問題における言語コミュニケーションの乏しさ，用心深さ，情緒不安定，自尊心の低さが関係している[2]．

表1　身体症状症の危険因子

| 性格因子 | 否定的感情（神経症的特質）の性格特性<br>不安または抑うつの存在 |
|---|---|
| 環境因子 | 教育歴の低さ，社会経済的地位の低さ，直近でストレスの多い人生上の経験を有すること |
| 経過の修飾因子 | ・人口統計学的特徴（女子，高齢，低い教育歴，低い社会的地位，無職）<br>・性的虐待または幼少時の逆境の既往<br>・併存する身体疾患および精神疾患<br>・心理社会的ストレス<br>・疾病利得<br>・疼痛への感受性<br>・身体感覚への過剰な注目<br>・身体症状を医学的疾患に結びつけようとする認識の特性 |

以下の文献を参考に作成．
（日本精神神経学会（日本語版用語監修），髙橋三郎，大野　裕（監訳）：DSM-5 精神疾患の診断・統計マニュアル，医学書院，p307-322, 2014）

## 対応と治療

　通常の身体疾患では説明のつかない症状を持つ子どもの治療では，訴えの強さと長期化の度合いが対応を決める重要な因子となる．身体症状症では症状や訴えが広い範囲に及ぶことが多いため，焦点を絞ったアプローチはあまり効果がなく，長期的に支持的な対応が求められる[3]．

　これらの子どもと家族は，同じ訴えや心配をくり返して医師を怒らせたり，何度も救急外来を訪れて対応した救急の医師から治療が失敗しているかのようにみられることで医師に恥をかかせたりなど，しばしば治療者に対して強烈な感情的反応を引き起こす．

## 予後

　この障害は，健康状況の著しい問題を伴う．重症の身体症状症患者は，健常群と比較して有意に障害された健康値を示すことが多い．

C. 変換症，解離症，身体症状症

> **症例** くり返す腹痛を主訴に受診した小学生男児
>
> 　初診時12歳の男児．3ヵ月前から腹痛を訴え，所属するサッカーチームの合宿後から症状が強くなり，下痢と食欲不振もみられたため近医を受診した．その後も改善せず症状が持続するため紹介入院となった．両親，弟との4人家族で，幼少期から手がかからなかったが，弟には両親とも手を焼いていた．入院時診察で「よろしくお願いします」と正座して挨拶をしており，腹部の自発痛と圧痛を認めたが，部位は限定できなかった．腹痛を訴えるときにも背筋を伸ばした姿勢で，通常腹痛時にみられる腹部屈曲位ではなかった．
>
> 　入院生活では「腹痛はよくなるんでしょうか」と過度な心配を示す一方，痛みスケールで腹痛レベルを尋ねると，母親が面会から帰宅するときに痛みを強く訴えることが多かった．その後，入院生活にも慣れて，安定した食事摂取が可能になり，痛みレベルも低下して5点満点で0～1となった．「早くよくなって退院したい」というようになり，外泊時には母親への甘えから添い寝を求めるなどの退行を認める反面，父親にはひどい文句を言うことがあった．どうしてなのかよく尋ねると「自分は必要とされていない」という訴えが聞かれた．
>
> 　このころから，痛みで訴えていた気持ちを「不安だ」「寂しい」などと言語化できるようになり，それに伴って症状も改善したため，入院4週目に退院となった．

> **臨床上のコツ**
>
> ● **気持ちの言語化を図りましょう！**
>
> 　心身医学では，辛い気持ちや悩みをきちんと説明できないときに，頭痛，腹痛，めまい，嘔気などの身体症状で表現されることを「からだ言葉」としてとらえます．身体疾患が否定された後は，そうした症状を「心理社会的な問題解決のための入場券」として扱い，辛さをモニターするための尺度として用います．認知行動療法などではSUDs（subjective units of disturbances, 主観的苦痛尺度）で精神的辛さを表現しますが，痛みや嘔気にリンクしている不安や心理的苦痛に気づき，その説明ができるように教育していくことも，臨床家の大切な役目なのです．

### 文献

1) 日本精神神経学会（日本語版用語監修），髙橋三郎，大野　裕（監訳）：DSM-5精神疾患の診断・統計マニュアル，医学書院，p307-322, 2014
2) 四宮滋子ほか訳：精神科シークレット，メディカルサイエンスインターナショナル，p209-218, 2003
3) 長尾圭造ほか：新版児童青年精神医学，明石書店，p1235, 2015

【山崎知克】

各論 — 2. 子どもに多い精神疾患

# D 心的外傷後ストレス障害

怖い体験後，いつもと様子が違うのだけど…

## ❖ POINT

1. 命に関わる事故・事件の後に起こる回避症状・再体験（フラッシュバック）・意識の変容などを主症状とする．
2. 子どもの場合，外傷体験から受ける影響には個人差が大きく，遊びを通して再体験したり，退行や分離不安，身体症状に置き換えられたりすることも多い．周囲の理解と対応によって症状が軽減したりすることもある．
3. 即時的治療法としては，EMDRと神経言語プログラミング（NLP）による技法がある．

## 疾患の概要

　子どもが命に関わるような，あるいは重傷を負うような危険や性的虐待を体験したり目撃したりした後に，その体験を思い出して怖がる，その状況や場所を回避するなどの行動をとる，緊張が高まる，少し感情が麻痺したようになるなどの反応を示すのは，心の防御機能として自然なことである．しかし，その程度が強すぎたり，持続期間が1ヵ月以上にわたったりして日常生活に支障をきたすときには，支援や治療が必要で，心的外傷後ストレス障害（post traumatic stress disorder：PTSD）と診断される（図1）．

　表1にDSM-5に基づいた6歳以下の子どもの心的外傷後ストレス障害の診断基準を示す[1]．なお，急性ストレス障害は，最低3日間の症状持続があり，受傷後1ヵ月未満であることが診断基準となる．

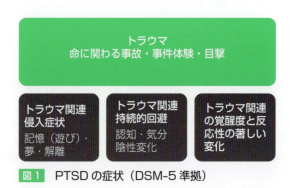

図1　PTSDの症状（DSM-5準拠）

### 表1　6歳以下の子どもの心的外傷後ストレス障害（DSM-5 準拠）

A. 6歳以下の子どもにおける，実際にまたは危うく死ぬ，重症を負う，性的暴力を受けるできごとへの，以下のいずれか1つ（またはそれ以上）の形による曝露
　(1) 心的外傷的できごとを直接体験する．
　(2) 他人，特に主な養育者に起こったできごとを直に目撃する．
　　注：電子媒体，テレビ，映像，または写真のみでみたできごとは目撃に含めない．
　(3) 親または養育者に起こった心的外傷的できごとを耳にする．

B. 心的外傷的出来事の後に始まる，その心的外傷的できごとに関連した，以下のいずれか1つ（またはそれ以上）の侵入症状の存在：
　(1) 心的外傷的できごとの反復的，不随意的，および侵入的で苦痛な記憶
　　注：自動的で侵入的な記憶は必ずしも苦痛として現れるわけではなく，再演する遊びとして表現されることがある．
　(2) 夢の内容と情動またはそのいずれかが心的外傷的できごとに関連している，反復的で苦痛な夢
　　注：恐ろしい内容が心的外傷的できごとに関連していることを確認できないことがある．
　(3) 心的外傷的できごとが再び起こっているように感じる，またはそのように行動する解離症状（例：フラッシュバック）（このような反応は1つの連続体として生じ，非常に極端な場合は現実の状況への認識を完全に喪失するという形で現れる）．このような心的外傷に特異的な再演が遊びの中で起こることがある．
　(4) 心的外傷的できごとの側面を象徴するまたはそれに類似する，内的または外的なきっかけに曝露された際の強烈なまたは遷延する心理的苦痛
　(5) 心的外傷的できごとを想起させるものへの顕著な生理学的反応

C. 心的外傷的できごとに関連する刺激の持続的回避，または心的外傷的できごとに関連した認知と気分の陰性の変化で示される，以下の症状のいずれか1つ（またはそれ以上）が存在する必要があり，それは心的外傷的できごとの後に発現または悪化している．
　刺激の持続的回避
　(1) 心的外傷的できごとの記憶を喚起する行為，場所，身体的に思い出させるものの回避，または回避しようとする努力
　(2) 心的外傷的できごとの記憶を喚起する人や会話，対人関係の回避，または回避しようとする努力
　認知の陰性変化
　(3) 陰性の情動状態（例：恐怖，罪悪感，悲しみ，恥，混乱）の大幅な増加
　(4) 遊びの抑制を含め，重要な活動への関心または参加の著しい減退
　(5) 社会的な引きこもり行動
　(6) 陽性の情動を表出することの持続的減少

D. 心的外傷的できごとと関連した覚醒度と反応性の著しい変化．心的外傷的できごとの後に発現または悪化しており，以下のうち2つ（またはそれ以上）によって示される．
　(1) 人や物に対する（極端なかんしゃくを含む）言語的または肉体的な攻撃性で通常示される，（ほとんど挑発なしでの）いらだたしさと激しい怒り
　(2) 過度の警戒心
　(3) 過剰な驚愕反応
　(4) 集中困難
　(5) 睡眠障害（例：入眠や睡眠維持の困難，または浅い眠り）

E. 障害の持続が1ヵ月以上

F. その障害は，臨床的に意味のある苦痛，または両親や同胞，仲間，他の養育者との関係や学校活動における機能の障害を引き起こしている．

G. その障害は，物質（例：医薬品またはアルコール）または他の医学的疾患の生理学的作用によるものではない．

▶いずれかを特定せよ
　解離症状を伴う：症状が心的外傷後ストレス障害の基準を満たし，次のいずれかの症状を持続的または反復的に体験する．
　1. 離人感：自分の精神機能や身体から遊離し，あたかも外部の傍観者であるかのように感じる持続的または反復的な体験（例：夢の中にいるような感じ，自己または身体の非現実感や，時間が進むのが遅い感覚）
　2. 現実感消失：周囲の非現実感の持続的または反復的な体験（例：まわりの世界が非現実的で，夢のようで，ぼんやりし，またはゆがんでいるように体験される）
　　注：この下位分類を用いるには，解離症状が物質（例：意識喪失）または他の医学的疾患（例：複雑部分発作）の生理学的作用によるものであってはならない．

▶該当すれば特定せよ
　遅延顕症型：そのできごとから少なくとも6ヵ月間（いくつかの症状の発症や発現が即時であったとしても）診断基準を完全には満たしていない場合

（日本精神神経学会（日本語版用語監修），髙橋三郎，大野　裕（監訳）：DSM-5 精神疾患の診断・統計マニュアル，医学書院，p270-272，2014 より許可を得て転載）

## 疫学

日本では，トラウマ体験のある人の2〜8％がPTSDを発症すると考えられており，日本人の12ヵ月有病率は0.7％，生涯有病率は1.3％で，男子よりも女子にやや多いといわれている[2]．

## 病態

PTSDの症状は多彩であり，精神生物学的な異常も多彩であることが推定されるが，その原因についてはまだ明確にはなっていない．現在は，①脳内の神経内分泌系のうちノルアドレナリン系とセロトニン系が生命の危機という大きな刺激によって異常をきたし，認知・情動・記憶の障害を引き起こす，②これによるストレスによって，さらに視床下部-下垂体-副腎系が過抑制という異常反応を起こす，という機序が推定されている[3,4]．また，その他の知見から脳内の情動を司る扁桃体の異常活性化や，記憶に関与する海馬の萎縮なども知られており，これらは互いに影響し合うために，記憶の想起や情動の異常が起こると考えられている．また，その症状を抑制する内側前頭前皮質の機能低下も関与していると想定されている[5]．

## 症状と診断

本間らは，子どものPTSDの特徴について**表2**のようにまとめている[6]．子どもでは，夜驚，解離，引きこもり，感情の鈍麻，睡眠障害，集中力低下，過度の警戒心，かんしゃく，退行，攻撃性亢進，分離不安など多彩な症状が出現しやすいのが特徴である．

**表2 子どもの心的外傷後ストレス障害（PTSD）の特徴**

1. 子どもは，成人に比べ発達が急激に進むうえ，養育環境の影響も受け，多彩な症状が出現する．
2. 愛着，脳の成長発達，情動の統制，解離，行動統制，認知，自己概念の7分野に対する影響を考慮して包括的なアプローチが必要である．
3. 年齢が低いほど自己保護的な機能や感情制御機能は未発達で家族に依存的にならざるをえず，家族の関係性や精神状態が精神病理に大きく影響する．
4. 年齢の小さな子どもは原因と結果の関連について正確に理解するだけの発達を遂げておらず，言語による記憶よりも行動で表される記憶が表象されやすく，行動によるtraumaの再現（再演）が行われやすくなる．
5. 幼児では，抱いた考え，願望や怖れが現実に起こる，起こってしまったと，幻想的にとらえることが幼児期のtraumaの特徴の1つである．
6. 幼児では，trauma eventによって生じた心の衝撃に対して自分が愛されていないことの結果として，あるいは自分が拒絶されているということの表れとして受け取る危険がある．
7. 東日本大震災から1年6ヵ月時点におけるPTSD関連疾患の割合は約53％に上り，多くの子どもに震災の影響が残っていた（特に3歳児クラスの子どもでは，12名中7名がPTSD関連症状を有していた）．
8. 東日本大震災から2年6ヵ月時点でPTSD関連疾患を有する子どもは25％に減少しており，時間の経過とともに確実に軽減することが示唆された．一方，complex traumaに相当する状態に進行し，感情の不安定さや行動の統制障害が加わり，学校生活に適応できないものもあり，注意が必要である．

（本間博彰ほか：児童青年精神医学とその近接領域 57：283-297，2016より引用，一部要約）

## 対応と治療

### a イベント直後の対応

子どもが命の危険を感じるような大きなストレスを感じ，ショックを受けていると判断すれば，身体的外傷の有無やバイタルチェックの後，毛布などで保温に努めることが大切である．そして「もう大丈夫」「安心していいよ」など，安全を確認する言葉をかける．質問に対して子どもが答えられなかったり躊躇したりするようであれば，無理強いせずに「答えられなくてもよい」と伝えるほうがよい．特に性被害の場合，無防備に記憶を呼び起こさせると，再体験によってさらなるトラウマを形成するおそれもあるため慎重に扱う．

図2に日本小児心身医学会中国四国地方会で芸予地震，広島水害の際に配布したリーフレットからの抜粋を示す．

### b 治療

現在のところ，PTSDに対して特異的で効果のある治療はないといわれているが，認知行動療法などの心理療法と薬物療法の組み合わせで治療されているのが一般的である[7]．

薬物療法における現在の第一選択薬は選択的セロトニン再取り込み阻害薬（SSRI）である．それが無効である場合に三環系抗うつ薬，症状に応じて抗てんかん薬や抗精神病薬も用いられる．不眠，不安，焦燥に対して抗不安薬を用いることもある[8]．いずれも子どもへの投与は慎重に行う．

新しい治療法として注目されているのは，アメリカのShapiro Fによって，1989年に開発されたeye movement desensitization and reprocessing（EMDR；眼球運動による脱感作と再処理法）である．これは，①トラウマ記憶にまつわる感情の負荷を下げ（脱感作），②脳内で停滞していた否定的な自己認知を修正し，③不快な身体感覚の消失を再び促す（再処理）ために，両側性刺激（眼球運動やタッピングなど）を用いるもので[9]，有効性についての報告がアメリカを中心に増えてきている[10]．

また，神経言語プログラミング（neuro-linguistic programming：NLP）では，トラウマ体験のイメージを，遠くにしたり，小さくしたり，白黒に変えたり，逆回しにするなど加工し，まるで他人が出演している映画やビデオをみているかのように再体験させることで脱感作を進める[11,12]．

## 予後

PTSDの回復率はうつ病よりもさらに低かったという報告や，PTSDにおける機能的な障害はうつ病や他の不安症よりも深刻であったという報告があり，その転帰は楽観視できるものではない．すでに複数のPTSD治療ガイドラインがあるが，薬物療法による寛解率は30〜40％と報告されている[13]．

あなたが，被害にあった子どもや家族の支えになろうとする場合，次のような反応があることをあらかじめ理解しておくことが大切です．

**感情的な反応**
恐怖，怒り，罪責感，悲しみ，不安，うつ，感情がわからない，無力感，引きこもり（人に会いたくないなど），感情の揺れ，記憶喪失，忘れやすさ，集中できない，いらいら，フラッシュバック（突然，災害の恐怖を思い出す）

**身体的な反応**
頭痛，睡眠の障害，夜驚，過活動あるいは寡活動，免疫力の低下，ストレスに関連する病気，食欲の障害

**子どもや家族の周りにいるあなたにできることはたくさんあります！**
あたたかい手をさしのべる．孤独の感情を和らげる．子どもや家族の話をしっかり聞く（自分に同じ経験があってもそのことを話しすぎない）．
忍耐強く，批判せずに聞く（自分の考えを押しつけず，いろいろな対処の方法を話す）．
「この経験を克服するように」とは決して言わない（次第に順応し，受け入れることができるようにする）．
この経験は人生を変えるできごとになるかもしれないが，一生の一部のこととして受け入れられるように話す．
子どもや家族のさまざまな感情を正しいとか間違いであるとか言わない．そのままに感じていいのだと安心させる．
被害に遭った体験を誰かに訴えたり，助けを求めたりすることは，恥ずかしいことではないと話す．癒しの過程は，あなたが予想するよりももっと長くかかることを認識しておく．

**言ってよいことと，言わないほうがよいこと**
「あなたのせいではない」とか「気持ちはわかります」と安易に言うことは，話したい気持ちを抑えてしまうこともあります．まずは，じっくりと話を聞くようにしましょう．
【言ったほうがよいこと】
①このようなことが起こってお気の毒に思います．②このような反応は，だれにでも起きる一般的なことです．そして，気持ちは少しずつ楽になります．③こうしてお話してくださって嬉しく思います．④もう安全です（もし事実なら）．⑤前と同じにはならないでしょうが，今よりはよくなることができます．⑥そんなことを経験されて，さぞ気が動転されたことでしょう．
【言わないほうがよいこと】
①〜でまだ運がよかったです．②そのうち乗り越えられます．③（配偶者や子ども）のために強くなりなさい．④落ち着いてリラックスするように．⑤説教っぽいこと．

**気をつけていただきたいこと**
何よりもまず「安心」できる雰囲気を：しっかりと子どもと向き合う，子どもの気持ちを理解してあげようと努力する，子どもと家族の話をじっくりと聞く，受容・共感は基本中の基本
家族を責めない：怒らない，あわてない，スキンシップも十分に，感情を表出してもらうように努める，1人にしない（子どもが1人で居たら声をかけて）
「もう大丈夫」「心配ない」「何があっても必ず守ってあげる」「恥ずかしくない」：これらは何度言っても有害ではない．できることを一緒に考え，努力する．
子どもと家族のサポートシステムについて情報を集め，伝える．

図2　PTSD予防のためのリーフレット（日本小児心身医学会中国四国地方会，一部改変）

> **症例** 母親が火だるまになったのを目撃し，体調不良となった小学生
>
> 　小学校中学年の男児．2ヵ月前に在宅中，母親が台所で天ぷら油に引火して上半身火だるまとなったところを目撃した．母親は緊急入院となった．家の補修の間，別の家から登校していたが，悪夢をみる，母親のお見舞いに行けない，家の近くに近づけないなどの症状が持続するため来院となった．
>
> 　子どもは，そのときのことを思い出すと目がうつろになり，涙ぐんでいた．家族が心配し，自由に話していいと促しても，口をつぐんでしまっていた．思い出して辛い顔になるときには，いつも同じ場所をみているために，そこに何がみえるのかと尋ねると，炎に包まれた母親がみえると話した．母親との楽しいできごとを思い出してもらうと目の位置が移動し，別の場所をみるため，そこには何がみえるかを問うと，母親の笑顔がみえると言った．火だるまの母親のみえる位置から笑顔の母親の位置まで何度か映像を移動させると表情が緩み，こわばっていた身体も緩んだため，映像の変化を聞くと火だるまの母親が笑顔の母親に変わったという．再度，そのときのことを聞くと怖い感覚は消えたと答えた．念のため家族にトラウマケアのリーフレット（図2）をわたし，対応に注意してもらった．その後，無事に自宅に戻ることができ，症状も消失した．

> **臨床上のコツ**
>
> ● 災害や事故の後にはPTSDを想定しておく
>
> 　災害，事故，事件の後に大人は，生活上の再建や警察，行政との対応などに追われ，子どもが大きなストレスに耐えきれず，症状を出していることに気づかないことがあります．子どもの症状は，いわゆるPTSDの主症状（再体験，回避，精神的麻痺，過敏，覚醒亢進）が遊びを通して，赤ちゃん返り（退行），身体症状，感情の変化などとして現れるためわかりづらく，対応が遅れてしまいがちです．
>
> 　子どもが命に関わるできごとに巻き込まれたり，性被害を受けたりした場合には，PTSDが起こることを想定して，家族や保育士，教師などがあらかじめ配慮しておくことが大切です（図2）．

## 文献

1) 日本精神神経学会（日本語版用語監修），髙橋三郎，大野　裕（監訳）：DSM-5 精神疾患の診断・統計マニュアル，医学書院，p269-272，2014
2) 川上憲人：トラウマティックイベントと心的外傷後ストレス障害のリスク：閾値下 PTSD の頻度とイベントとの関連．平成 21 年度厚生労働科学研究費補助金（こころの健康科学研究事業）分担研究報告書，p17-25，2010
3) Shalev YA, et al：Treatment of posttraumatic stress disorder: A review. Psychosom Med 58：165-182, 1996
4) van der Kolk BA：The Psychobiology of posttraumatic stress disorder. J Clin Psychiatry 58：16-24, 1997
5) Bremner JD, et al：Neural correlates of exposure to traumatic pictures and sound in Vietnam combat veterans with and without posttraumatic stress disorder：a positron emission tomography study. Biol Psychiatry 45：806-816, 1999
6) 本間博彰ほか：大災害と幼児の PTSD－東日本大震災により Trauma を受けた幼児の追跡研究－．児童青年精神医学とその近接領域 57：283-297，2016
7) 小林裕人ほか：心的外傷後ストレス障害の薬物療法．臨床精神薬理 3：551-556，2000
8) 田　亮介ほか：PTSD の治療学 PTSD の薬物療法．臨床精神医学 31（増刊号）：111-117，2002
9) 飯森洋史：トラウマ即時治療への EMDR の適用．新時代のやさしいトラウマ治療，岡本浩一ほか（編），春風社，p267-294，2017
10) 市井雅哉：臨床心理学の最新知見 EMDR の効果と限界．臨床心理学 11：263-268，2001
11) 河野政樹：災害・事故後の PTSD に対する神経言語プログラミング（NLP）による治療経験．広島医学 65：561-564，2012
12) 岡本浩一：NLP の概要と NLP の即時治療技術．新時代のやさしいトラウマ治療，岡本浩一（編），春風社，p45-126，2017
13) 尾鷲登志美ほか：縦断的疫学研究からみた PTSD の転帰—慢性化をめぐって．精神医学 49：890-896，2007

【河野政樹】

# E ARMS

情緒不安定時の子どもの反応とその対応

## ✿ POINT

① さまざまな要因で情緒不安定になったとき，統合失調症の初期段階のような症状が出現することがある．
② そのような子どもにあまり精神的負荷をかけすぎてはいけない．
③ 薬物療法が必要となるため，症状が気になるときには精神科医への紹介を考慮する．

## 疾患の概要

　子どもが情緒不安定のとき，周りの人が自分の悪口を言っている（幻聴），誰かにみられている気がする（被注察感），被害妄想など，統合失調症の症状を思わせる訴えを聴取することがある．精神医学では，将来的に精神病へとつながる危険性がある精神状態について，精神病発症危険状態（at-risk mental state：ARMS）と規定し，早期介入を行う試みが展開されている．適切な介入のためには症状の有無と重症度の把握が必要で，症状の多くは不定愁訴との鑑別が難しく，意図的に評価されなければ自覚されにくかったり軽視されやすかったりするため，そのまま気づかれずに存在し続けていることが多いからである．つまり症状を聴取するときに抑うつや不安など自覚しやすいものだけでなく，微細な精神病体験の有無を確認することが重要となる．

## 疫学

　遺伝的には，統合失調症の一卵性双生児における一致率が約50％，二卵性双生児の一致率が約20％であり，遺伝性は否定できない．後天的要素として，思春期からの大麻の使用が統合失調症の発症リスクを増加させると報告されている．また，早期精神病では，しばしばアルコールや薬物乱用と一緒に生じることが知られており，非乱用群と比較して3倍に達するといわれている．逆に，防御因子として，思春期の子どもにおける好ましい家庭の雰囲気は個人の弾力性を高めるとされている．
　11歳時点での精神病様症状体験（psychotic-like experience：PLEs）は，統合失調症様障害発症群のほうが有意に多く認められており，疾患特異的な病前特徴とされている．思春期一般人口の10％以上においてPLEsが認められている[1]．

## 病態

さまざまな地域の調査では，精神病発症から受診に至るまでの精神病未治療期間（duration of untreated psychosis）はおおむね1～2年である[1]．治療の遅れによって，回復の遅れ，より不良な予後，心理社会的機能の低下，家族や社会からの支援の喪失，自殺リスクの増加，医療コストの増大が生じるとされ，治療の成否を分ける治療臨界期（critical period）は3～5年間といわれている[1,2]．

ARMSは，いわば発症前の状態なので，発病後の病気を診断するためのDSM-5やICD-10には該当項目がない．経験ある医師がARMSを強く疑いながらも診察時点での診断基準にあてはめて「急性一過性精神病」「統合失調症型障害」「パーソナリティ障害」「うつ病」「神経症」「自閉スペクトラム症」などの病名を用いることも考えられる．陽性症状のみの発症はわずか6.5％という報告もあり，多くの例ではそれ以外の何らかの徴候を認めていても非特異的であるため，他の精神疾患との判別は困難である．

## 症状と診断

表1[1]にARMSの診断基準を示すが，A～Cのいずれかに該当するものが高リスク者（ultra high risk：UHR）と呼ばれている．早期に支援や治療を行うために，前述の微細な精神病体験の聴取が重要となるが，一方でこうした体験は言語化しにくく語ることが難しいため，前駆症状に対する構造化面接（structured interview for prodromal syndromes：SIPS）や，前駆症状の評価尺度（scale of prodromal symptoms：SOPS）が開発されている[3]．SOPSでは思考内容や知覚の異常といった陽性症状のみならず，意欲や発動性に関する陰性症状項目，奇異な思考や注意・集中の障害など解体症状項目，睡眠障害や抑うつ障害などの一般症状項目について評価を行うため，全般的な評価が可能である．

表2[4,5]のPRIME-Jスクリーニングは精神病前駆期におけるスクリーニングツールであり，その有用性は小林らにより報告されている[3]．

**表1　ARMSの診断基準**

(A) 短期間の間歇的な精神病状態（Brief Intermittent Psychotic Syndromes）
　精神病的強度（重症度評価において「重度かつ精神病的」）を備えた陽性症状が，過去3ヵ月以内に始まり，かつ少なくとも1ヵ月に1回の割合で1日に数分間以上存在する．

(B) 微弱な陽性症状（Attenuated Positive Symptom Syndrome）
　重症度評価において「中等度」レベル以上，「重度だが精神病的ではない」レベル以下の陽性症状を認める．また，その症状は過去1年間の間に始まったか，あるいは1年前に比べ重症度評価でレベルの上昇を認め，さらにそれが過去1ヵ月の間に少なくとも平均週1回の割合で認めることが必要である．

(C) 遺伝的なリスクと機能低下（Genetic Risk and Deterioration Syndrome）
　第1親等家族に精神障害（感情障害も含む）を認めるか，またはDSM-IVにおいて統合失調型人格障害の診断を満たす．さらに，過去1ヵ月間のGAF評点が1年前に比べ30％以上低下している．

（松本和紀ほか：精神経誌 111：298-303, 2009 より引用）

表2 PRIME-J スクリーニング

| 記入の仕方：<br><br>この1年以内の体験に基づいて，以下の各項目にどの程度あてはまるかを教えてください．<br>各々の質問をよく読んで，自分自身の体験を最もよく言い表している箇所に○をつけてください．<br><br>4，5，6にあてはまる場合は，その期間を右欄に7，8，9で答えてください．<br><br>すべての質問にお答えください． | 0<br>まったくあてはまらない | 1<br>ほとんどあてはまらない | 2<br>どちらかといえばあてはまらない | 3<br>どちらともいえない | 4<br>どちらかといえばあてはまる | 5<br>かなりあてはまる | 6<br>とてもあてはまる | 左欄で4～6と答えた方は，それがどの程度続いていますか<br><br>（あてはまる期間に○をつけてください） | | |
|---|---|---|---|---|---|---|---|---|---|---|
| | | | | | | | | 7<br>1月以内 | 8<br>1月～1年 | 9<br>1年以上 |
| a. 説明できないような奇妙で普通でない物事が自分の周りで起きていると感じることがある | 0 | 1 | 2 | 3 | 4 | 5 | 6 | 7 | 8 | 9 |
| b. 将来を予見することができると感じている | 0 | 1 | 2 | 3 | 4 | 5 | 6 | 7 | 8 | 9 |
| c. 自分の考えや感情，行動が何かに干渉される，あるいは支配されるように感じることがある | 0 | 1 | 2 | 3 | 4 | 5 | 6 | 7 | 8 | 9 |
| d. 迷信を信じて普段とはまったく違う行動をとった経験がある | 0 | 1 | 2 | 3 | 4 | 5 | 6 | 7 | 8 | 9 |
| e. 経験したり感じたりすることが現実なのか，空想や夢の一部なのかわからなくなって混乱することがある | 0 | 1 | 2 | 3 | 4 | 5 | 6 | 7 | 8 | 9 |
| f. 他人に自分の考えが自然に伝わってしまったり，自分に他人の考えが自然に伝わってしまったりすることは起こりえることだと思う | 0 | 1 | 2 | 3 | 4 | 5 | 6 | 7 | 8 | 9 |
| g. 誰かが自分に危害を加えることを企（たくら）んでいたり，あるいは実際にされかねないと感じることがある | 0 | 1 | 2 | 3 | 4 | 5 | 6 | 7 | 8 | 9 |
| h. 自分にはもって生まれた以上に特殊な才能や超自然的な能力があると信じている | 0 | 1 | 2 | 3 | 4 | 5 | 6 | 7 | 8 | 9 |
| i. 自分の心にいたずらされているように感じることがある | 0 | 1 | 2 | 3 | 4 | 5 | 6 | 7 | 8 | 9 |
| j. 近くに誰もいないのに，誰かの発する音を聞いたり，誰かがぶつぶつ言っていたり喋っているのを聞いたりしたことがある | 0 | 1 | 2 | 3 | 4 | 5 | 6 | 7 | 8 | 9 |
| k. 自分が考えていることを他の人に声に出して言われたように感じることがある | 0 | 1 | 2 | 3 | 4 | 5 | 6 | 7 | 8 | 9 |

※6（とてもあてはまる）かつ期間1年以上が1つ以上，または6が2つ以上
※5（かなりあてはまる）かつ期間1年以上が2つ以上
※合計点が39点以上
上記3つのいずれかに該当する際には，早めに精神科医などの専門家に相談することが推奨されている．

（小林啓之ほか：精神経誌 111：288-292, 2009 より引用）

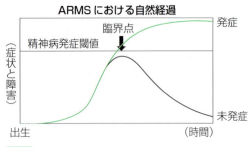
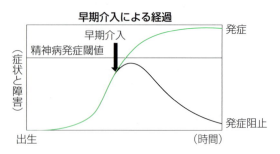

図1 ARMS発症経過と早期介入

## 対応と治療

図1に示すように，ARMSの経過としては，①発症リスクが高い状態と判断され，その後発症する場合（発症），②発症リスクが高い状態と判断されたにもかかわらず，経過観察のみで発症しなかった場合（未発症），③発症リスクが高い状態と判断され，治療介入して奏効し，発症が阻止された場合（発症阻止），④発症リスクが高い状態と判断され，治療介入をしたが奏効せず，発症した場合（発症）の4つのパターンに帰結する[4]。

治療では，心理療法（認知行動療法，環境調整など）によって寛解する例もあるが，一般的にはアリピプラゾール，リスペリドン，オランザピンなどの比較的少量の非定型抗精神病薬や，睡眠改善を目的とした薬物療法が奏効することが多い．薬物療法を得意としない場合は精神科医への紹介を考慮する．

> **臨床上のコツ**
>
> ● 辛い気持ちとその理由について尋ねましょう
>
> 精神的な辛さを訴えるときには，いつから，何をきっかけに生じているのかを子どもや家族にしっかりと尋ねるようにします．子どもの言語性が弱かったり，選択性緘黙のために会話ができなかったりすると，臨床家は家族に尋ねることが多いものですが，家族の理解や解釈だけに頼って診療を進めていくと，子どもの言語化しにくい悩みや不安の原因がわからず，幻聴や妄想の存在を見落とす可能性があります．言語化が困難な場合でも，SCT（精研式文章完成法テスト）や絵画法など自記式の心理検査を用いれば，考えや気持ちを読み取ることができます．「はい」または「いいえ」で答えられる質問のみではなく，筆談を試してみるなど，常に子どもの生の声を聞こうとする姿勢が大切です．

> **症例** リストカットによって発覚した精神病発症危険状態（ARMS）の女子

　初診時14歳の女子．継父（会社員），母親（パート勤務），妹（小学生）との4人家族である．登校時の腹痛と下痢が続くことを主訴に来院した．成績は上位で友だち関係もよく，教師から問題を指摘されることはなかった．しかし，家では指しゃぶりと爪かみがあり，不安が強く，母親にいつもベタベタし，母親と一緒の部屋でないと寝られなかった．

　詳しく話を聞くと，所属する演劇部で主役に抜擢されたことで友だちから妬まれ，いつも友だちに監視されているような気がして「お前なんかいなくなればいい」という声が聞こえるため，自分は生きていてはいけないと考えるようになり，リストカットをしているということであった．母親からの情報として，実父は統合失調症を発症して自殺しており，子どもは幻聴と注察妄想を認め，睡眠中も中途覚醒と悪夢が多かった．不安による緊張状態の持続と遺伝的リスクから精神病発症危険状態（ARMS）を考慮し，一時学校を休ませるとともに，アリピプラゾール[6]とミルタザピンの少量投与を開始した．1週間後の診察では睡眠状態が改善し，2週間後には幻聴も消失したため，3週間後から徐々に登校を再開していった．

　その後，ときに幻聴や妄想の再燃を認めたが，服薬調整によって概ね良好な経過をたどった．短大に進学して首席で卒業し，一流企業に就職後も順調に過ごせており，自己肯定感は改善した．症状の再燃を認めないため，21歳からアリピプラゾールを漸減中止したが，引き続き年数回の受診は継続することとした．

## 予後

　前述の構造化面接SIPSで前駆状態と診断された場合，3年以内の発症率は41％に達するとされ，診断妥当性の高さが確認されている．

### 文献

1) 松本和紀ほか：精神病発症危険群への治療的介入 – SAFEこころのリスク外来の試み．精神経誌 111：298-303，2009
2) Yung AR, et al：Treating Schizophrenia in the Prodromal Phase, Taylor and Francis, 2004（宮岡 等ほか監訳：統合失調症の前駆期治療，中外医学社，2006）
3) 小林啓之ほか：前駆状態のアセスメント－症候学的観点から－．精神経誌 111：288-292，2009
4) 東邦大学大森病院メンタルヘルスセンター：イルボスコ ホームページ（2017年6月24日閲覧）
5) Cannon TD, et al：Prediction of psychosis in youth at high clinical risk : a multisite longitudinal study in North America. Arch Gen Psychiatry 65：28-37, 2008
6) 小林啓之：精神病発症危険状態（At Risk Mental State）における主観的体験に対してアリピプラゾールが与える効果．精神経誌 112：1156-1163，2010

【山崎知克】

各論

# 3. 小児心身医学が関わるさまざまな問題

## A 不登校

不登校への関わりには，小児心身医学の基本が詰まっている

### ❖ POINT

① 不登校への対応も，子どもが訴える身体症状への関わりを第一とする．
② 不登校状態から抜け出し再スタートを切るのは子ども自身．周囲ができるのは治すことではなく，子どもを温かく見守ることである．
③ 不登校の背後にある問題をみつけ，1人で抱え込まずに関連機関と連携して解決にあたる．

### 不登校の診療における医師の役割

　不登校の原因は多岐にわたり，必ずしも身体医学的な原因があるとは限らない．しかし，不登校の子どもは初期段階で身体的な不定愁訴を訴えて小児科を受診することが多く，そのなかには器質的疾患は認めなくとも，自律神経障害のような機能的異常を認めることが少なくない．また，不登校は子どもやその家族が抱える心理社会的問題の初期サインとして発生していることもある．よって，医師が不登校の子どもの身体症状を継続的に診療しながら，心理社会面に対する適切な助言や環境調整を行うことができれば，子どもや家族，学校にとって大きな力になることができる．この点から，医師は不登校に積極的に関わっていく必要があると考えられる．
　日本小児科学会の提言には「小児科医は子どもの総合医」「総合性には3つの要素があり，心と体，成育，社会」とある[1]．不登校を診るには，①心も身体も診ること，②子どもの成育環境を診ること，③子どもを取り巻く社会環境を診ることのすべてが必要で，この提言に沿ったものとなる．本項では，日本小児心身医学会の「小児科医のための不登校診療ガイドライン」[2]に沿った不登校の診かたについて解説する．

## 不登校の定義と現状

不登校は，文部科学省の定義[3]では「何らかの心理的，情緒的，身体的あるいは社会的要因や背景により，児童生徒が登校しない，あるいはしたくともできない状況にあること，ただし病気や経済的な理由を除く」とされ，30日以上の欠席を伴うものを統計の対象としている．しかし，小児科臨床の現場では，欠席日数にこだわらず，病気や経済的な理由も不登校の要因としてとらえることが必要である．理由は，起立性調節障害や過敏性腸症候群などの身体疾患が不登校の引き金になる例や，経済的な困難を含めた子どもがおかれている環境が，不登校の要因となる例が存在するからである．経済的な理由として「子どもの貧困」の問題を考えることは重要で，貧困状態にある子どもは不登校になるリスクが4倍であるという報告[4]を，不登校に関わる者は認識しておく必要がある．

現在，不登校の子どもは小学生の約0.4%，中学生では2.7%である[5]．中学生になると30〜40人に1人が不登校ということになり，これは，クラスに1人は不登校がいるという計算になる．この状況から不登校は決して珍しいものではなく，ありふれたものと考えることができる．

「不登校」という呼び名は時代ごとに変わってきた．最初は「学校に行きたいが行けない，行かなければならないと思うが行けない」状態と，学校に恐怖や不安を感じて悩む状態を「学校恐怖」と呼んでいた．その後，恐怖以外の心理もあることが注目され，「登校拒否」という言葉が登場した．この「登校拒否」は具体的な原因がなく，子どもも行きたい（行かなければならない）と思っているが，登校できないものを示しており，原因がはっきりしているものはあてはまらなかった．しかし，積極的に行かないというイメージがあり，子どもに悩みがないような誤解を生む可能性があること，はっきりした理由があるものも加える必要があることなどから，「学校に行かない状態」を示す言葉として「不登校」が使われるようになった[6]．

## 医師として不登校に関わるときの心がまえ

不登校の子どもは約75%が初期段階に不定愁訴を訴える．この不定愁訴のために小児科外来を受診することも多い．受診のきっかけは家族の心配や学校からの勧めのこともあり，子どもにとっては不本意な場合もある．

受診した子どもに対して医師が行うのは，①医学的な問題の鑑別・診断・治療，②不定愁訴への対応・身体症状への継続診療，③支援の入り口としての役割，である[2]．具体的には，身体疾患や精神疾患，神経発達症（発達障害）の有無について診断し，必要な治療を行うこと，身体症状に対する診察を通じて子どもと家族と信頼関係を構築すること，状況に応じた社会参加を促すこと，学校をはじめとした関係機関との連携，適切なコンサルトを行うこと，である．特に重要なのは身体疾患の鑑別であり，身体疾患がないと説明がつかないような症状がある場合は，注意深く精査を進めることが必要である．初回の検査で異常がなくても，経過中に症状の再燃や増悪があれば，最初から身体

疾患の鑑別をやり直す必要がある．この身体疾患の鑑別に必要なのは，診察の基本となる「問診」と「身体所見の収集」である．

不登校を診ていくときに重要なのは「1人で抱え込まないこと」である．医療のみで対応するには限界がある場合も多いため，自分1人で解決しようとせず，学校や行政機関との連携を行うことが大切である．連携するにあたっては，病院内にある地域連携室やソーシャルワーカーに協力を要請するとよい．

誰も不登校を「治す」ことはできない．不登校状態から抜け出し，再スタートを切るのは子ども自身であり，周囲ができるのは，子どもを温かく見守ることだけだからである．そのために，見守り方が重要となる．不登校の治療は時間がかかるため，焦らず，長い目でみた支援を心がける．そして，登校再開を絶対の目標にしない．登校できるようになるのが望ましいが，登校が無理なら別の道を探すことも大切である．最終目標は，子どもが社会的に自立することだからである．

## 不登校診療の実際

不登校に対する大まかな診療の流れは 図 1 のようになる[2]．まずは頭痛，腹痛，たちくらみ，疲労感，不眠，食欲低下などの身体症状の有無を確認する．身体症状の中で，発熱と嘔吐には器質的疾患が隠れている可能性が高いため，特に鑑別に注意を要する[7]．その他，症状の程度や日内・週内変動，登校の頻度と程度，不安やイライラ，元気が出ないなどの気分の変化，今までに同様な症状や，学校を休みがちになったことがなかったかを確認する．

体調不良や症状あれば，診察のうえ身体疾患の鑑別を進めるが，問診で重篤な疾患が否定できれば検査は最小限にすることが望ましい．その後身体症状に対して薬物療法を含めた治療を実施する．症状を訴えている限り「精神的なもの」「異常がないから治療は不要」の一言で片づけず，「継続して経過をみたい」と伝え，次回の予約をとる．ここでは重大な身体疾患がないことを説明して，家族や子どもを安心させることも重要である．

初期段階では子どもも家族も身体症状が不登校に伴うものであることに気づいていない場合がある．そのため，心と身体のつながりについて少しずつ気づきを促していく．まずは家族から行い，理解を得られたのちに子どもに対して行う．気づきが得られたら，不登校を問題の中心にして診察を進めていく．不登校への気づきが進まない場合は，身体症状に対応しながら問いかけを続けていく．

初診から1ヵ月は可能なら週1回の診察を行い，既往歴，生育歴について詳しい情報を収集し，同時に身体症状，行動，気分の変化を確認する．この段階で精神疾患や神経発達症（発達障害）の疑いがあれば，必要に応じて専門機関を紹介する．子どもに対しては，努力しているところを認め，ねぎらいながら，できる範囲での登校や活動を勧める．家族に対しては，みかけの改善や増悪に左右されないこと，現状維持は前進であることを伝える．そして家族の努力や苦労をねぎらっていく．

1ヵ月以降は2〜4週に1回の受診とする．決まった間隔で診療を行い，一定時間内

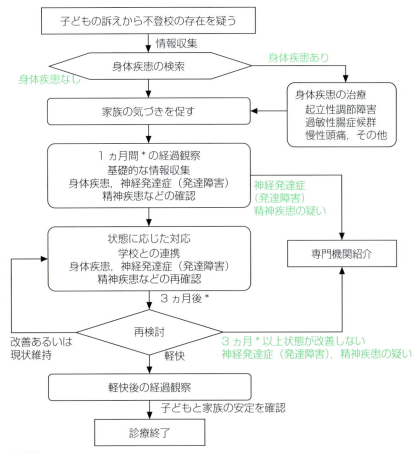

**図1** 不登校診療の流れ

*期間の設定は一応の目安であり，実際は症例によって柔軟に考える．
（日本小児心身医学会（編）：小児心身医学会ガイドライン集（第2版），p90，2015より改変して転載）

に話を終えるようにすることが，子どもにも家族にもよい心理治療となる．状態が改善し，子どもと家族が安心できれば終了してもよいが，不登校は改善と後戻りをくり返すことがあるため，しばらくは診察を継続する．子どもが受診を拒否すれば，家族だけでも受診可能であると伝える．また，家族の許可が得られたら学校との連携を行う．

不登校の状態評価は表1で行う．それぞれの状態がどのくらいの期間続くのか，どのタイミングでステップアップするかは子どもによって異なる．また，必ずしも段階的に改善していくわけではなく，後退や停滞をくり返しながら改善していくことも多い．状態6に関しては，その期間が必要なことを認めながらも早期の離脱を目指していくが，状態5以上は「現状維持は前進」と考えてステップアップを焦らないようにする．3ヵ月ごとを目安に再評価を行い，状態が悪化したり併存症が明らかになったりした場合には，専門機関の紹介を考慮する．

## 表1 不登校の状態評価

| | | | |
|---|---|---|---|
| 状態0 | 登校できる | 外出できる | ほぼ平常に登校している |
| 状態1 | 登校できる | 外出できる | 遅刻・欠席がしばしばある<br>保健室通いが多い |
| 状態2 | 登校できる | 外出できる | 保健室・相談室登校<br>半分以上欠席 |
| 状態3 | 登校できない | 外出できる | 学校以外の施設への定期的参加ができている |
| 状態4 | 登校できない | 外出できる | 比較的気軽に外出できる |
| 状態5 | 登校できない | 外出できない | 家庭内では安定しているが外出は難しい |
| 状態6 | 登校できない | 外出できない | 部屋に閉じこもり、家族ともほとんど顔を合わせない |

(日本小児心身医学会(編):小児心身医学会ガイドライン集(第2版),南江堂,p101,2015 より許可を得て改変して転載)

## 表2 受診時の質問事項

- 変わりはないか
- 体調や症状に変化,イライラなど気分の変化
- 起床,就寝の時間,睡眠の状態
- 食事,外出の状況
- 学校からの連絡
- 楽しかったこと
- 話したいこと,質問の有無
- 次回までの小さな目標
- 次回の予約

(日本小児心身医学会(編):小児心身医学会ガイドライン集(第2版),南江堂,2015,p104 の表をもとに許可を得て改変して転載)

　診察において医師が聞いておきたい質問事項を表2に示す[2](必ずしもすべて聞けなくてもよい).診察の最後には,そのときの状態に応じて次回までの小さな目標を決めておくとよい(家の手伝いをする,毎日散歩する,朝○時までに起きるなど).目標は少しがんばれば実現可能なものを1回につき1つとし,次回にできていなくても責めない,できていたらほめるという姿勢で対応する.

　一方で,不登校だからといって何をしても許されるのではなく,家庭で過ごすときのルールは決めておくことが大切である.そして,してはいけないことをした場合には毅然とした態度で指導するよう説明しておく.この小さな目標の設定,規則の設定は,それ自体が行動療法として機能する.

　学校と子ども・家族との間の連携については,可能ならば定期的なやりとりを継続するよう説明する.お互いに現状を把握しておくのは復帰するにあたって重要だが,毎日連絡や家庭訪問を行うとなると,ともに疲弊し,連絡すること自体がストレスになってしまう可能性があるため,1週間に1回や10日に1回など連絡の間隔や回数をあらかじめ決めておくのが有効である.

## 不登校に関わる因子とその対応

不登校にはさまざまな因子が関係している．その主なものは，①身体疾患，②神経発達症（発達障害），③精神疾患，④家庭環境の問題，⑤学校環境の問題である．それぞれの因子別の対応について述べる．

### a 身体疾患

起立性調節障害，機能性消化管疾患（過敏性腸症候群など），慢性機能性頭痛，貧血，甲状腺疾患などが挙げられる．訴える症状について身体疾患の鑑別を行い，身体疾患の存在が明らかになればその疾患の治療を行う．また，心身症の多くは不登校を伴うため，心身症を知ることは不登校の診療に役立つ（本書の「総論」および各論1「子どもに多い心身症」また詳しくは 文献3を参照）．

### b 神経発達症（発達障害）

不登校の背景に神経発達症（発達障害）が隠れていることも多い．本症の子どもは定型発達の子どもに比べて学校生活でストレスを受けやすいため，不登校になりやすい．問診のなかで周産期歴・発達歴・生育歴を聴取し，発達の遅れや偏りがないかを確認することが大切である．学校での状況で学習困難がある場合は知的能力障害（境界知能を含む）や限局性学習症（学習障害）を考える．また，周囲とのトラブルや問題行動が多いときには，注意欠如・多動症や自閉スペクトラム症を鑑別に挙げる必要がある．以上を疑った場合は神経発達症（発達障害）の診断や相談が可能な医療機関，地域の療育機関に相談する．学校からの情報で気づくことも多いため，学校との連携が重要となる．

### c 精神疾患

統合失調症の初期症状として不登校が現れることがある．また抑うつ障害や不安症，強迫症のために登校できなくなっている場合や，逆に，これらの精神疾患が不登校を契機として二次的に発症することもある．強迫行動，強い不安，抑うつ状態，自傷行為，幻聴などが認められる場合は，小児心身医学・精神医学の専門医に紹介する．

### d 家庭環境の問題

貧困や家庭機能不全，虐待・ネグレクトなどが挙げられる．診察のなかで家庭環境の問題が疑われた場合は，行政の子育て支援部門や児童相談所に相談し，家庭支援を行うことが必要となる．

### e 学校環境の問題

いじめや学校内での対人関係のトラブルが挙げられる．学校がその子にとって安全・安心な場所であるかの確認は必須である．神経発達症（発達障害）が関係していることもある．いじめがある場合は学校での迅速な対応が必要となるため，家族と相談のうえ，学校との連携を図ることが望ましい．

表3　不登校の随伴症状に対する薬物療法の効果

1. **お守りとしての効果**
   安心感を与え，自己コントロール力を高める．
2. **贈り物としての効果**
   医師が子どもの訴えに対して目にみえる形で与えることができるため，信頼関係構築につながる．
3. **自主性を育てる効果**
   薬を自分で使用，管理することで，治療への主体性を子どもに持たせることができる．
4. **治療意欲をみる効果**
   服薬状況を知ることで子どもと家族の治療意欲を推定できる．

## 薬物療法について

　薬物は医師が使える大切な治療手段である．不登校自体を治す薬物は存在しないし多くの症状を呈するため，その1つ1つに薬物を処方すると処方が多くなりすぎる．そこで，随伴する症状のうち最も問題となっている症状を1つか2つ取り上げて，その軽減を目標に使用するとよい．薬理作用以外に表3に示す効果が期待できる．

## 学校との連携について

　不登校への対応には関連機関との連携が不可欠で，なかでも学校との連携は特に重要である．学校との連携については，個人情報の守秘義務のため事前に子どもと家族の同意を得てから行う．そして，同意を得たことは診療録に記録を残しておく．なお，虐待やネグレクトが疑われる場合に児童相談所に通告することは，守秘義務違反にはあたらない．

　学校との連携で行うことは，①学校での子どもの様子の確認（家庭や診察室ではみられない集団生活での子どもの様子がわかる），②医療からみた現在の子どもの状態についての情報提供，③支援に関する役割分担の明確化である．

　連携において大切なことは，①先入観を持たずに学校関係者の話を聞く，②指導ではなく協力，対等の立場で接する，③不登校に対応している教師をねぎらうことである．「学校は家庭と並ぶ最前線であり，医療は後方支援である」という姿勢で向かうと，学校と良好な連携がとれる．

　その他，現時点で学校への復帰が困難な子どもに対しては，行政（教育委員会や子育て支援部門）を通じて地域の社会資源を確認し，活用することが有効である．地域によっては学校にスクールソーシャルワーカーが配置されているため，積極的に利用することが望ましい．

**見守りによって子どものペースでの登校再開に成功した中学生男子**

13歳の男子，微熱を主訴に来院した．1年前から微熱と全身倦怠感を訴えて登校しなくなった．近医で精査を受けるも異常なく，休みの日も家で過ごし，外出はできず，昼夜逆転生活を送っていた．既往歴，家族歴に特記事項はなかった．初診時の表情は暗く，医師と顔を合わせることができなかった．会話もできず，質問にうなずくのみであった．身体所見に異常はなく，起立性調節障害の鑑別を含めて精査を行い，異常を認めなかったため，不登校として対応を開始した．なお，学校との連携は希望されなかった．家族から，生活環境や学校での様子を聞いたところ原因となるようなものは見当たらなかった．家族に対して微熱の原因が登校に対する抵抗の可能性があると説明したところ，理解された．家族からは「そうではないかなと思っていた」との返事があった．

不登校状態6であり，不登校になった理由は不明であった．対応方針として，理由については言及せず，昼夜逆転生活の改善を目的として経過観察を開始した．1ヵ月後，生活リズムが改善し，外出可能となった．不登校状態4に改善したと評価した．微熱はなくなり，全身倦怠感も軽減した．子どもは登校の必要性をわかっているが，登校意欲がわかないと話すようになった．子どもの訴えを傾聴し，生活リズムを改善できたこと，外出できるようになったことをねぎらった．2ヵ月後には自ら登校しようと試みるようになったが，校門から先に進むことができなかった．この頃には表情が明るくなり，医師の顔をみて話すようになった．不登校状態4で経過しているが，登校にチャレンジできたことが前進であるととらえ，子どものがんばりを認めた．そして，子どもと相談し，週1回の登校（校門をくぐれたらOK，可能なら職員室あるいは不登校対応の適応指導教室へ行く）を目標とした．4ヵ月後には家族の付き添いで週1回の適応指導教室登校が可能となった．目標達成をほめ，あせらずこの状態を続けるよう指示した．6ヵ月後，新年度になったことで緊張して一時的に登校できなくなったが，その後は週2,3回の登校が可能になった．また，学外の趣味のサークルに参加できるようになった．この頃からは勉強の悩みや進学について話をするようになった．登校回数が増え，不登校状態2に改善した．その後は現状維持を目標として，登校ペースは子どもに任せて経過観察としたが，同じペースで登校を続けて卒業し，高校に進学することができた．

この例では，不登校の原因はわからなかったが，家族の理解を促し，見守ることで状況は少しずつ改善した．介入は生活リズム改善の指導と定期受診の約束のみで，生活リズムの改善や外出，週1回の登校など，できるようになったことを認め，現状維持できていることをほめることで子どもの自己肯定感が向上し，部分的な学校復帰につながったのではないかと考えた．

## 各論 — 3. 小児心身医学が関わるさまざまな問題

> **臨床上のコツ**
>
> ● 不登校への対応の実際と学校との連携
>
> 　不登校の子どもを診察していると，どこまで関わるのが望ましいのか悩むことが多々あります．経験上は医師の応召義務にしたがって「子どもや家族が診察を希望していれば対応する」「来院しなくなっても深追いしないが，虐待やネグレクトが疑われる場合は来院が途切れたことを児童相談所に通告する」「1人で抱え込まず，医療の範囲を超えることは速やかに専門機関に依頼する」が基本になると考えています．
>
> 　また，不登校の対応として学校との連携は最も重要です．不登校の子どもの診療をきっかけに学校と連携するようになれば，その縁を大切にしてください．医療のなかにいてはみえない子どもや学校の様子を知ることができ，自分の世界が広がります．また，学校からも相談してもらいやすくなります．病院で待っているだけでなく，機会があれば学校に行くこと，子どもが過ごす地域を知ることを心がけてみてください．

### 文献

1) 日本小児科学会広報委員会：ようこそ小児科へ．日本小児科学会，2015
2) 日本小児心身医学会（編）：小児科医のための不登校診療ガイドライン．小児心身医学会ガイドライン集（第2版），南江堂，p87-116，2015
3) 文部科学省平成25年度「児童生徒の問題行動等生徒指導上の諸問題に関する調査」について（http://www.mext.go.jp/b_menu/houdou/26/10/__icsFiles/afieldfile/2014/10/16/1351936_01_1.pdf，2018年1月閲覧）
4) こどもの貧困白書編集委員会：こどもの貧困白書，明石書店，p240-241 2009
5) 文部科学省平成27年度学校基本調査（http://www.mext.go.jp/component/b_menu/other/__icsFiles/afieldfile/2016/01/18/1365622_1_1.pdf，2018年1月閲覧）
6) 冨田和巳：学校に行けない/行かない/行きたくない 不登校は恥ではないが名誉でもない，p18-21，へるす出版，2008
7) 沖 潤一ほか：小児の心身症 その実態と小児科医の役割 医療機関及び学校を対象として行った心身症，神経症等の実態調査のまとめ．日児誌 105：1317-1323，2001

【柳本嘉時】

# B 神経発達症（発達障害）

なんで，みんなと同じようにできないの？

## ✤ POINT

① 発達の問題と心の問題は相互に影響を及ぼし合う．
② 心身症や精神疾患，行動障害が神経発達症（発達障害）の二次障害として生じている場合，心身医学的治療に加え，特性の理解と適切な環境調整が必要となる．
③ 発達特性は「治す」のではなく，「上手くつき合って困らなくなる」ことが目標である．

## 疾患の概念

### a 神経発達症（発達障害）とは

　米国精神医学会（American Psychiatric Association：APA）の疾病分類であるDSM-5で「神経発達症」に分類されているものには，知的能力障害群，コミュニケーション症群，自閉スペクトラム症，注意欠如・多動症（attention-deficit/hyperactivity disorder：ADHD），限局性学習症，運動症群（発達性協調運動症やチック症など），その他の神経発達症群がある[1]．一般的には「発達障害」という表現が浸透しており，本邦では発達障害者支援法〔2004（平成16）年12月公布，2016（平成28）年6月改正〕で「発達障害」の対象を自閉症，アスペルガー症候群その他の広汎性発達障害，学習障害（learning disabilities：LD），注意欠陥多動性障害，その他これに類する脳機能の障害とし，症状が通常低年齢において発現するものと定めている．

　本項では，外来で出会う頻度の高い，自閉スペクトラム症，注意欠如・多動症を中心に，限局性学習症（学習障害）についても述べる．

### b 神経発達症（発達障害）と二次障害[2]

　神経発達症（発達障害）の症状はさまざまであるが，子どもは日常生活や社会生活（保育所・幼稚園・学校・職場）のさまざまな場面で，その特性ゆえに問題を抱えている．特性そのものによるやりづらさに加え，対人トラブルや学習の難しさ，問題行動に対する叱責など，傷つき体験や不全感を抱えることが多い．そのため，自己評価が低下しがちで，二次障害としての心身症や精神疾患，行動障害が発症しやすくなる（図1）．

　幼児期に診断がなされ，治療・経過観察されている子どもでも，年齢が上がるにしたがって，成長課題や学習課題を乗り越えられず，さまざまな挫折や葛藤を経験することで心身症や精神疾患，行動障害を合併しやすくなる．特に学習不振は問題になりやすく，学校・集団適応を妨げる大きな要因になる．

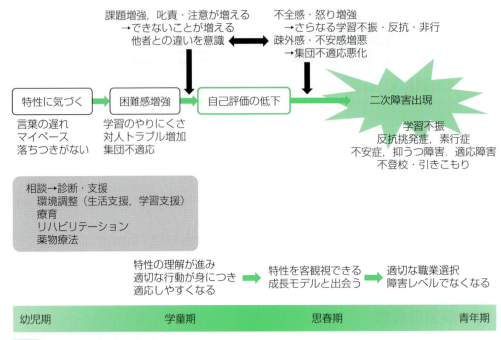

図1 神経発達症（発達障害）と二次障害

　一方で神経発達症（発達障害）だと気づかれないまま成長した子どもが，ある時期から不適応行動や身体症状を呈し，その経過の中で初めて背景にある障害の存在に気づかれることも多い．

　本症の子どもは，元来ストレス耐性が弱く，体調を崩しやすい．状況の説明や感情表現が苦手で，自分の「困っていること」を自覚し，説明することも不得手である．また，家族が同様の特性（不注意や衝動性，社会性やコミュニケーションの障害）を持っていることもあるため，心身症を呈したときに，周囲が心身相関や子どもの抱える心理的葛藤に気づきにくい．特に身体症状が目立たないときや，早期に消失した場合は，関係機関への相談や医療機関への受診がされないまま経過しがちである．

　神経発達症（発達障害）の診断ができる専門医が少なく，受診に数ヵ月程度の待機が発生していることが多いのも，診療が遅れる要因となる．背景の発達特性に対する適切な関わりや対処行動がとれずに，不適応状態が悪化・遷延し，不登校や引きこもりが持続しやすい．

## 自閉スペクトラム症
（自閉症，アスペルガー症候群その他の広汎性発達障害）

### a 概要

　自閉スペクトラム症（autism spectrum disorders：ASD）は相互的な社会的やり取りの障害，言語的・非言語的コミュニケーションの障害，および，限局された興味・行動の様式によって特徴づけられる一群の障害である．有病率は2～4％とされていて，

表1 自閉スペクトラム症でよくみられる症状

| 社会的コミュニケーションの障害 | ・空気を読んで周りと合わせることが難しい.<br>・暗黙の了解がわからない. ニュアンスが伝わりにくい.<br>・場に応じた行動ができず, マイペースとみなされる. |
|---|---|
| 対人コミュニケーションの障害 | ・視線が合わない, 変わった目つきをする.<br>・言葉が遅い. 話し方が独特. 変わった身振りをする.<br>・表情が読みにくい. ジェスチャーの理解が難しい. |
| 興味・関心の限定<br>こだわりの強さ | ・玩具や物, 身体の使い方が特徴的（1列に並べる, 車の転がるタイヤだけ見続ける, 棒状の物を振る, 手をひらひら動かす, など）.<br>・融通が利かない. 同じことをくり返しやりたがる.<br>・変化を極度に嫌がる. 新しいことが苦手. |
| その他 | ・身体バランスの悪さ：姿勢が悪い, 不器用.<br>・感覚刺激への過敏と鈍麻（特定の音を嫌がる, 極端にまぶしがる, 極度の偏食, 決まった物しか着ない, 痛みや体温に無関心）. |

男子に多い（2～4倍）. 病因は, 先天的な脳機能の異常で, 遺伝の寄与の高さが指摘されているが, 胎生期からの環境も影響を及ぼすことがわかっている. 一般的な育て方やしつけのせいで発症するものではない.

## b 症状と診断

幼児期には, 視線が合わない, 言葉の遅れ, やり取りができない, マイペース, こだわりの強さ, 不器用で身辺自立ができないなどを保育所・幼稚園や乳幼児健診で指摘を受けて受診に至ることが多い. しかし, 極端な偏食で同じ物しか食べない, 飲み込めず吐き出す, 同じ服しか着ない, 嫌な刺激（子どもの声, 機械音など）があるとパニックになって泣き続けるなど日常生活上の困り感が強いと低年齢でも家族が心配になって直接相談・受診することもある. 学齢期以上になると, 集団不適応（集団になじめず1人でいる, 対人トラブル, いじめ, 不登校）や学習の問題（興味がないとしない, ノートが書けない, 理解できているのかわからない）, 不器用さのほか, さまざまな身体・精神症状が受診動機になりやすい.

表1に示す症状は, 社会的および対人コミュニケーションの障害や, 限局された興味・関心, こだわりなどで, 診察中の視線, 話し方, 姿勢や身体の動かし方なども大きな情報となる.

診断にはDSM-5が用いられることが多い[1]. 診断を受けることで, 周囲が特性を共通認識しやすくなり, 支援を受けやすくなる. 出生からの生育歴・発達歴を丁寧に聴取し, 知的能力（認知を含む）の評価や独特の症状の有無を確認することで, 本症を疑うことは可能である. PARSやASSQ, 比喩・皮肉文テストなども診断の一助となるが, その点数のみで診断できるものではない. 協調運動障害や注意欠如・多動症, 限局性学習症（学習障害）の併存も多くみられ, 症状を複雑にし適応を悪化させるため, 注意が必要である.

### c 対応と治療

　自閉スペクトラム症の治療・対応には，子どもが持つ特性を理解し，過ごしやすいように生活環境を見直し，生活支援や学校での学習支援を行う「環境調整」が最も重要である．本症の子どもは言葉とイメージが上手くつながらず，抽象的な事柄の理解が苦手で，こだわりが強く，見通しが持てないことに抵抗が強い．周囲の関わり方としては，子どもがどこでつまずき，何ならできるのかを把握して，指示は短く1つずつ具体的に出す，視覚的な手がかりを加える（みえる「構造化」），不必要な刺激は減らすことなどが有効である．

　学校での学習については，通常学級での「合理的配慮」や「特別支援教育」の対象となって，支援を受けることができる[2]．

　できていることを認め，その場で具体的にほめることで，適切な行動を強化すると，結果として不適切な行動を減らすことにつながり，自己肯定感を高めることができる．また，「こだわりにこだわらない」ことを知っておくと，子どもの問題行動の軽減に役立つ．頑固で融通がきかない子どもが多いため，無理強いをすると嫌悪刺激から不安や恐怖感を抱き，さらに強い拒否を招くことになる．特に，幼児期に訴えの多い身辺自立に関わることでは，保育所・幼稚園や学校との連携や理解の共有が必要である．できないこと，拒否することには代わりの案（行動）を提示し，一緒にくり返すことで「ここまではできる」幅を広げていくような配慮が必要である．

　環境調整に加えて，作業療法や言語聴覚療法などのリハビリテーションや療育（個別・集団）を行うこともある．実施可能な医療機関や療育機関は限られており，施設によって対応できる疾患や年齢に違いがあるため，家族は診断を受けた医療機関や地域の発達障害者支援センターなどで情報提供を受ける必要がある．

　自閉スペクトラム症そのものに有効な薬物療法はないが，併存症や，症状とその程度によっては対症療法的に薬物療法を行う（表2）．本症には高率に脳波異常やてんかんの併存がみられ，抗けいれん薬を処方することも多い．

**表2　自閉スペクトラム症の併存症と薬物療法（例）**

| 脳波異常，てんかん | 抗てんかん薬（バルプロ酸，カルバマゼピン，ラモトリギン）<br>※フェノバルビタールは要注意（行動障害や認知障害を悪化） |
|---|---|
| 睡眠障害 | ラメルテオン，漢方薬（抑肝散），抗ヒスタミン薬 |
| 易興奮，フラッシュバック | リスペリドン，漢方薬（抑肝散，柴胡加竜骨牡蛎湯，甘麦大棗湯） |
| 不安，抑うつ状態 | 選択的セロトニン再取り込み阻害薬（フルボキサミン），<br>抗てんかん薬：気分安定作用のあるもの（ラモトリギン） |
| 行動障害<br>（激しい常同行為，自傷） | 非定型抗精神病薬（リスペリドン，アリピプラゾール），<br>抗てんかん薬：気分安定作用のあるもの（バルプロ酸），注意欠如・多動症治療薬（メチルフェニデート） |

### d 自閉スペクトラム症と二次障害

　自閉スペクトラム症の子どもはその特性から，こだわりが強く，通常だと問題にならないような刺激や些細な変化でも受け入れることが難しく，（特に集団では）コミュニケーションが苦手である．目にみえないものを推し量る力が弱いため，他者の感情の動きがつかめず，空気を読んで周囲に合わせることができない．幼児期は周囲を気にせずマイペースに過ごすため対人ストレスを感じにくいが，年齢が上がり，言語能力が向上することで「周囲と自分の違い」や「周りの人の言っている言葉の意味（悪口，嘲笑，ふざけ）」に気づくと，深く傷つくようになる．

　被害的に物事を受け取りやすく，感情表現も苦手なため，周囲と折り合いをつけづらく，誤解を正すことが難しい．また，感覚的なこだわりの症状や，独特の言い回しや行動パターンが周りに理解されず，（反応を面白がられ）からかいや攻撃の対象となり，さらに疎外感や孤独感，不安を感じやすくなる．自信を失い，自己評価の低下から心身症や精神疾患，行動障害を生じることがある（二次障害）[3]．

　身体症状が現れると，症状へのこだわりや不安が強くなりやすく，遷延しがちである．元来，集団が苦手なため不登校となることも多いが，登校できない葛藤や罪悪感を表現することは少ない．対人トラブルがある場合，他者へのかたくなな拒否感や否定的な発言が多く聞かれ，「絶対に会いたくない」「あの先生がいる限り二度と学校には行かない」と強固な態度をとりがちである．

　背景の特性に気づくことで，通常の心身医学的治療に加え，環境調整を積極的に取り入れた介入ができる．特別支援学級や特別支援学校の利用を含め，集団・学習環境の評価を行うことも検討する必要がある．

## 注意欠如・多動症

### a 概要

　注意欠如・多動症（attention-deficit/hypertention disorder：ADHD）は不注意・多動・衝動性の3つの症状によって特徴づけられる，行動の偏りを主体とした神経発達症（発達障害）である．発症頻度は4～6％と高く，男子に多い．脳の神経伝達物質（ドーパミン，ノルアドレナリン）の働きの偏りが特有の症状に影響していると考えられている．遺伝的素因のほか環境も関与するが，「育て方や，しつけのせい」で発症するわけではない．

### b 症状と診断[4]

　不注意・多動・衝動性などの症状（表3）によって，明らかなやりにくさが12歳より前から6ヵ月以上持続し，2つ以上の場面で（家庭，学校，職場など）でみられるときに診断する（DSM-5）．

　幼児期には「落ち着きがなく，常に動いている」「一斉指示で行動できない」「乱暴で手や足が出る」「かんしゃくが激しい」などの行動の問題での相談・受診が多い．学齢期以降になると，授業中の離席（立ち歩き，飛び出し），おしゃべり，ボーッとしている，

**表3 注意欠如・多動症でよくみられる症状**

| 不注意 | ・ものごとに十分な注意が払えず，みまちがい（聞きちがい）など不注意なまちがいをする．<br>・注意の持続がうまくいかない，集中し続けることができない．<br>・ボーッとして聞いていないよう（心ここにあらず）にみえる．<br>・物事を順序立てて行うことができない．<br>・忘れもの，なくしものが多い．整理整頓，片づけが苦手． |
|---|---|
| 多動 | ・常に身体のどこかが動く（そわそわ，もじもじ，ごそごそ）．<br>・動いてはいけない場面で立ち歩く，走り回る，高い所に登る．<br>・しゃべりすぎる，声が大きい，出し抜けに話してしまう． |
| 衝動性 | ・したいと思ったら我慢できない．<br>・順番が守れない，待つことができない．<br>・思いこみで話す，会話を遮って話す．<br>・かっとなると押さえられない，かんしゃくを起こす． |

忘れ物が多い，危険な行動をくり返すなどの行動の問題に加え，学習の問題（ついていけない，取り組めない，字が汚い，板書できない，宿題ができない），対人トラブル（けんか，暴言・暴力，いじめの加害もしくは被害）が受診動機となりやすい．

出生時から乳幼児期を含め，受診理由となった問題（症状）が生じるまでの生育歴や発達歴を丁寧に聴取すると，本症を疑うことは比較的容易である．診断は，症状の経過と診察所見，知能の評価，ADHD-RSなどの質問紙を組み合わせて行う必要がある．診断は「治す」ためのものではなく「共通認識」して適切な支援を行い，二次障害を減らすためのものと考える．

被虐待児や一過性のストレス反応，てんかんや神経疾患，睡眠障害，脳疾患や外傷による高次脳機能障害など，他の疾患・病態との鑑別は必要で，原疾患がある場合にはそれらの治療が優先されるが，不注意や多動の症状については同様の対応・治療（後述）を行う．

自閉スペクトラム症や限局性学習症（学習障害），発達性協調運動症の併存が高率であり，症状を修飾し，困り感を増長させる．これらの併存は年齢が上がり，多動・衝動性が軽快してから目立つようになることも多く，経過観察中も注意が必要である．

### c 対応と治療[4]

最も必要な対応は「環境調整」である．疾患ガイダンスを子どもと家族，学校関係者に行い特性の理解をすすめ，家庭での対応を変え（ペアレント・トレーニング[5]も有効），保育所・幼稚園や学校での環境調整を図る．子どもに対しては，抱えている困り感・不全感に共感し，自分がダメだからできないのではなく，特性によるやりにくさであることを自覚させる配慮が必要である．

注意欠如・多動症の症状は内服薬で軽快し，問題行動の軽減や適応改善が期待できるので，薬物療法が有効なことが多い．現在，治療薬として保険適用されている薬物には，メチルフェニデート徐放錠（コンサータ®），アトモキセチン（ストラテラ®），グアンファシン徐放錠（インチュニブ®）の3種類がある．行動の問題が目立って深刻な場合

や，特性による困り感が強い場合には，環境調整と並行した早期からの薬物療法で「困った悪循環を断ち切る」必要がある．多動や衝動性による行動障害には，リスペリドンなどの非定型抗精神病薬や漢方薬（抑肝散，柴胡加竜骨牡蛎湯，甘麦大棗湯など）を用いることもある．薬物療法を開始するときには，「僕がダメだから薬を飲まされる」と否定的にとらえることがないよう，子ども自身へも十分な説明が必要である．薬物療法の利点と副作用などの問題点を納得してから治療を開始することで，自己判断での中断や，薬への抵抗感を減らすことができる．内服は年単位に及ぶことが多い．治療中は定期的な効果判定や副作用のチェック，投与量，選択薬の見直しが必要である．

学習不振がみられる場合には，環境調整に加え，知能検査，読み書き検査，視覚認知検査などを行い，限局性学習症（学習障害）の併存の有無を評価する．知的能力障害を併存している場合もある．特別支援教育を含めた学習環境・方法の検討が必要である[3]．

本症の子どもの養育にかかる精神的・肉体的負担は多大である．家族のストレスは，他の慢性疾患や障害児の家族よりも強く，問題行動に対する叱責や注意が行き過ぎて虐待に近い状況に至ったり，家族が体調不良や精神疾患を発症したりする場合もある．医療的な関わりには限界があり，問題を家庭や学校だけで抱え込まないような支援・介入が求められる．必要に応じて発達障害者支援センターや教育センター，特別支援学校，行政の子育て支援部門や児童相談所などと連携することが大切である．

## 臨床上のコツ

### ● 注意欠如・多動症の薬物療法：このように説明してはいかがでしょう

注意欠如・多動症で適応が著しく悪く，子ども自身や周囲に身体的危険が及ぶときや，学習場面での葛藤が強いときには投薬を考慮します．現在，治療薬は3種類あり，各々特徴があるので，症状と副作用の程度，家庭状況などを総合的に判断して選択します．「病気じゃない」「薬に頼りたくない」「依存や副作用が心配」と拒否されたり，飲み忘れが続いたり自己中断されたりすることもあります．開始時に十分に説明し，定期的に効果（行動・学習・自己評価）の評価をすることで治療が継続しやすくなります．

【説明例】
- お薬は，やりにくさを減らして，できることを増やす目的で使います．「病気を治す」ためでも「できない」「悪い子」だから飲まされるのでもありません．
- バタバタやイライラが治って集中できると，本来の力が発揮しやすくなります．たとえば，花粉症の人が薬を飲んでも「花粉症」そのものは治りませんが，目のかゆみや鼻水が治まって生活しやすいですよね．それと同じで，やりにくくしている症状や特性を薬で和らげるのです．
- がんばるのは子ども自身ですが，薬でがんばりやすくして，「できる状態」を知ってもらったらよいなと思います．効果や副作用のチェックをしながら，お薬の調整をしていきましょう．

各論 — 3. 小児心身医学が関わるさまざまな問題

> **症例** 注意欠如・多動症の診療中に腹痛，食欲不振が出現した男児
>
> 　初診時4歳の男児．保育所で多動，対人トラブルが目立ち，発達相談経由で受診した．知的には正常域の注意欠如・多動症と診断し，療育を開始した．
> 　小学校就学は教育支援委員会に諮り，通常学級＋通級指導，支援員の配置と判定された．入学後，離席，多弁，他児とのトラブルが目立ち，メチルフェニデート徐放錠内服を開始した．その結果，離席や対人トラブルが激減し，集団適応も改善して，3年時に通級指導と支援員の配置は終了した．薬の影響もあって給食が入らず，ときおり腹痛を訴えていたが，4年時に担任教師が代わったところ，保健室利用を咎められ，授業態度を大声で注意されるようになった．同級生とのトラブルも増え，連日その日の問題行動や忘れ物を担任教師が連絡帳に長文で記載するようになり，子どもは連絡帳を書かなくなった．宿題にも手をつけようとしなくなり不登校となった．過敏性腸症候群の合併と診断し整腸薬，漢方薬を処方した．
> 　子どもと家族に学校に対する不信感が強かったため，担任教師に診察への同席を求めた．子どもの特性や薬物療法について説明し，子どもの前で，保健室利用の保証と，急な叱責と連絡帳への報告記載を控えること，できていることを認める声かけを依頼した．すぐに対応され，徐々に腹部症状が軽減した．3学期はときおり保健室を利用はするものの，毎日登校できた．5年生で担任教師が代わり腹部症状は消失した．
> 　中学時代は落ち着いていたが投薬は継続した．志望高校に入学し，適応良好であることを確認して投薬終了，1年後も経過は良好である．

### d 注意欠如・多動症と二次障害

　注意欠如・多動症の子どもは，不注意や乱暴な行動のため日常的に叱られ続けていることが多い．幼児期から落ち着きのなさ，集団適応の悪さを再々注意されているが，就学後に授業を受けるようになると，学習の困難感や，教師や友だちとの関係でトラブルが増え，自己評価の低下が顕著になってくる．また，忘れ物の多さや提出物が出せないことによって教師からの評価も下がる．さらに限局性学習症（学習障害）の併存がある場合は，学習に対する意欲がいっそう低下しやすく，学習態度の悪さとなって悪循環に陥りやすい．

　通常，年齢が上がると多動・衝動性は軽減することが多く，「落ち着いてきた」といわれるが，就学後学年が上がるにつれて，学習面での負担が大きくなり，自分でしなければならないことが増えると，注意されることが増える．達成感が得られず，不全感・不安感から，集団適応の悪さや対人トラブルを中心とした問題行動が悪化する子どもがいる．なかには反抗挑発症（反抗性挑戦性障害）や素行症（素行障害）を呈し，非行（学校や自宅で暴れる，暴言・暴力，夜遊びなど）や触法行動（万引き，放火，住居侵入，性加害）を契機に受診することもある[2]．不注意優勢の子どもの場合には，外に向かう乱暴な行動よりも，抑うつから身体症状や不登校状態を呈することが多い．

近年，本症の認知度が上がり，多動・衝動性が目立つ子どもは，比較的早期（幼児期から小学校低学年まで）に周囲が問題意識を持つことで，発達相談や病院受診に至ることが増えている．診断を受け，周囲が特性を理解し，家庭や学校で適切な対応を受けることで，二次障害を減らすことができる．一方で，気づかれずにいる場合には，子どもの努力不足だとみなされ，不適切な叱責や罰が続いており自己評価を低下させる．

　さまざまな主訴で受診してきた子どもにおいて，背景にある不注意や多動の特性に気づいた場合には，心身症や精神疾患，行動障害への対応と併せて，先に述べた環境調整を行い，子どものやりにくさに対するアプローチを行う必要がある．診断を受けることで関係機関の共通認識ができ，日常生活のさまざまな場面で継続した支援を受けることが可能になる．適切な薬物療法で行動の問題を早期に改善することにも意味がある．

## 限局性学習症（学習障害）

### a 概要

　教育の領域では限局性学習症（学習障害，specific learning disorder：LD）は「基本的には全般的な知的発達に遅れはないが，聞く，話す，読む，書く，計算するまたは推論する能力のうち特定のものの習得と使用に著しい困難を示すさまざまな状態を指すものである」と定義されている．2012（平成24）年に行われた文部科学省の調査では，通常学級の子どもの6.5％が学習面か行動面で著しい困難を示し，「聞く」「話す」「読む」「書く」「計算する」「推論する」に著しい困難を示す児童生徒の割合は4.5％と報告された[5]．

### b 症状と診断[6]

　幼児期に限局性学習症（学習障害）の診断をすることはないものの，発達歴を振り返ると，言葉が遅かった，文字に興味を示さなかった，不器用で身体の動きがぎこちなかった，描画を嫌がった，描画が下手，などの経過がみられることが多い．

　就学後に，文字が覚えられない，字が下手，枠の中に納まらない，本が読めない（もしくは，たどり読みで時間がかかる），漢字が覚えられない，計算ができないなど，さまざまな学習の困難が生じてきて，本症の存在が疑われる．読字・書字や算数（計算，数学的推論）の困難さが少なくとも6ヵ月以上持続し，本来期待される能力より明らかに（定量的にも）低く，日常生活活動に障害を引き起こしているときに診断される[1]．学習の問題だけで医療機関を受診する子どもはまだ少ないが，近年，神経発達症（発達障害）全般の認知度が上がっており，学校での困難な状況に対して教師から受診を勧められることが増えている．

　診断の際には，普段の学習状況（実際のテスト，ノート，成績表などをみる）と知能検査，読み書きスクリーニング検査，音読検査などを組み合わせて評価する．器質的疾患の鑑別は当然であるが，自閉スペクトラム症や注意欠如・多動症の併存の有無，協調運動障害の評価も行い，子どもの特性を理解する必要がある．

### c 対応と治療[6]

対応は教育が基本である．医療の関わりで大切なのは医学的診断と併存症を含めた特性の評価と説明である．進学や就労の際に診断書や意見書を求められることも多い．精神障害者保健福祉手帳や，長じて障害基礎年金の申請などの際の診断書（現在は精神科通院歴がなくても記載可能）に対応する場合もある．診断・診療が可能な専門医のいる医療機関は限られており，障害に関連する教育制度の利用に医師の診断書は必須ではないが，相談を受ける立場にある医師は，障害を持つ子どもが受けられる教育制度や支援（特別支援教育や合理的配慮，インクルーシブ教育）[3]についてある程度理解していることが望まれる．

### d 限局性学習症（学習障害）と二次障害

限局性学習症（学習障害）の子どもは，努力しているにもかかわらず見合った成果が得られず，「さぼっている」「頭が悪い」と誤解され日常的に不全感や挫折感を味わっている．周囲が障害に気づかず，過度の叱責や努力を強いることもあり，家族関係や教師や友だちとの関係に悪影響を及ぼし，心理社会的ストレスが大きくなりやすい．注意欠如・多動症併存例では，学習態度や生活態度の悪さに注目されがちで，本症の存在が気づかれにくく，不適応が助長されやすい．

限局性学習症（学習障害）では心身症や精神疾患，行動障害などの二次障害が約7割に認められ，不登校も多い．障害に気づき，子どもと周囲が理解することが必要だが，他の神経発達症（発達障害）と同様に「治る」ものではないため，学習に伴うストレスはなくならない．表出された心身の症状への対症療法に加え，学習指導，学習方法の検討は必須であり，学校との連携，学校での対応が重要になる．

### 文献

1) American Psychiatric Association（原著）：DSM-5 精神疾患の分類と診断の手引，医学書院，p17-41，2014
2) 国立特別支援教育総合研究所 発達障害教育推進センター：指導・支援（http://icedd.nise.go.jp/index.php?page_id=1449，2017年6月10日閲覧）
3) 齋藤万比古（編著）：発達障害が引き起こす二次障害へのケアとサポート，学研，2009
4) 齋藤万比古（編）：注意欠如・多動症—ADHD—の診断・治療ガイドライン（第4版），じほう，2016
5) 文部科学省初等中等教育局特別支援教育課：通常尾学級に在籍する発達障害の可能性のある特別な教育支援を必要とする児童生徒に関する調査結果について，2012（http://www.mext.go.jp/a_menu/shotou/tokubetu/material/1328729.htm，2017年6月10日閲覧）
6) 若宮英司（編）：医療スタッフのためのLD診療・支援入門，診断と治療社，2016

【大野貴子】

# C いじめ

いじめは犯罪，早期発見し防止する

## POINT

1. 2013年のいじめ防止対策推進法施行後もいじめ自殺は減少していない．
2. 子どもの約3割にいじめ被害経験があるため，受診時の心身症状を見逃さない．
3. 疑わしい場合には登校させないなど，被害を受けた子どもの安全確保が第一である．

## 心身医学的にみた「いじめ」の概要

　心理社会的ストレスによって身体・精神症状が出現するが，いじめは代表的な心理社会的ストレスとなる．子どもはなかなかいじめ体験を打ち明けてくれないため，心身症状で医療機関を受診した子どもでは，いじめの存在も念頭において診療にあたる必要がある．いじめは，「加害者」「被害者」「傍観者」が関与し，そのすべてに対する配慮が必要であるが，最優先は「被害者」を早期発見し，迅速な医学的・教育的対応によって保護することである[1]．

　いじめで医療機関を受診するのは，通常，学校での初期対応が遅れて事態が悪化し，子どもの状態が深刻化している場合が多く，医師は，迅速で適切な支援を心がけることが大切である．

## 疫学

　過去の報告によると，海外では，いじめ被害者は米国では15〜30％，デンマークで42％，インドで31.4％，日本では，大阪の公立小学校で25％，中学校で17％，京都の公立小中学校で35.3％，山梨県小学生で35％，中学生で15〜20％，また，群馬県中学校で14.0％と，約3割の子どもはいじめの被害経験がある[2]．さらに神経発達症（発達障害）で56％，起立性調節障害などの心身症では1.5倍以上とさらに頻度が高くなる．しかし，文科省によると学校でのいじめの認知件数は2015年で，22,540件（全児童生徒の1.6％）であり[3]，正確に把握されていないのが実情である．

## 症状と診断

　いじめの程度や時間経過によって心身症状は大きく異なる．いじめが早期発見され，学校での対応が適切であれば，いじめ被害者の心的ダメージは一般的には強くなく，医

療機関を受診することは少ない．一方，医療機関を受診する例では，学校での対応が後手に回り，事態がこじれて長期化し，被害者が医療機関に助けを求めるような深刻な心理的状況に陥っていることが多い[2]．以下では後者に焦点をあてて解説する．

いじめ被害の急性期には，一般的に急性ストレス障害（acute stress disorder：ASD）で発症し，泣き叫ぶ，錯乱などの不穏状態，不眠，感情鈍麻，ボーッとするなどの解離症状が出現することがある．また，急性期を過ぎて心的外傷後ストレス障害（post traumatic stress disorder：PTSD）として発症すると，頭痛，だるいなどの不定愁訴，パニック症状などの情緒不安定，自殺企図，自殺などの異常行動として現れる．いじめ被害は子どもが打ち明けない場合も多く，発見が遅れやすい．

また，思春期では成長途上の特性として自律神経症状が現れやすく，いじめによる反応性の症状と区別がつきにくい．不定愁訴の子どもの診察では，一般諸検査，起立性調節障害診断のための起立試験を実施しながら，いじめ被害の経験がないか注意深く観察する．

面接では，「学校でいじめられたことがある？」というような直接的な聞き方ではなく，「学校はどこ？ 荒れてない？ いじめられた子はいる？」などと上手に問診し，そのときの反応を注意深くみるのがコツである．学校には家庭での様子について聴取する．

## 対策と治療

### a 医療機関での対応

要点を4点挙げる．
①登校させないなど，被害を受けた子どもの安全を確保する．
②いじめの事実を時系列記録として保管するよう家族に指示する．可能であれば学校関係者から情報収集する（ただし，いじめに関して教師に事情を聞いても，通常は学校側の弁解に終始することが多い）．
③家族に対して，記録を校長に提出して解決を要請し，対応がみられなければ教育委員会，民間支援団体，警察に相談するように指示する．
④子どもへの心理治療，薬物療法，精神的後遺症に対する長期ケアを行う[2]．

### b 学校での予防対策

2013年，いじめ防止対策推進法施行後，地方自治体，各学校でのいじめ防止基本方針の策定が義務づけられた（学校でのいじめ問題対策連絡協議会設置，早期発見のための措置・相談体制の整備，教師の資質向上，SNSいじめへの対策，実態の検証結果の報告義務）．しかし，2017年時点でもいじめによる自殺事件が絶えない．

ノルウェーでは1990年に学校現場でbullying prevention program（BPP）による本腰のいじめ防止教育を行った．BPPは個人単位（ピアカウンセリング，個別指導），学級単位（ルール作り，生徒・家族合同学級会），学校単位（無記名いじめアンケートの実施，休憩時間の監視システム，協議会運営）と3段階で実施し，全員で達成度を評価するシステムであり，その成果でいじめの件数を半減させた[4]．スウェーデンでも小学

校で 15％, 中学生で 5％と半減させている. 法律も, 学校が本気にならなければ効果がない. 教師自身の「いじめは犯罪, 許さない」という意識改革が必要である[5].

### c 学校医としての役割

学校医は, 学校における子どもの心身の健康を管理する立場にある. また, 閉鎖的になりがちな日本の学校に関与できる数少ない第三者である. 検診業務だけでなく, 心に問題を持つ子どもに関する相談に応じるなど, 日頃から学校との連携を深めることが大切である. 定期的に学校を訪問し, かつ「いじめ対策連絡協議会」にも出席して, 実態を把握しておくことが望ましい. 学校医を管轄する日本医師会は学校保健講習会などで「いじめ防止」に取り組んでいる. 本学会も専門家集団として, いじめ防止推進に果たす役割は大きい.

## 予後

いじめの発見が遅れると, 長期不登校や自殺に陥る場合がある. 予後の要は, 学校の事後対応である. 学校がいじめを隠蔽し放置すると, 子どもと家族の不安・不信感が増強し, 精神的後遺症が持続する. 学校の誠意のある対応が後遺症を軽減する鍵となる[2]. 医師は, いじめを許さず, 学校が正しく適切な対応をしているか, 日頃からの連携を通じて働きかけていくことが, 子どもを守ることにつながる.

### 診療・研修に活かす

#### ● いじめ防止対策推進法まで

「葬式ごっこ」で知られた中野区立富士見中学校のいじめ自殺事件 (1986 年) 以後, 多くの子どもがいじめを苦に自殺したにもかかわらず, 学校現場では効果的な動きはなく, 国会でも議論は進みませんでした. 大津市立皇子山中学校 2 年生いじめ自殺事件 (2011 年 10 月 11 日) で学校・教育委員会によるいじめ隠蔽が発覚し, 世論の激しい批判にあい, ようやく 2013 年, いじめ防止対策推進法案が可決, 施行されました.

しかし, その後も茨城, 東京, 群馬, 宮城など全国でいじめ犠牲者の自殺が後を絶ちません. 子どもはなかなかいじめの事実を口外しようとしないため, 医療機関を受診した子どもに心身症状を認めたら, 必ずいじめの存在も想定して子どもに関わる必要があるといえるでしょう.

## 文献

1) 平岩幹男:現代の不登校・いじめ なぜ介入が必要か 不登校・いじめ. 小児科ピクシス, 五十嵐隆ほか(編), 中山書店, p150-155, 2010
2) 第25回日本小児心身医学会学術集会 子どもの『いじめ』を巡るシンポジウム. 子どもの心とからだ 17:18-24, 2008
3) 文部科学省初等中等教育局児童生徒課:平成27年度「児童生徒の問題行動等生徒指導上の諸問題に関する調査」(速報値)について, 平成28年10月27日(木)
4) Olweus D:The Olweus Bullying Prevention Programme:Design and implementation issues and a new national initiative in Norway. Bullying in schools:How successful can interventions be? Smith PK, et al (eds), Cambridge University Press, p13-36, 2004
5) 井澤一明:いじめについて(平成24年度学校保健講習会). 日医会誌 142:809-812, 2013

【田中英高】

# D 行動の問題

## 1 非行・盗癖・性的問題行動

「子どもがそんなことするなんて！」という問題

### ❖ POINT

1. 「困った子」は「困っている子」という視点を持てるようにする.
2. このような子どもは家庭でも学校でもひとりぼっちでいることが多いことを知る.
3. 学校や児童相談所，警察との連携を大切にしよう.

### ▶ 疾患の概要

一般に「非行」は道義に外れた行い，不正な行為，特に法律や社会規範に反した青少年の行為を指す．万引き，恐喝，他者への暴力，バイクなどの暴走行為，薬物乱用，性加害，売春など，さまざまな行為が含まれる．

### ▶ 疫学

2015（平成27）年の刑法犯・危険運転致死傷・過失運転致死傷などの検挙人員は65,950人，少年人口比（10歳以上の少年10万人あたりの検挙人員）577.8人である[1]．これはあくまで刑法に触れて検挙された子どもの数であって，臨床場面でみる小学校低学年の万引きなどは含まれていない．

### ▶ 病態

子どもの特性に合わない家族の不適切な養育によって，子どもとの情緒的な交流が乏しいことが，家庭内での子どもの寂しさを助長し，さらには子どもの社会性の発達の遅れを招く．これに社会的な居場所（保育所・幼稚園・学校など）においても健全な友だち関係が作れず孤立することが加わり，反社会的な行動の基盤となる．多くの非行行為が「誰かとの関係を求める行為」もしくは「現在の苦悩から逃避する行為」という側面を持つ．

### 表1 素行症に該当する行為

| | |
|---|---|
| 人および動物に対する攻撃性 | (1) いじめ, 脅迫, 威嚇<br>(2) けんか<br>(3) 凶器の使用<br>(4) 他者への暴力<br>(5) 動物への暴力<br>(6) 強盗, ひったくり<br>(7) 性行為の強要 |
| 所有物の破壊 | (8) 放火<br>(9) 他者の所有物の破壊 |
| 虚偽性や窃盗 | (10) 住居, 車などへの侵入<br>(11) うそをつく<br>(12) 万引き, 文書偽造 |
| 重大な規則違反 | (13) 夜間外出（13歳未満から）<br>(14) 無断外泊<br>(15) 怠学等 |

下記の文献を参考に作成.
(日本精神神経学会（日本語版監修）, 髙橋三郎, 大野　裕（監訳）：DSM-5 精神疾患の診断・統計マニュアル, 医学書院, p461-466, 2014)

## 症状と診断

　非行にあたる医学的診断は「素行症」（表1）[2]となる．行為の内容は4グループ全15項目からなり，過去12ヵ月以内に3項目，6ヵ月以内に1項目該当することとされている．およそ非行全般を内包しているが，売春や薬物乱用等は含まれていない．10歳未満に上記1項目を満たすものを小児期発症型，10歳になるまで1項目も満たさないものを青年期発症型とする．

## 対応と治療

### a 子どもの年齢と，単独か集団かを見極める

　子どもが比較的低年齢，かつ1人で問題行動を起こしている場合は，家庭と学校との連携で改善できる可能性がある．複数の子どもと一緒になって問題行動を起こす場合は，児童相談所や警察との連携を積極的に考えて対応する必要がある．
　非行はある程度子どもの意図的な行動であり，必ずしも精神症状ではないため，精神科における医療的介入が必要となることは少ない．しかし，非行行動が精神症状によると考えられる場合（過去の性被害トラウマのフラッシュバックによる性的逸脱行動や，統合失調症の幻覚妄想状態による他者への攻撃など）には，精神科に紹介することが必要となる．知的能力障害の子どもの感情コントロールの問題に起因した強度行動障害などは，第一義的に福祉機関による対応が優先されるが，感情のコントロールを目的とし

た薬物療法や，家族や支援者のレスパイト（休息）を目的に，精神科入院治療が考慮されることもある．

### b 子どもがどの場面で苦しみ孤立しているのかを考える

「家庭内」と「社会的な居場所」に分け，それぞれにおける子どもの孤立感の背景を検討する．

「家庭内」に関しては，虐待をはじめとして子どもにとって不適切な生育環境があるか早期に見極める必要がある．緊急を要する場合（子どもが性虐待を受けているなど）は児童相談所に通告するが，緊急性が乏しいときには，他機関と連携しながら要保護児童対策地域協議会などで情報を共有し，支援プランを模索する．要保護児童対策協議会とは，虐待を受けている子どもの適切な保護を図るため，子どもおよび家族に関わる機関が，会議の内部においてのみ，個人の守秘義務によらず情報の交換や支援内容の協議を行うことができる場であり，各市町村自治体に設置されている．

虐待とまではいえない状況（母親は子どものことを心配しているが，うつ状態で子どもの寂しい気持ちに目が向けられないときなど）では，子どもの気持ちを代弁する前に，家族の苦悩に共感し，余裕を作る手立てを模索する．他の家族の協力や，地域機関の支援で変化することがある．一方で，家族に余裕ができるまで，保育所・幼稚園・学校・学童保育などの「社会的な居場所」で子どもの寂しい気持ちを代償する支援（教師が積極的に子どもに関わり，肯定的な評価を多く与える工夫）が得られるか模索する．

学校などの社会的な居場所で，教師からの執拗な叱責や，他の子どもからの無視・いじめなどによって孤立感を深めていると判断される場合は，学校との協議を重ね，子どもの苦悩を代弁することが重要となる．

### c 薬物療法

非行行為に対して有効性が確立されたものはないが，子ども自身に改善意欲があり，薬物療法の効果を期待できる症状が明確であれば薬物の使用を検討する．たとえば，注意欠如・多動症を併存しており，子どもが「つい悪いことだとわかっていてもやってしまうからつらい」と訴えるときには，注意欠如・多動症に対する薬物療法が非行行為の抑制についても効果を示す場合がある．

### d 心理教育

育てづらい子どもと家族の間に安心できる関係性を回復するために，家族に対して「ペアレント・トレーニング」を実施することがある．また，子ども自身に問題意識を持たせることができれば，自分のイライラした感情に気づきコントロールするための「アンガーマネージメント」や，性加害行動を再発させないために，自らの感情や認知のゆがみに気づき，加害行為を振り返る「性加害治療プログラム」が適用できる．プログラムの実施には専門的なトレーニングが必要であり，どの心理教育においても家族の参加と協力が必要である．

## 予後

　検挙人員に占める再非行少年の比率は，1998（平成10）年以降毎年上昇しており，2010（平成22）年度は31.5%である．

　再発予防の取り組みとして，少年院出身者の全国サポートネットワーク「セカンドチャンス！」などがある．子どもが，友だちや家族のこと，勉強や進路，恋愛などについての悩みを電話やメールで相談できる「子ども110番」の利用を勧めることも子どもの孤立を防ぐために有用である．

### 臨床上のコツ

● 子どもが自分の目の前に「いる」ことを大切にしよう

　非行傾向の子どもは，概して「大人は自分を守ってくれない」という不満や不信を抱いています．そんな子どもが無理矢理であっても，大人である医師の前に来たという事実を大切にしてください．

　第一目標は子どもの問題行動を止めることではなく，子どもとつながることです．そのために，行動はよくないが，子ども自身の人格を否定せず，肯定的にとらえることが重要です．たとえば「友だちを殴ってしまったことはよくない『行動』だけど，あなたはよくないことをした相手を注意するつもりだったのだから，正義感が強い『人』なんだね」と行動と人格を分けて伝えます．

　実効性のある関わりのためには他機関との連携が必須ですが，社会生活で傷ついてきた子どもや家族が公的機関を利用することには大きな葛藤があります．子ども，家族との信頼感を形成し「先生が勧めるなら，相談してみます」という状態になるまで焦らずつながり続けることを心がけてください．

### 文献

1) 法務省：平成28年犯罪白書（法務省ホームページ，http://www.moj.go.jp/housouken/houso_hakusho2.html, 2018年2月閲覧）
2) 日本精神神経学会（日本語版監修），髙橋三郎，大野　裕（監訳）：DSM-5精神疾患の診断・統計マニュアル，医学書院，p461-466, 2014

【星野崇啓】

## 2 メディア依存

幼児期からメディア・ワクチンを

### ❖ POINT

① 不定愁訴の背景にあるインターネット・ゲーム使用に注目して診断する.
② 適切な使用法についての助言と自己肯定感の育みが治療の2本柱である.
③ 幼児期からのメディア・ワクチンで予防を図る.

### 疾患の概要

現在, インターネットやゲームなどのメディア依存に関する統一された定義や診断基準はないが, DSM-5[1]では今後の研究のための病態の項目として, インターネットゲーム障害の診断基準を掲載するなど, 疾患として整理される途上にある.

### 疫学

厚生労働省研究班による全国の中高生約10万人を対象とした調査では, Young作成のDiagnostic Questionnaireに5点以上が該当し, インターネット依存が疑われる子どもは, 男子の6.4%, 女子の9.9%であった[2]. メディア依存全体ではさらに多いと推定される.

### 病態

長時間のメディア使用によって学力の低下や生活リズムの乱れをきたし, 登校が難しくなり, 学校に行かないことが自己肯定感の低下とさらなるメディアの過剰使用につながるという悪循環が生じる. 特に夜間あるいは就寝前の過剰使用は朝の起床を困難とし, 不登校を長期化させやすい.

メディア使用に関する啓発教育が依存度を低減させるとされており, 学校教育ではメディア教育が行われている. また, 子どもとメディアのよりよい関係を作り出すため, 日本小児科医会の「子どもとメディア」対策委員会では, 2004年に「子どもとメディアの問題に関する提言」[3]を発表し(表1), 委員の田澤は幼児期からのメディア教育の必要性について「メディア・ワクチン」[4]として啓発活動を行っている.

また, 本症には神経発達症(発達障害)や他の精神疾患を併存することが多いとされ, 併存症の診断と治療も重要である. トルコでのインターネット依存患者への構造化面接法を用いた調査[5]では, すべてに何らかの精神疾患や神経発達症(発達障害)を伴い, 主なものでは注意欠如・多動症, 不安症, 抑うつ障害があり, 物質乱用例もあったと報

### 表1　日本小児科医会からの提言

(1) 2歳までは，テレビ・ビデオの視聴は控えましょう．
(2) 授乳中，食事中のテレビ，ビデオの視聴は止めましょう．
(3) すべてのメディアへ接触する総時間を制限することが重要です．1日2時間を目安と考えます．
　　テレビゲームは1日30分までを目安と考えます．
(4) 子ども部屋にはテレビ，ビデオ，パーソナルコンピューターを置かないようにしましょう．
(5) 保護者と子どもでメディアを上手に利用するルールをつくりましょう．

ここで述べるメディアとは，テレビ，ビデオ，テレビゲーム，携帯用ゲーム，インターネット，携帯電話などを意味します．
(社団法人日本小児科医会「子どもとメディア」対策委員会：日小児科医会報 27：7-10，2004 より転載)

告されている．

## 症状と診断

一般に，メディア使用の制御が困難となり，問題があるにもかかわらず止めることができなくなっている状態[6]をメディア依存という．

小児心身医学領域では，①特定の姿勢や動作の反復による慢性疼痛・慢性疲労に伴う不定愁訴，②過剰使用による睡眠・食事など基本的な活動時間の乱れ，③社会活動の減少による学業などの成績悪化，社会的孤立などを主訴に受診することが多い．メディア依存を主訴に受診することは少ないため，メディア使用について積極的に問診を行い，影響を評価することが必要である．

## 対応と治療

心理治療が主に行われている．メディア依存に陥った経緯について傾聴したうえで，適切なメディア使用について教育するのが治療の第一歩となる．合わせて，低下している自己肯定感を向上させるために，社会的資源を活用して支援を行っていくことが必要である．

精神疾患が併存している場合には，それに応じて薬物療法を行う．また，集団認知行動療法も有用であり，治療キャンプも試みられている[6]．

いずれにせよ，依存状態になれば嗜癖同様離脱は難しい．依存させないための予防的関わりが最も大切である．

## 予後

予後に関してまとまった報告はない．

> ### 臨床上のコツ
>
> ● **メディア教育は強弱を使い分けて**
>
> 　メディア使用の制御が困難となり，問題があるにもかかわらず止めることができなくなっていればメディア依存です．メディア依存になった背景（家庭や学校などの環境）を聴きとる過程で，併存する精神疾患や神経発達症（発達障害）を鑑別していきます．適切なメディア使用についての教育（助言）を行っていきますが，子どもは回避行動としてメディアに依存していることも多く，社会性（コミュニケーション力）が保たれている部分を手がかりにして，自己肯定感を育む関わりの中で，メディア以外の楽しさを数多くみつけていくことも，大切な治療となります．

## 文献

1) 日本精神神経学会（日本語版監修），髙橋三郎，大野　裕（監訳）：DSM-5 精神疾患の診断・統計マニュアル，医学書院，p788，2014
2) 大井田隆：未成年の喫煙・飲酒状況に関する実態調査研究，平成 24 年度厚生労働科学研究費補助金循環器疾患等生活習慣病対策総合研究事業（http://www.med.nihon-u.ac.jp/department/public_health/2012_CK_KI2.pdf，2017 年 5 月 17 日閲覧）
3) 社団法人日本小児科医会「子どもとメディア」対策委員会：「子どもとメディア」の問題に対する提言．日小児科医会報 27：7-10，2004
4) 田澤雄作：子どもたちに心のワクチン「メディア・ワクチン」を！ 日小児科医会報 31：96-104，2006
5) Bozkurt H, et al：Prevalence and patterns of psychiatric disorders in referred adolescents with Internet addiction. Psychiatry Clin Neurosci 67：352-359，2013
6) 中山秀紀：メディア・ネット依存．外来小児科 19：352-356，2016

【片山　威】

# 3 自傷行為

心の痛みを抑え込み，今を乗り切るために

### ❖ POINT

① 自傷行為と自殺企図を区別する．
② 自傷行為の意味を理解する．
③ 自傷行為の報告を受けたら，まずは話してくれたことを肯定的に評価する．

## 疾患の概要

自傷行為とは「自殺以外の意図から，非致死性の予測をもって，故意にそして直接的に，自分自身の身体に対して非致死的な損傷を加えること」である[1]．意識を切り替え，一時的に心の痛みを緩和することがその目的である[2]．

一方，自殺企図とは「自殺の意図から，致死的な手段・方法を用い，致死性の予測のもとに，自らの身体を傷つける行動」である[1]．自殺は意識を停止させ，心の痛みから永遠に逃れることが目的である[2]．

このように，狭義では自傷行為と自殺企図は異なる疾患概念であるが，明確な区別が困難で，死ぬ気がなくても死に至る場合もあり，個別事象への柔軟な対応が必要となる．

## 疫学

日本での自傷行為の開始年齢は 12～13 歳が最も多く，中学生・高校生の男子約 8％，女子約 11％ が自傷行為を経験している[1]．

## 病態

自傷行為は周囲の気を引くための行動としてとらえられがちであるが，実際には「イライラを抑えるために」「辛い気分をすっきりさせたくて」などの不快感情の軽減が最も多い自傷理由である[1]．誰にも気づかれず行われていることも多く，心の痛みを一時的に抑え込み，とりあえず今を乗り切るための対処行動ととらえる必要がある．

自傷者の背景因子として，被虐待歴や不適切な養育環境，自殺行動の家族歴，家族の精神障害などの生育環境との関係が示唆されている[3]．また，抑うつ障害，不安症，統合失調症，摂食障害，素行症，物質乱用などの精神疾患の有病率も高い[3]．

## 症状と診断

　自傷の手段・方法としては，皮膚の損傷（切る，刺す，焼く，引っ掻く），身体の殴打（殴る，ぶつける），身体の損失（切断，摘出），過量服薬（over dose：OD）などがある．皮膚の損傷部位としては手首が最も多いが，手首以外の四肢全体，頭部などの全身が対象となりうる．

　身体損傷の重症度が高い自傷行為（眼球摘出など）や，致死性の高い自傷行為を突発的に選択している場合，統合失調症，抑うつ障害，解離症などの精神疾患の併存を考慮する必要がある．

　過量服薬は希死念慮を有することも多く，自傷行為ではなく自殺企図として対応したほうがよい．さらに，服毒，ガス吸入，高所からの飛び降り，首吊りなど致死性が高い自傷行為を選択している場合は，子どもが希死念慮を否定していても，自殺企図として対応する．

## 対応と治療

　自傷行為の報告を受けたときには，行為自体の良し悪しではなく，話してくれたこと自体を肯定的に評価する．感情的な言動にならないよう注意し，冷静かつ穏やかな態度で接することが大切である．初回面接で心がける5項目を表1に示す[1]．面接の過程で，精神疾患の可能性や希死念慮が認められるときや，自殺完遂の危険がある場合は，精神科受診を勧め，専門家による適切な薬物療法や入院治療を考慮する．

　心理治療として，認知行動療法，家族療法，集団療法などの有用性が報告されている．一方，薬物療法も必要に応じて用いられるが，過量服薬の危険を伴うため，投薬の必要性と薬物の選択を十分に検討して開始する．

## 予後

　ほとんどが数年の経過で改善するが，成人期まで自傷行為が持続したり，自殺企図に移行したりする例も存在する．

**表1　自傷する子どもとの初回面接で心がけること**

- 頭ごなしに「自傷をやめなさい」といわない
- 援助希求行動を評価する
- 自傷の肯定的な面を確認し，「共感する」
- エスカレートに対する「懸念」を伝える
- 「もうしないって約束してね」などと無意味な約束はしない

（松本俊彦：自傷行為の理解と援助「故意に自分の健康を害する」若者たち，日本評論社，2009 より転載）

## 各論 — 3. 小児心身医学が関わるさまざまな問題

> **臨床上のコツ**
>
> ● **家族には内緒にしてほしい**
>
> 多くの子どもは自分の行為を知ったときの家族の反応を案じ，自傷を隠そうとします．信頼関係を形成するうえで，情報を他に漏らさないと子どもに保証することは大切ですが，自傷行為に関しては，基本的に秘密にしておいてはいけません．健康や生命が脅かされる状況から子どもを守るために，家族の協力は不可欠だからです．「あなたを守るために，家族の理解と協力が必要である」ことを伝え，子どもを説得したうえで，周囲と情報共有を図ります．

### 文献

1) 松本俊彦：自傷行為の理解と援助「故意に自分の健康を害する」若者たち，日本評論社，2009
2) Walsh BW, et al：Self-Mutilation：Theory, Research, and Treatment, Guilford Press, 1988
3) Hawton K, et al：Suicidal behavior and deliberate self-harm. Rutter's Child and Adolescent Psychiatry（5th Ed），Rutter M, et al（eds），Blackwell, p648-669, 2008

【細木瑞穂】

# E 小児医療におけるさまざまな問題

## 1 慢性疾患・悪性疾患の心身医学

病気の治療も大変だけど，学校に行くのも辛い

### ✿ POINT

① 「病気を抱えること」に共通の心身医学的な考え方を知る．
② 症状とその影響について整理してみる．
③ 子どものレジリエンスを高める対応を考える．

### 疾患の概要

　慢性疾患は，徐々に発症し，または急性期から移行し，医療を長期に要する疾患である．子どもの慢性疾患は，成人期にはない子ども特有の問題も含み，特殊なケアやサービスを要する．米国では「特別な健康管理を要する子ども（Children with Special Health Care Need：CSHCN）」として取り扱われ，そのなかに神経発達症（発達障害）も含まれる．わが国では，このような概念で用いられる用語として小児慢性特定疾病がある．これは，長期に医療費負担を必要とする子どもに対して給付制度を規定するもので，慢性的に生命を脅かし，生活機能の低下につながる疾病が対象となっており，悪性疾患も含む．2017（平成29）年4月現在で14疾患群722疾病である[1]．

　一方，1つの病気による機能障害の程度は軽くても，複数が重複して健康上の不調に至ることもある[2]．たとえば，喘息や皮膚炎，認知や情緒，行動，排泄の問題などが併発して長期的な問題となることは多い．

　これらすべての慢性の症状を持つ子どもと家族には，共通してみられる心身医学的問題がある．子どもの生活の質の向上を目的とした包括的な治療のために心身医学的対応は重要である．本項ではこの共通病態について解説する．

### 疫学

　小児慢性特定疾病の登録数は1998（平成10）年以降毎年10〜12万人で，幼稚園〜小中学生の子ども200人に1人の割合であった[3]．最終の2012年度報告で120,469人，内

訳は成長ホルモン分泌不全性低身長が最多で（13,381人12.8％），クレチン症（5,805人5.6％），1型糖尿病（5,457人5.2％）と続く[4]．2014（平成26）年の法改正で対象疾病追加後，登録数はさらに増えている．

一方，日常臨床では特定疾病に登録されるほどでなくても，慢性的に健康上の問題を抱える子どもは少なくない．オランダの地域住民を対象とした大規模調査で5,301人の4歳から11歳の子どもを持つ家族に面接調査を行った結果がある．子どもに慢性疾患があると答えたのは762人（14.37％）で，内訳は頻度の高いものから，気管支喘息が235人（4.43％），湿疹192人（3.36％），注意欠如・多動症51人（0.96％），ディスレクシア（読み書き障害）207人（3.90％），頭痛77人（1.45％）であった[5]．これに相応するわが国のデータはないが，重篤な疾患を持たない一般的な子どもの健康問題のうち，慢性疾患の問題が少なくないことを示している．

## 病態

慢性の症状と長期化する治療は，子どもと家族に心理社会的ストレスを与える．逆にこのストレスが，元の症状をさらに悪化させたり治療拒否の原因となったりして，病気を長引かせることがある．また，病前からあった潜在的な心理社会的問題が病気の発症をきっかけに顕在化することもある．たとえば，自信がなく心配性だった子どもが慢性疾患発症後にうつ病を併発したり，以前からあった両親の不和のために，治療開始後に家族関係が崩れてしまったりということである．子ども特有の起こりやすい問題を含めて心身医学的な病態モデルを図1に示した．

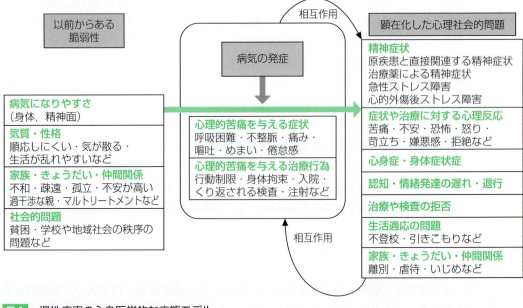

図1　慢性疾患の心身医学的な病態モデル

E. 小児医療におけるさまざまな問題

 症状と診断

慢性疾患の治療経過中には，原疾患の症状，治療薬の副作用，病気になったストレスによる心身の不調などが混在して起こる．全体を見渡して各症状を原因や重要度で整理すると診療しやすい．例を図2に示す．

| （1）病気（原疾患）の特徴 | | |
|---|---|---|
| ステージや経過：（初発，再発，慢性，反復性など）原疾患の予後（永続性，致死性，慢性など）<br>治療計画（入院適応，手術時期など） | | |
| （2）子どもや家族から，病気はどのように理解し，受け止められていますか． | | |
| ① 病気の発症の仕方（長い間原因がわからなかった，予期せず急に発症し入院になったなど） | | |
| ② 子どもに与えた心理的な影響．家族やきょうだいはどうか？（不安，落ち込み，怒りなど） | | |
| ③ 子どもは病気をどう理解しているか．家族やきょうだいはどうか？（できるだけ子ども自身の言葉で記録） | | |
| （3）病気の治療や症状チェックリスト | 評定 | |
| 重症度　4段階　　　0——1——2——3——4 | 子ども | 医師 |
| □ 子どもに心理的苦痛を与えている病気の症状<br>　（呼吸困難，動悸，痛み，嘔吐，排泄異常，外見の問題など） | | |
| □ 子どもに心理的苦痛を与えている治療行為<br>　（注射，腰椎穿刺，透析，嘔吐などの治療薬の副作用，画像検査など） | | |
| □ 原疾患と直接的関連の強い精神症状<br>　（甲状腺疾患，糖尿病など） | | |
| □ 治療薬による精神症状<br>　（ステロイド，ホルモン薬，抗てんかん薬など） | | |
| □ 治療や病気の症状に対する心理的な反応<br>　（予期不安，抑うつ，睡眠障害など） | | |
| □ 心身症・身体症状症と関連症<br>　（心因性発熱，偽けいれん，変換症など） | | |
| □ 発達への影響<br>　（知的発達や情緒発達の遅れ，退行，注意欠如・多動症，限局性学習症など） | | |
| □ 治療態度・行動への影響<br>　（治療や検査の拒否，服薬アドヒアランスの問題など） | | |
| □ 入院生活を含む生活適応の問題<br>　（昼夜逆転，不登校，引きこもりなど） | | |
| □ 病気を抱えたことによって家族やきょうだいに起こった問題<br>　（離別，不和など） | | |

**図2　症状を整理して理解するためのシート**

ボックスに✔を入れ，余白に個々の症状を記載する．子どもには症状についてわかりやすい表現で尋ねる．可能な年齢では症状の点数化も利用する．スケールの定義は子どもと話し合って決める．家族欄を作ることもできる．医師評価は治療方針決定のために行うもので，方法はこれに限らず，個々で工夫してよい．

図2の冒頭の(1)病気（原疾患）の特徴は，次の項目の(2)-①病気の発症の仕方と併せて，(2)-②病気が子どもや家族に与えた心理的影響を知るのに役立つ．たとえば初発時と，長い寛解期の後の再発では想定される心理反応は異なる．また，病気の症状が夜間突然起こったことであれば，子どもが夜になると不安で眠れなくなる場合もある．次の(2)-③病気の理解は，子どもや家族の言葉で記録する．症状が成人期まで続くことも多く，その時点の子どもの発達段階に応じて，くり返し病気の理解状況を確認し，説明を行う必要がある．

最後に図2では，慢性疾患の治療経過中に起こりうる症状を原因別に整理した．抑うつや不安などは複数の領域にまたがることが多い．さらに，長期的な経過観察の方法として，子どもが主観的に苦痛の程度を点数化する方法を示した．これは既成の質問紙（うつ，不安，QOLなど）を用いてもよい．一方，医師の評価は，治療の標的とする重要度の高い症状を決めるために行う．図2では，子どもと医師の両方の評価を同じスケールを用いて点数化したが，これに限らず個々の例に合わせて適宜工夫する．

## 対応と治療

身体の治療と心の治療というように分けて進めることは難しく，原疾患の治療とともにストレスを緩和する対策が行われることが必要になる．

原疾患の身体症状は根本的治療によって十分にコントロールされることが望ましいが，医療に頼りきりになると，病気に対する不安や抑うつ感は増し，症状の増悪や遷延につながることがある．たとえば，退院すると症状が悪化するために，頻回に入院となる場合である．症状の小さな波であれば自己調整力でコントロールできた体験が自信となり，それが長く病気と付き合ううえでの強みとなる．この自己効力感を高めるためには，子どもが主体的に症状の調整に取り組んで，成功体験を積むことが必要である．スケールによる点数化を取り入れたセルフモニタリング（症例を参照），糖尿病キャンプなどの仲間関係のなかで得る知識や体験などが役に立つ．医師はこのような手段を駆使して，子どもが成功するように手助けをする．

このように，病気を抱える子どもの問題は複雑多岐にわたる．その対応には医師だけでなく，看護師，心理士，保育士，ソーシャルワーカー，教師，地域の保健師など，多職種の連携が欠かせない．そのためのネットワーク作りに日頃から努めておくことが大切である．

## 予後

慢性疾患の子どもの予後は，医学の進歩により著しく改善した．一方，慢性に持続する病気を抱えながら，思春期から成人期に至る例が増えている．円滑な成人期の治療への移行を含め，途切れないケアの体制を整えることが必要である．

> **症例** セルフモニタリングを行った慢性機能性頭痛の女子
>
> 　12歳（中1）の女子．脳腫瘍治療後，最初の寛解期．退院前から慢性の頭痛があった．原疾患や治療の影響は否定できないが，各種検査で異常は認めなかった．地元の中学に入学したが，登校できないまま1ヵ月がたった．鎮痛薬は前月に10回以上使用したが無効だった．
>
> 　頭痛は連日性の締めつけられるような痛みで，肩や頸の凝りも強い．痛みのスケールを用いてセルフモニタリングを行った．各点数の定義は子どもと相談して決めた（0：痛みはない．1：痛みはあるが鎮痛薬は不要で登校もできる．2：鎮痛薬があれば痛みを我慢して登校できる．3：鎮痛薬があれば自宅での生活なら痛みを我慢できるが登校できない．4：鎮痛薬を使っても我慢できず，自宅でも寝ている）．これとともに，その日のできごとや気持ちも記録した．さらに，受診時に筋弛緩法（頸や肩の筋肉を緩める運動）を練習した．これを自宅でも実践し，効果があればスケールの数値で表した．
>
> 　中学校通学は短時間の別室登校から再開した．休み時間は図書部に参加し，趣味の合う同級生と知り合えた．当初，スケールの点数は毎日4以上だったが，3ヵ月後には1～2が中心になった．自分で行った筋弛緩法で3～4の頭痛を1～2にできたことは自信につながった．

> **臨床上のコツ**
>
> ● **原因探しよりも強み（レジリエンス）を見つけることが大切**
>
> 　病気は子どもと家族にとって大変なライフイベントです．医療技術の進歩は確かに子どもの苦痛を和らげてくれますが，病気を持ったことへのショックや落胆まで解決するわけではありません．子どもや家族はこれまでの悪い習慣や苦手なことを不必要に責め，原因探しをしようとするかもしれません．しかし，今後の治療に効果を発揮するのは子どもや家族が持つ「強み（レジリエンス）」です．医師は，小さなよい変化にいち早く敏感に気づきましょう．そこに子どもの持つ治る力が隠れています．

### 文献

1) 国立成育医療研究センター：小児慢性特定疾病の対象疾病について（小児慢性特定疾病情報センターホームページ　http://www.shouman.jp/disease/，2018年2月閲覧）
2) Rezaee ME, et al：Multiple chronic conditions among outpatient pediatric patients, southeastern michigan, 2008-2013. Prev Chronic Dis **12**：140397, 2015
3) 原田正平ほか：小児の慢性疾患の定義・疫学．小児科臨床ピクシス26　小児慢性疾患のサポート，五十嵐隆（総編集），楠田　聡（専門編集），中山書店，p2-5，2011

4）掛江直子：平成 24 年度の小児慢性特定疾患治療研究事業の全国登録状況〔速報値〕．平成 25 年度厚生労働科学研究費補助金（成育疾患克服等次世代育成基盤研究事業）「今後の小児慢性特定疾患治療研究事業の在り方に関する研究」分担研究報告書（小児慢性特定疾病情報センターホームページ，http://www.shouman.jp/research/25_report，2018 年 2 月閲覧）
5）Bai G, et al：Childhood chronic conditions and health-related quality of life：Findings from a large population-based study. PLoS ONE 12(6)：e0178539, 2017

【錦井友美】

## 2 終末医療

子どものエンド・オブ・ライフケア

### ❖ POINT

① 「エンド・オブ・ライフケア」とは死にゆくことではなく，いかによく生き抜くかである．
② 子どもホスピスが世界的にも整備されてきている．
③ 家庭で最期を過ごすのが理想的だが，難しい場合には子どもホスピスの利用を考慮する．

### 疾患の概要

WHOによると，子どもの緩和ケアは「身体的，精神的，霊的な要素を含む，包括的かつ積極的なケアの取り組みで，その家族へのケアも含む」と定義されている．

### 疫学

エンド・オブ・ライフケアの対象は主に小児がんなどの悪性新生物をイメージしがちだが，他の致死的な疾患も含まれる．2015（平成27）年度の厚労省の人口動態調査によると，20歳までの年間の死亡者数は，悪性新生物で420人，その他の疾患（不慮の事故，自殺を除く）で1,500人にも及び，そのうち先天奇形が最多で920人である．子どもの緩和ケアの対象は，この他に小児慢性特定疾患調査委によって約1万7千人と推定されており，重度の障害を持つ難病の子どもも含む．

### 病態

病気の進行によって，あらゆる手をつくしても死が避けられない状況になった場合には，子どもは意識障害，全身倦怠感，痛み，食欲不振，不眠など，さまざまな症状を認める．また，学校や家庭生活などの通常の日常生活から離れた状況や，病気に対しての説明が十分になされない状況，家族が精神的に不安定になる状況においては，子ども自身も精神的な不安を訴える．

### 症状と診断

原疾患が神経疾患などの場合には，前述の症状に加え，けいれん，頭痛，麻痺症状を伴い，消化器疾患では嘔吐，腹痛，便秘などを認める．十分な症状緩和と心理的支援を行いながら，侵襲的な検査は必要最小限にとどめ，評価・診断を行う必要がある．

> **表1** 主な薬物療法
>
> **痛みへの対応**
> 　①軽度の痛み：アセトアミノフェン，イブプロフェン
> 　②中等度以上の痛み：モルヒネ，フェンタニルなどの強オピオイド
> **不穏への対応**
> 　抗ヒスタミン薬や睡眠導入薬，漢方薬（抑肝散など），抗精神病薬（ハロペリドールやリスペリドン）を用いる．
> 　その他，抗けいれん薬を鎮静目的で使用することもある．

## 対応と治療

子どもの緩和ケアに従事する医療者が精通しておく項目として，以下のようなものが挙げられている[1]．

### a 痛み，不穏，けいれんなど身体症状への対応

適切な薬物療法のほか，看護ケア，環境調整などを通して総合的に症状を和らげることを目指す（主な薬物療法に関しては 表1 参照）．

### b 精神面，スピリチュアルペインへの対応

スピリチュアルペインとは，終末期患者の人生の意味や罪悪感，死への恐れなど，死生観に対する悩みに伴う苦痛をさす．子どもに対しては，言葉だけではなく，遊びや音楽，絵などを通じてコミュニケーションをとる必要がある．家族への対応も同時に必要になる．

### c ビリーブメントケア

大切な人の死別後の悲しみに対するケアをさす．死別後から開始するのではなく，治癒が難しいと判断された早い時期から働きかけを開始する．家族だけではなく，友だちへの働きかけが必要な場合もある．子どもにおけるビリーブメントケアでは，①家族や友だちとのコミュニケーション，②死別の悲しみの感情や考えを表現すること，③生前，子どもの状態について家族が正確な情報を得ていること，④亡くなった子どもを記憶しておくこと，⑤遺族同士で会ったり話したりすること，が重要とされている[2]．

### d アドバンスケア・プランニング

事前ケアプラン，事前ケア計画書などと訳される．「子どもや家族が大切にしている価値観，人生観などを尊重しながら，医療スタッフと話し合いの場を持ち，現在の状態を把握し，今後の最善の治療やケアの計画を一緒に立て実践していくこと」とされている．状態によっては，急変時の対応についても話し合い，家族やその子どもに関わるすべての医療スタッフで，ケアプランの内容を共有しておく．

**表2** 淀川キリスト教病院における子どもの重篤疾患の予後（4年間）

|  | 悪性腫瘍 | 小児難病 |
|---|---|---|
| 総利用者数 | 23人 | 336人 |
| 死亡 | 18人 | 15人 |

### e その他

これまで解説したケアのほか，子どもの感性を刺激し，発達を促すとともに，音楽や絵を通じてコミュニケーションをとる目的でさまざまな遊びも有用である．

## 予後

一般的な子どもの終末期医療での予後はデータが少ない．淀川キリスト教病院での4年間（2012年11月～2016年10月）の診療実績を**表2**に示す[3]．

### 臨床上のコツ

● **最期の瞬間まで前向きに生きることを支える**

病状的には決して軽くはない子どものケアには，コツというよりは心がまえが大切になります．子どもや家族の難しい問いや深い悩みに対しても，逃げることなく対応するという姿勢が大切でしょう．

対応の原則としては「話にしっかり耳を傾ける」，「沈黙を恐れない」（深い苦悩に悩む方に対しては，しばしば沈黙の時間にも意味があることがわかっています），「その瞬間に集中する」などがあります．また1人で抱えようとせずに，チームで対応することも重要です．看取りの場面が近くなると，治療方針について医療スタッフ間でも多様な意見が出て食い違うことが知られています．子どもや家族に共感し，コミュニケーションをしっかりとっておくことは当然ですが，スタッフ間でも十分に話し合って，共通理解を得ておくことが，よいケアにつながります．

### 文献

1) Bruce P, et al：Pediatric Palliative Care. N Engl J Med **350**：1752-1762, 2004
2) Goldman A, et al（eds）：Palliative Care for Children, Oxford University Press, p100-107, 2012
3) Ando K, et al：Three years'experience with the first pediatric hospice in Asia. Brain Dev **39**：783-790, 2017

【水谷聡志・鍋谷まこと】

## 3 周産期医療

親子・家族関係の「あけぼの」の時期に私たちができること

### ❖ POINT

① 親子・家族関係の「始まりのとき」から子どもの成長を支える.
② 子どもの症状や両親の育児困難感の背景に周産期の問題がないか考える.
③ 多職種連携, 地域との積極的な連携で親子を見守る.

### ▶ 周産期・周産期医療とは

「周産期」とは, 狭義には妊娠 22 週から生後 7 日未満までの期間を指すが, 子どもの心身の育ちという側面からは周産期を広義に, 母親にとっての妊娠期と産褥期, 子どもにとっての胎児期と新生児期を合わせた期間ととらえるほうがよい. この時期は, 母体・胎児や新生児の生命に関わる事態が発生する可能性があるため, 周産期を含めた前後の期間におけるハイリスク妊産婦およびハイリスク新生児を対象とする医療は特に「周産期医療」と呼ばれる.

本項では, 周産期や周産期医療で生起する問題のうち, 子どもの心身症の背景となる心理社会的因子として重要な内容について述べる.

### ▶ 支援の必要性

家族の成り立ちという点からみると, 周産期は親子・家族関係の始まり, ほのぼのと夜が明け新たな 1 日を迎えつつある「あけぼの」にたとえられるだろう. つまり, 周産期はその後に続く成長の土台となる重要な時期であり, この時期を心身ともに豊かに過ごすことが大切である. こういった重要性に鑑み「健やか親子 21 (第 2 次)」では「すべての子どもが健やかに育つ社会」の実現を目指し, 新たな基盤課題として「妊娠・出産・育児期における切れ目ない妊産婦・乳幼児への保健対策」を, 重点課題として「妊娠期からの児童虐待防止対策」を掲げている[1].

また, 産婦人科診療ガイドラインでは, 母親の産後うつ病による自殺や乳幼児虐待などの社会問題に対する妊婦の時代からの予防の試みとして, 2017 年に初めて「妊娠中の精神障害のリスク評価の方法」と「産褥精神障害の取り扱い」の項目を収載している[2].

### ▶ 周産期・周産期医療の心理社会的課題

周産期に起こりうる心理社会的課題とそれに関係する要因を, 子どもの因子, 親の因子,

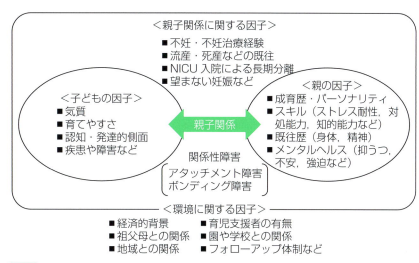

図1 周産期に起こりうる心理社会的課題と関連する因子

親子関係に関する因子，支援状況を含めた環境に関する因子から整理したものが図1である．子どもの因子としては気質や認知・発達的側面，親の因子としてはストレス耐性や対処能力などの親自身スキルのほか，産後うつ病などのメンタルヘルスの問題，親子関係に関する因子としてはアタッチメント（愛着）やボンディング（絆）の問題，環境に関する因子としては育児支援者の有無，経済的状況，地域などの支援状況を含めた養育環境，などが考えられる．

近年，早産児・低出生体重児であることが自閉スペクトラム症の危険因子であること[3]や，周産期の母親のメンタルヘルスの悪化が子どもとの愛着形成や子どもの成長発達に関与すること[4]が知られるようになった．また，子どものNICU入院が，母親のメンタルヘルスに影響していることも明らかにされている[5]．このような子どもの育てにくさや母親のメンタルヘルスの悪化は，両親の育児困難感へとつながり，子どもの心身の育ちに影響を与えると考えられる．

## 取り組みと対応

このような問題に対応するため，周産期医療現場では，親子の関係性育成，子どもの健やかな心身の育ちへの配慮としてさまざまな取り組みがなされている．MFICU入院妊婦への心理ケア，バースプランやバースレビュー，NICU入院中の新生児の痛みのケア，カンガルーケアやホールディング，タッチケア，両親へのカウンセリング，発達のフォローアップなどである．こういった取り組みは，医師や看護師のほか，理学療法士，作業療法士，ソーシャルワーカー，心理士など院内での多職種連携にとどまらず，その後親子が暮らす地域の保健師との積極的な連携を含めて行われる．

周産期医療では，母子を一対としつつ，父親，きょうだいや祖父母を含めた家族，地域を含む全体を見渡して成長を促す対応が重要である．

## 各論 — 3. 小児心身医学が関わるさまざまな問題

> **臨床上のコツ**
>
> ● 家族の始まりである周産期もぜひ一緒に診てください！
>
> 　ある母親が「発達に問題があるのではないか」と幼稚園に通う子どもをつれて心理相談にきました．子どもの発達に問題はなかったのですが，母親の忌避感は大変強く，子どもを養護施設に預けたいと考えていました．心理面接で，出産後の産科退院直後から何度も小児科救急外来に「ミルクを飲まない」と受診していたことがわかりました．当時夫は単身赴任中，誰にも頼ることができず，初めての子育てに追い詰められ，だんだん「この子がいるせいで・・・」と考えるようになっていったようでした．
>
> 　産後うつ病の母親の訴えは，自分のことだけではなく「赤ちゃんがかわいくない」など親子関係のこととして表れやすいといわれています．小児科での「ミルクを飲まない」という母親の訴えは，本当は「私たち親子を助けて」というSOSだったのかもしれません．このように，小児科で心理相談をしていると，問題の根が周産期の親子関係にあると感じることは少なくありません．

### 文献

1) 健やか親子21（第2次）ホームページ（http://sukoyaka21.jp/，2017年6月11日閲覧）
2) 木下勝之：ガイドライン産科編2017の刊行にあたって．産婦人科診療ガイドライン産科編2017，日本産科婦人科学会/日本産婦人科医会（編），日本産科婦人科学会，pii-iii，2017
3) Schendel D, et al：Birth weight and gestational age characteristics of children with autism, including a comparison with other developmental disabilities. Pediatrics **121**：1155-1164, 2008
4) 永田雅子：現代における親と子の出会いの風景と支援．《別冊発達32》妊娠・出産・子育てをめぐるこころのケア―親と子の出会いからはじまる周産期精神保健，ミネルヴァ書房，p2-9，2016
5) 長濱輝代ほか：新生児集中治療室（NICU）における臨床心理的援助のポイント―関係性の発達促進をめざして．臨床心理学 **6**：223-228，2005

【長濱輝代】

# 虐待・貧困などの子どもの社会的問題

育てにくい子というけれど，家庭環境はどうなのだろう？

## POINT

1. 子どもと家族の関係性をよく観察する．
2. 子どもの身体的な成長，清潔度，登校状況，家族の精神疾患，仕事などを把握する．
3. 家族支援は，地域の福祉機関の役割を知って連携する．

## 疾患の概要

　小児科外来にはさまざまな家庭環境で育った子どもたちが受診する．子どもに落ち着きがない，家庭で乱暴な言動がある，家族に暴力をふるう，感情がコントロールできないなどの問題があるとき，家族は「育てにくい」と感じ，保健センターや子育て支援機関に相談する．そして，最後に医療機関にたどり着く．子どもの訴えはさまざまだが，学校生活がうまく過ごせず不登校状態に陥っていることもまれではない．頭痛，腹痛，食欲不振，めまい，立ちくらみなど身体症状を訴えることも多い．医療機関では神経発達症（発達障害）や心身症などと診断されるが，注意を要するのは子どもを取り巻く社会的問題であり，特に虐待と経済的貧困の問題に目を向けることが重要である．

## 疫学（虐待と社会的貧困の現状）

### a 虐待の現状

　2016（平成28）年度上半期に虐待通告を受けた子どもの数は24,511人であり，2011（平成23）年以降5年連続で増加している[1]．虐待の種類は，心理的虐待が全体の約7割，身体的虐待が約2割を占める[1]．特に，心理的虐待の約7割が面前DV（子どもが同居する家庭における配偶者などに対する暴力）であることへの認識を持つことが重要である．子どもの生命・身体の安全が脅かされる危険があるなどの緊急時や夜間に警察が保護した子どもは1,551人であり，2012（平成24）年以降4年連続で増加した．

　子ども虐待事件検挙件数は512件と2000（平成12）年以降増加傾向にあり，検挙人員および虐待事件に関わり被害を受けた子どもの数ともに過去最多である．身体的虐待が全体の約8割を占め，加害者は，実父，養・継父などを含む男性が約7割であり，実母も約3割を占める（図1a）[1]．そのうち，暴行，傷害が約9割であった．心理的虐待

は全体に占める割合は少ないものの，前年より約6割増加している．男女別では女子の性的虐待が約30%以上であることは深刻な問題である（図1b）[1]．

### b 子どもの貧困化の現状

日本では子どもの貧困が深刻化している．貧困率とは低所得者の割合を示す指標である．厚生労働省が2014（平成26）年7月にまとめた「国民生活基礎調査」によると，等価可処分所得（世帯の可処分所得：収入から税金・社会保険料などを除いたいわゆる手取り収入）中央値の半分の額に当たる「貧困線」（2012年は122万円）に満たない世

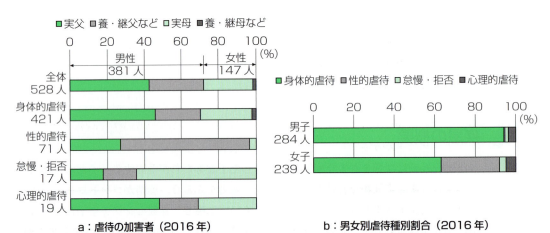

図1 虐待の加害者と種別割合（2016）
（厚生労働省データ）

a：虐待の加害者（2016年）
b：男女別虐待種別割合（2016年）

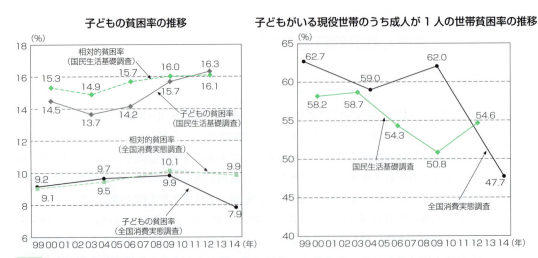

図2 子どもの貧困率
（厚生労働省「国民生活基礎調査」，総務省「全国消費実態調査」データより）

帯の割合を示す「相対的貧困率」は16.1％である．これらの世帯で暮らす18歳未満の子どもを対象にした「子どもの貧困率」も16.3％と過去最悪を更新した．総務省が行い2016年に公開された全国消費実態調査に基づく子どもの貧困率では7.9％とやや低下傾向にあるが，子どものいる現役世帯のうち成人が1人の世帯貧困率は約50％と非常に高い水準にある（図2）[2]．

世界的にみてもOECD諸国31ヵ国の相対的貧困率比較（2000年代半ば）で，最も貧困率の低いデンマークが約5％であるのに対し日本は2004年度約15％で，最下位に近い28位であった．

## 病態

家族が抱える問題として，子ども時代の被虐待体験，夫からのDV，うつ病，統合失調症，パーソナリティー障害などの精神疾患などがあり，複雑な家族構造を認めることが少なくない．両親の離婚によってひとり親家庭となり，十分な仕事ができずに経済的貧困に陥っている家庭も増えている．特に神経発達症（発達障害）の子どもは援助の必要な子ども（children in need）であり，虐待を受けるリスクが高い．不登校状態に陥るとインターネットやゲーム依存に陥り，昼夜逆転状態となり家族関係がさらに悪化する[3]（図3）．

経済的貧困や家族の精神疾患など問題のある家庭環境に育つ子どもは，適切な養育を受けることができず（マルトリートメント），家族から育てにくい子どもとして身体的・心理的虐待受けることがあり，反応性アタッチメント障害の病像を呈する場合がある．また，脱抑制型対人交流障害という，ほとんど初対面の人に対しても文化的に不適切で過度のなれなれしさを示す行動様式をとることもある．

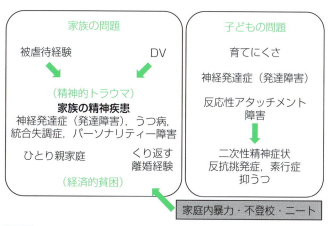

図3　複雑な家族の構造

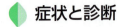症状と診断

　表1にDSM-5による反応性アタッチメント障害の診断の抜粋を示す[4]．「著しく障害された発達的に不適切なアタッチメント行動」が特徴である．子どもはめったにしか，安楽，支え，保護，愛情を込めた養育のためのアタッチメントを進んで求めることがない．また，子どもの感情調節能力が損なわれており，恐怖，悲しみ，いらだちといった情動のエピソードを示す．臨床場面では，しばしば注意欠如・多動症との鑑別が問題となる．注意欠如・多動症の特性は家庭，学校など場所を変えても出現するが，アタッチメント障害では家庭内でのみ情緒的問題が出現するなどの相違点が認められる．

**表1　反応性アタッチメント障害/反応性愛着障害（DSM-5）**

診断基準　313.89（F94.1）

A．以下の両方によって明らかにされる，大人の養育者に対する抑制され情動的に引きこもった行動の一貫した様式：
　（1）苦痛なときでも，その子どもはめったにまたは最小限にしか安楽を求めない．
　（2）苦痛なときでも，その子どもはめったにまたは最小限にしか安楽に反応しない．

B．以下のうち少なくとも2つによって特徴づけられる持続的な対人交流と情動の障害
　（1）他者に対する最小限の対人交流と情動の反応
　（2）制限された陽性の感情
　（3）大人の養育者との威嚇的でない交流の間でも，説明できない明らかないらだたしさ，悲しみ，または恐怖のエピソードがある．

C．その子どもは以下のうち少なくとも1つによって示される不十分な養育の極端な様式を経験している．
　（1）安楽，刺激，および愛情に対する基本的な情動欲求が養育する大人によって満たされることが持続的に欠落するという形の社会的ネグレクトまたは剥奪
　（2）安定したアタッチメント形成の機会を制限することになる．主たる養育者の頻回な変更（例：里親による養育の頻繁な交代）
　（3）選択的アタッチメントを形成する機会を極端に制限することになる，普通でない状況における養育（例：養育者に対して子どもの比率が高い施設）

D．基準Cに挙げた養育が基準Aに挙げた行動障害の原因であるとみなされる（例：基準Aに挙げた障害が基準Cに挙げた適切な養育の欠落に続いて始まった）．

E．自閉スペクトラム症の診断基準を満たさない．

F．その障害は5歳以前に明らかである．

G．その子どもは少なくとも9ヵ月の発達年齢である．

（日本精神神経学会（日本語版監修），髙橋三郎，大野　裕（監訳）：DSM-5精神疾患の診断・統計マニュアル，医学書院，p263-264，2014より許可を得て転載）

## 対応と治療

医療現場では，単に子どもの診療のみならず，子どもを取り巻く家庭（家族支援）も同時に診療の範囲としてとらえることが必要となる．外来診療の場で，家族の子どもへの接し方をよく観察する．虐待や経済的貧困が家庭環境（子どもと家族の関係性）を悪化させていないか，常に注意しておくことが大切である．客観的な診察方法として子どもの成長記録（母子手帳）をみせてもらうことが役立つ．ネグレクトでは記載がまったくない場合もある．栄養状態が悪く体重が増えていない，愛情遮断症候群のように身長がある時期からまったく伸びていないなど，身長・体重曲線からも多くの情報が読み取れる．子どもの衣服は清潔か，入浴しているか，などもチェックする．もちろん，理学的診察では身体の外傷（過去の外傷跡，火傷跡など）の有無を確認する．

家族の精神疾患が疑われた場合は，医療機関（精神科，心療内科）の受診歴，現在の治療の有無などを明らかにする．もし，家族が心理社会的ストレス，経済的困窮などで養育の困難さを訴えるときには，医師は家族の立場を理解し，家族支援も含めて安心感を与えられるように配慮する．決して家族を悪者扱いにはしない．

虐待や経済的貧困に対して，医療機関は直接の行動は難しいが，社会資源を最大限に利用して家族支援を開始することは可能である．地域支援として何があるのか，どのような役割なのかを理解しておく必要がある．児童相談所，市区町村の子ども家庭支援センター，保健所・保健センターなどを利用できる（表2）．地域では要保護児童対策地域協議会が開催され，個別ケースの検討も行われる．

**表2 子ども虐待に関わる地域関係機関**

**児童相談所**
虐待の事実確認，子どもの保護，子どもと家族の指導，児童福祉施設入所などの措置を行う
※児童福祉司，児童心理司，精神科医などの専門職が配置されている

**市区町村の子ども家庭支援センター**
- 子どもと家庭の問題に関する総合相談窓口
- 虐待の事実確認，児童相談所への連絡，相談事業を行う
- 一時保育やショートステイなどのサービスの提供を行う

※区市町村の地域特性に応じて，保育士，社会福祉主事，心理士などの専門職が配置されている

**市区町村の保健所・保健センター**
- 母子の健康に関する総合窓口
- 相談事業，母子の状況調査・フォローを行う
- 健康診査，家庭訪問，健康相談などを行う

※医師，薬剤師，歯科医師，保健師，診療放射線技師，臨床検査技師，歯科衛生士，管理栄養士などの専門職が配置されている

## 予後

　経済的貧困は子どもの教育歴にも大きく影響を及ぼす．男女とも非貧困では大学・短大への進学率が70％近いが，生活保護，児童養護施設，ひとり親家庭で育った子どもの大学・短大進学率は生活保護・児童養護施設が約20％，ひとり親は約30％と非貧困の半数に満たない[5]．最終学歴別年間収入を調べると，男女正社員で，25歳頃までは大きな差はないが，30歳代から差が認められ，50歳代で中学卒約500万円，大学卒約900万円と2倍近い差が生じる[5]．

　子ども虐待に関しては，虐待の連鎖がよく知られるところである．虐待を受けて育った子どもが心の支援を受けずに成長して家庭を持ったときに，再び自分の子どもを相手に虐待の加害者になってしまうリスクが高いことを社会全体が理解して，子ども虐待の撲滅に立ち向かう必要がある．

### 臨床上のコツ

● **子どもと家族の関係性にいつも目を向けましょう**

　一見とても豊かにみえる日本の社会ですが，ひとり親家庭では半数が経済的貧困家庭といわれています．親が仕事に追われ，子どもの生活まで目が行き届かないことも多く，加えて子どもに神経発達症（発達障害）などの問題があると，育てにくい子どもとみられ，虐待を受けるリスクが高まります．

　このような問題は，初診時に明らかになることはほとんどありません．子どもと家族の会話の様子，身長や体重など栄養状態，身体の清潔度，登校状況など，子どもが健康な生活を家庭で保てているのかに目を向ける必要があります．そして，もしも虐待が疑われる場合は，躊躇なく児童相談所などに連絡し，家族の支援を開始するよう行動することが必要です．子どもたちからはSOSを出せないからです．家族支援は医療だけでは限界があります．地域の支援機関の役割を知り，連携できるように知識を持っていることが重要です．

> **症例** 虐待を受けた子どもの逆襲
>
> 　初診時6歳（小学1年生）の男児．主訴は「落ち着きがなく集中できない」であった．母子家庭で母親や妹への暴言・暴力があった．周産期の問題はないが，言葉の発達がやや遅く3歳になっても会話が明瞭ではなかった．幼稚園に入ると先生に甘えてべたべたしていた．
>
> 　当科初診後，発達検査を行い，知的な遅れはないが，自分の気持ちを言語化することが苦手で，他児との集団の遊びや作業を好まず，自閉傾向があると診断し，心理介入（SST）と療育相談を開始した．家庭では，帰宅後突然目つきが変わり「死んでやる，ぶっ殺す」といいながら暴力を振るうという．学校では，問題行動はないが，家庭から大きなぬいぐるみを持参していた．母親はうつ病に罹患しており，就労ができず生活保護となった．
>
> 　初診から6ヵ月後，①子どもが2歳の頃から，両親が殴る，蹴る，食事を与えない，「死ね」というなど身体的・心理的虐待を続けていたこと，②両親が不仲で，子どもの前で包丁を振りかざして夫婦喧嘩をしていたこと（面前DV），③母親は現在も子どもへの身体的虐待を続けていること，などが母から初めて医師に語られた．医療ソーシャルワーカー（MSW）を介して児童相談所に連絡した．母親は精神的，経済的にも養育困難な状態であり，児童相談所が一時保護を決定した．保健所，地域保健センターも連携して支援を開始した．その後，母親は精神科に定期通院を開始し，子どもとともに暮らすことが可能となった．

## 文献

1) 厚生労働省：警察庁における児童虐待への対応について
（http://www.mhlw.go.jp/file/06-Seisakujouhou-11900000-Koyoukintoujidoukateikyoku/0000145155.pdf，2018年2月閲覧）
2) 内閣府：子供の貧困対策に関する有識者会議　経済的支援について
（http://www8.cao.go.jp/kodomonohinkon/yuushikisya/k_3/pdf/s2.pdf，2018年2月閲覧）
3) 作田亮一：ネット依存の強い子ども．保健の科学 **58**：249-256，2016
4) 日本精神神経学会（日本語版監修），髙橋三郎，大野　裕（監訳）：DSM-5精神疾患の診断・統計マニュアル，医学書院，p263-264，2014
5) 子どもの貧困の社会的損失統計レポート　日本財団
（http://www.nippon-foundation.or.jp/news/articles/2015/img/71/1.pdf，2018年2月閲覧）

【作田亮一】

各論 — 3. 小児心身医学が関わるさまざまな問題

# G 災害時の対応

恐ろしい体験は過去のものであり，今は安全である

## POINT

1. 急性期においては，子どもが安心感・安全感を持てるように配慮する．
2. 子どもが1人にならないよう，できるだけ大人が一緒にいるようにする．
3. 亜急性期においては，子どもが日常生活に早期に移行できるよう心がける．

### 疾患の概要

　災害は子どもの心身にさまざまな影響を与える．ストレスとなるのは，①恐怖体験，②喪失体験，③罪悪感，④生活の変化，⑤家族の変化，⑥友だち関係の変化などである．子どもは周囲の様子を直感的に感じとっており，周囲にまったく余裕がなさそうなときには，（無意識下で）葛藤を一旦封じ込めてしまう．そのため，災害後しばらくして周囲に余裕が生まれ，自分に目を向けてくれそうになるのを待って，ようやく症状を出せるようになる．

　生命に危険を感じるようなできごとを災害時に体験した後に，そのできごとを思い出して怖くなったり，そのような状況を避けようとしたり，反応が乏しくなったり，緊張状態が強くなったりするのは，子どもにとっても当然のことである．それらの症状が通常より強く，長引くことで日常生活に支障をきたす状態になると，支援や治療が必要となり，心的外傷後ストレス障害（post traumatic stress disorder：PTSD）[1]と呼ばれる（p270参照）．

### 疫学

　災害の種類や程度，そのときの子どもがおかれた環境に左右される．災害後に心的外傷後ストレス障害のような状態になる子どもは数％程度と考えられている．

### 病態

　子どもはストレスを身体症状や行動の変化として表現することが多い．年齢によって症状は異なり，乳幼児では，災害の正体もわからず不安が中心となるが，学齢期以上では，明確な身体症状や精神症状が認められる．身体症状は交感神経の亢進に基づくものが大部分であるが，退行は子どもが基本的信頼を確認し安心感を得るためにとった反応，認

## 表1　災害後にみられる子どもの反応

① 表情が少なく，ボーッとしていることが多い．
② 食欲がなく，何もする気が起こらなくなる．
③ 感情的に高揚する．
④ 災害に関連するものを避けようとする．
⑤ 災害遊びや悪夢などで災害時の体験を思い出して不安になる．
⑥ 不眠・夜泣き・落ちつかない・いらいらする・小さな物音に驚くなど過度に覚醒する．
⑦ 甘えがひどくなり，尿失禁などの退行（赤ちゃん返り）をするようになる．
⑧ 登園しぶり・後追いなどの分離不安を示す．

(北山真次：災害時の心のケア．子どもの心身症ガイドブック，小林陽之助（編），中央法規出版，p209-213, 2004 より引用，改変)

知と気分の陰性変化は自己を守るための防衛反応ととらえることができる．幼少期の子どもでは，死などの概念が曖昧なために，「喪失」を自分のまわりの環境に生じた変化で判断することとなり，自分が原因であると誤解して，罪悪感を強くしてしまうこともある．

## 症状と診断

災害後にみられる子どもの反応を表1に示す[2]．幼少期の子どもでは，嘔吐・腹痛・夜尿などの身体症状や言語の喪失などの退行，分離不安などが目立つことが多い．これらの反応は，通常では最初の数週間で軽快するが，1ヵ月以上持続したり，数ヵ月の潜伏期を経て出現したり，長期的な問題を引き起こしたりすることもある．

心的外傷後ストレス障害の特徴として，①悪夢・フラッシュバックなど災害の記憶の侵入，②災害を考えたり思い出したりする状況の持続的回避，③災害の想起不能・否定的な信念や予想・無関心・無感動など認知と気分の陰性変化，④攻撃性・自己破壊的行動・警戒心・驚愕反応・集中困難・睡眠障害など災害と関連した覚醒度と反応性の著しい変化，の4つが挙げられている．災害時の子どもは，①については，災害に関する遊びに没頭したり災害に関する話をくり返したりする，②については，災害に関することを聞くのを嫌がる，③については，いつもおびえて泣いてばかりいる，④については，イライラして小さな物音にも驚くなどの行動の変化として認められる．男女で比較すると，侵入症状は男子に多く，回避症状や気分の陰性変化は女子で遷延しやすい傾向がある[3]．

## 対応と治療

災害後の子どもへの対応の原則を表2に示す．

急性期においては，子どもに安心感・安全感を持たせることができるかどうかが重要で，「みんなで守っていくからね」など，安心させることに配慮した声かけや寄り添い，抱きしめるという行動で対応する．災害体験について話すことを無理に促さない．恐ろ

**表2 災害後の子どもへの対応の原則**

① 家族に安心感を与える．
② 子どもが表現しやすい状況を整える．
③ 子どもの身体症状を認める．
④ 子どもの退行・分離不安を受けいれる．
⑤ 子どもに安全感を与える．
⑥ 家族あるいはコミュニティ全体を支援する．

(北山真次：災害時の心のケア．子どもの心身症ガイドブック，小林陽之助(編)，中央法規出版，p209-213, 2004 より引用，改変)

しい体験の後には時間の概念が曖昧となりやすいため，「恐ろしい体験は過去のものであり，今は安全である」ということを十分に認識させることが大切で，子どもが1人にならないように，できるだけ大人が一緒にいるよう配慮する．

亜急性期においては，子どもが普通に遊んで学ぶ，日常生活に早期に移行できるような取り組みが優先される．子どもは，不安な気持ちを遊びのなかで表現したり，話したり，夢や空想のなかで整理したりして，通常ではない体験を過去の記憶として処理していく．その過程が逸脱したものにならないように，安心して表現しやすい状況を整えることが必要で，安全感が得られるような環境の確保が重要である．身体症状を認め，痛みなどには共感・対処し，退行や分離不安についても十分に受け入れるようにする．

家族も被災者である場合が多いため，家族の悩みを傾聴することも大切である．基本的には，子どもがこれまでと違った行動をするようになっても，異常とはとらえず，通常ではない体験に対する正常な反応であるということを理解してもらうようにする．子どものメンタルヘルスを保つには，子どもが安心することのできる環境が不可欠であり，そのためには周囲の安定がまず必要で，日常生活再建への支援を含む家族あるいはコミュニティ全体への支援という視点をもって対応していくことが望まれる．

## 予後

災害時の危機的な体験はそのすべてが負の影響を及ぼすというわけではない．危機的な状況に遭遇したとしても，その後は保護的な環境下にあり，安全感をある程度得ることができれば，その体験の一部は，これから生きていく未来感の獲得に寄与する．このような心的外傷後の成長をポスト・トラウマティック・グロースという．

### 臨床上のコツ

● 悲嘆のプロセスを理解する

　喪失体験をした人に起こる反応の1つとして「悲嘆」があります．悲嘆は狭義には「家族や愛する人との死別に対する深い悲しみ」ですが，広義には「喪失に対する悲しみ」全体を表します．アタッチメント対象を失った苦痛に対処しながら，新たな現実に対応し，新たなアタッチメント関係を作っていく悲嘆のプロセスは「喪の過程」とも呼ばれます（図1）[4]．災害時の対応で大切なのは，このプロセスを理解し，子どもと家族が今どの段階にいるのかを推察することです．「ショック」の段階では，理解や判断が難しくなっていることが多く，「否認」の段階では，現実認識を避けることで自己を防衛していると考えられるため，それらの時期には安心感が得られるような対応（ただそばにいるだけでもよい）が適切です．「悲しみと怒り」の段階は，現実を吟味・受容していく時期であり，体験を分かち合い，共有していくことが重要となります．「適応」「再起」の段階は，危機的状況に前向きに対処しようとする時期であり，手伝いなども担ってもらい，自己効力感の向上を目指した対応をめざします．

　悲嘆のプロセスは通常4～6週間で進行するとされていますが，そのペースはさまざまで，苦痛や自責感，孤独感が強すぎると複雑化・遷延化します．

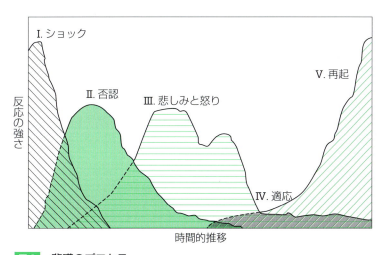

図1　悲嘆のプロセス
(Drotar D, et al：Pediatrics **56**：710-717，1975より引用，改変)

各論 — 3. 小児心身医学が関わるさまざまな問題

> **症例** 家具に挟まれて動けなくなった小学生女児
>
> 　阪神・淡路大震災は，早朝の薄暗い中で起こった．睡眠中の小学1年生の女児は，一瞬にして倒れてきた家具に挟まれて身動きがとれなくなり，幸い大きな外傷はなかったものの，数時間後に助け出されるまで，1人薄暗い狭い空間で過ごさなければならなかった．
>
> 　その後，被災地を離れ，しばらくの間，近隣都市の親戚宅で暮らしていたが，暗がりを怖がり，電灯を消して眠りにつくことができず，部屋の電灯を朝まで明るく照らしたままにして眠っていた．また，1年以上前にはみられなくなっていた夜尿がときにみられるようになり，日中も母親のそばから離れることができない日々が続いた．少しの物音にも過敏に反応し，その後しばらくボーッとする時間があり，目がうつろとなっていた．
>
> 　1年ほどの経過で症状は目立たなくなったが，毎年1月中旬になると調子が悪くなり，学校の避難訓練では動くことができず，逃げるという行動がとれなかった．成人した今でも，地震に遭うとしばらくの間身体を動かすことができなくなるという．

 文献

1) 日本精神神経学会（日本語版用語監修），髙橋三郎，大野　裕（監訳）：DSM-5 精神疾患の診断・統計マニュアル，医学書院，p263-288，2014
2) 北山真次：災害時の心のケア．子どもの心身症ガイドブック，小林陽之助（編），中央法規出版，p209-213，2004
3) 北山真次：災害に遭遇した子どもたち．日児誌 **116**：1813-1828，2012
4) Drotar D, et al：The adaptation of parents to the birth of an infant with a congenital malformation：A hypothetical model. Pediatrics **56**：710-717, 1975

【北山真次】

# 索 引

## 和文索引

### ア

愛着行動　24
愛着対象　241
　　——喪失　242
愛着の形成発達過程　242
悪性症候群　92
アクセプタンス　104
悪夢　335
アスペルガー症候群　291, 292
アタッチメント　325
　　——障害　89
アドバンスケア・プランニング　322
アトピー性皮膚炎　195
アトピー素因　190
アネロイド式血圧計　144
アラーム療法　217
アレキシサイミア　21, 38
アンガーマネージメント　307
安心の保証　243

### イ

移行期患者　125
移行支援プログラム（移行計画）　126
医師-患者関係　29
意識の変容　270
易刺激性　90
医師-子ども-家族の3者関係　29
いじめ　287, 301
いじめ対策連絡協議会　303
いじめ防止教育　302
いじめ防止対策推進法　302, 303
いじめ問題対策連絡協議会　302
異常行動　89

一次性頭痛　163
一次性夜尿　215
5つのP　203
溢流性便失禁　212
遺尿症　215
遺糞症　211
インクルーシブ教育　300
陰性症状　90
インターネットゲーム障害　309
インターネット中毒　207
インテーク面接　33
院内学級　120
インフォームド・アセント　85, 88
インフォームド・コンセント　85, 88

### ウ

ウォーキング　148
美しき無関心　257
うつ病　316
運動症状　256
運動チック　224

### エ

栄養士　119
円形脱毛症　232
遠城寺式乳幼児分析的発達診断検査　66
エンド・オブ・ライフケア　321

### オ

嘔気　267
横紋筋融解　175
汚言症　224
オフラベル使用　88
音声チック　224, 225

温熱性発汗試験　56

## カ

概日リズム睡眠-覚醒障害　202, 203
解釈モデル　34
外傷体験　256
海馬萎縮　272
回避（行動）　241, 243, 270
回避・制限性食物摂取症　178
快への変化　243
解離症（解離性障害）　260
解離性健忘　261
解離性同一症　261
カウンセリング　185, 233
過覚醒　263
過換気　182
　　──症候群　182
学習障害　☞　限局性学習症
学習性疼痛　239
学童期　25
確認行為　252
過呼吸　182
過剰適応　18, 21, 38
家族ガイダンス　247
家族（家庭）機能　110
　　──不全　287
家族支援　109, 331
家族療法　233
学校医　303
学校恐怖　283
カテコールアミン　14
過敏性腸症候群　153
かみ合わせ　231
からだ言葉　269
河合隼雄　107
感覚症状　256
カンガルーケア　325
環境調整（整備）　78, 80, 294, 296
看護師　119
感染性腸炎罹病後 IBS　157
カンファレンス　118
完璧主義　18
漢方薬　94
かんもくネット　251

## キ

気管支喘息　188, 316
希死念慮　91, 313
気道炎症　189
気道過敏性　189
気道狭窄　189
気道リモデリング　189
機能性視覚障害　235
機能性消化管障害　153
機能性身体症候群　157
機能性聴覚障害　235
機能性腸疾患　212
機能性ディスペプシア　153
機能性疼痛　238
機能性腹痛障害　153
基本診療料　132
虐待　123, 261, 287, 327
逆転移　28
キャリーオーバー　125
休日加算　132
急性ストレス障害　270, 302
吸啜反射　24
吸入ステロイド薬　191
境界知能　287
共感　44, 74
協働　☞　多職種連携（協働）
強度行動障害　306
強迫観念　252
強迫行為　252
強迫症（症状）　89, 252, 287
強迫スペクトラム　254
恐怖体験　241
虚偽性障害　☞　作為症
虚弱児　3
起立性調節障害　142, 157, 199, 287
起立直後性低血圧　144
筋弛緩法　97, 98
　　漸進的──　101
近赤外分光法　55
緊張型頭痛　164

## ク

グアニル酸シクラーゼC阻害薬　159

グッドイナフ人物画法　71
グルココルチコイド　14
クレチン症　316
クロライドチャネル作動薬　159

ケ

傾聴　28, 44, 75, 81
血管迷走神経性失神　147
仮病　17
限界設定　254
限局性学習症　299
限局性恐怖症　244
言語化　80
言語理解指標　62, 63
検査バッテリー　59
幻聴　277

コ

抗うつ薬　90
口渇　90
交感神経系　12
抗コリン薬（抗コリン作用）　89, 218
恒常性　11
抗精神病薬　89
向精神薬　84, 88
交代勤務型　204
行動観察　115
行動的技法　104
行動療法　98, 233, 243, 250, 286
広汎性発達障害　291
抗不安薬　91
合理的配慮　294, 300
抗利尿ホルモン製剤　217
5-HT₃拮抗薬　159
呼吸性アルカローシス　183
子育て支援　109, 287
こだわり　293
骨粗鬆症　176
骨盤底筋群　211
子どものこころ専門医　135
子どもの心の発達（発達段階）　22, 23
子どもの貧困　283, 327
　　──率　329
子ども110番　308

子どもホスピス　321
コミュニケーション　42, 43
コルチコトロピン放出ホルモン　13
コンプライアンス　83

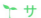サ

罪悪感　334
再栄養症候群　174, 180
災害　275, 334
再体験　☞フラッシュバック
作為症　17, 87
詐病　17
サーモグラフィ　55
三環系抗うつ薬　90
産後うつ病　324
暫定的チック症　225

シ

視覚支援　75
自覚的検査　235
自我同一性　26
時間外加算　132
刺激性瀉下薬　213
自己研鑽　46
自己肯定感　25, 310
自己効力感　318
自己否定感　199
自己評価　80
自殺企図　90, 91, 312
支持的カウンセリング　74
思春期　25
視床下部　12
自傷行為　312
持続性運動チック症　225
持続性音声チック症　225
自尊感情　76
失感情症　21, 38
疾患適応　86
失体感症　21
疾病利得　184, 257
質問紙（検査）　36, 66
児童相談所　123, 287
児童福祉施設　123
自閉症　292

自閉スペクトラム症　68, 178, 249, 287, 292
社会技能訓練　122
社会的機能低下（社会的活動機能障害）　196, 242
社交不安症　84, 245
周期性症候群　163
周産期医療　116, 324
執着気質　18
周波数解析　54
習癖　229
主観的苦痛尺度　269
受動喫煙　189
受動的注意集中　100
受容　44, 74, 81
準備因子　19
障害受容のモデル　113
消化管運動機能異常　154
消化管運動機能改善薬　159, 213
消去動作　101
上腸間膜動脈症候群　171
情緒障害児学級　250
情緒的ネグレクト　261
情緒発達　195
衝動性　295
小児 AN エゴグラム　68
小児期発症慢性疾患患者　125
小児自閉症　89
小児心身医学　2
　——，対象　8
小児適応　86
小児特定疾患カウンセリング料　6, 132, 133
小児慢性特定疾病　315
初回面接　30
食後愁訴症候群　155
食物アレルギー　200
初診　28, 33
処理速度指標　62, 63
自律訓練法　97, 98, 100, 185
自立支援医療　114
自律神経機能検査　49, 52
自律神経系　12
自律神経症状　52
自律神経性疼痛障害　56
視力低下　236
心因性視覚障害　235

心因性聴覚障害　235
心因性頻尿　221
心窩部痛症候群　155
新起立試験　144
神経言語プログラミング　273
神経質児　3
神経性過食症　170
神経性やせ症　170
神経内分泌系　13
神経発達症　69, 89, 113, 120, 171, 287, 291, 309
心身医学　2
　——療法（治療）　46, 132, 133
心身一如　94
心身症　73
　——，好発年齢　9
　——，定義　16
　——的増悪　80
心身相関　19, 81, 185
新生児期　24
身体症状症（身体表現性障害）　17, 267
身体損傷　313
身体的因子　20, 78, 79
身体的虐待　261
身体表現性自律機能不全　184
心的外傷後ストレス障害　91, 270, 302, 334
　——回復率　273
心電図 R-R 間隔変動　54
新版 K 式発達検査 2001　61, 64
深夜加算　132
信頼関係　47
心理アセスメント　58
心理教育　99
心理検査　58, 115, 133
　——導入　60
心理士　45, 115, 119
心理社会的因子　19, 78, 79, 115, 129, 166
　偶発的に存在する——　129
心理的虐待　261
心理的苦痛　196
心理的退行　34
心理面接　28
心理療法　97, 243
心療内科　2
診療能力　47

診療報酬　88, 131

 ス

錐体外路系副作用　89
睡眠時驚愕症　208
睡眠時随伴症候群　208
睡眠障害　89, 202, 263
　――対処の12の指針　206
睡眠相後退型　204
睡眠相前進型　204
睡眠不足　202
スクールカウンセラー　121
スクールソーシャルワーカー　37, 288
健やか親子21（第2次）　324
ストレス　11, 231, 256
ストレッサー　11
スーパーバイズ　32
スピリチュアルペイン　322
スマートフォン　149, 206, 207

 セ

生育歴　38
性加害　305
　――治療プログラム　307
性格傾向　66, 72
性格検査　67
生活指導　78
生活・睡眠リズムの乱れ　148
生活制限　199
生活歴　38
精神疾患　39, 40
精神障害者保健福祉手帳　122
精神通院　114
精神病発症危険状態　277
精神病未治療期間　278
精神病様症状体験　277
成長ホルモン分泌不全性低身長　316
性的虐待　261
青年期　26
性別異和（性同一性障害）　25
セカンドチャンス　308
摂食障害　116, 170
セルフモニタリング　318, 319
セロトニン作動性薬物　91

線維筋痛症　239
閃輝暗点　164
全人（的）医療　2, 43, 134
漸進的筋弛緩法　101
選択性緘黙　249
選択的セロトニン再取り込み阻害薬　90, 91, 246, 254, 273
前兆を伴う片頭痛　165
前頭葉機能　22
全般不安症　182, 244

 ソ

早期覚醒　203
相互信頼関係　43
喪失体験　334
素行症（素行障害）　298, 306
ソーシャルワーカー　284
掻破行動　196

 タ

体位性頻脈症候群　146
第一反抗期　24
退行　272, 335
対象恒常性　24, 242
対人関係における脆弱性　245
体内時計　204, 207
第二反抗期　25
大脳辺縁系　13
怠薬症候群　91
大量（過量）服薬　90, 313
他覚的検査　235
多職種連携（協働）　109, 110, 115, 118, 119, 288, 318
脱感作法　102
脱抑制型対人交流障害　329
多動　☞注意欠如・多動症
田中ビネー式知能検査Ⅴ　61, 63
単一症候性夜尿　215
短期不眠障害　203
弾性ストッキング　149

 チ

地域連携室　284
知覚過敏　239
知覚推理指標　62, 63

チック　91, 99, 224
知的能力障害　287
知能検査　☞　発達・知能検査
遅発性ジスキネジア　90
チーム医療　115
注意欠如・多動症　68, 216, 236, 287, 295, 307, 316
　――治療薬　91
昼間尿失禁症　215
昼間頻尿症候群　221
中途覚醒　203
長時間作用性吸入 $\beta_2$ 刺激薬　191
治癒能力　45
治療継続　44
治療的コミュニケーション　60
治療的自己　32, 134
治療目標　30

通級指導教室　250
通告義務　123
爪かみ　229
津守・稲毛式乳幼児精神発達診断法　66

定型抗精神病薬　89
低身長　176
ディスレクシア　316
適応外使用(投与)　85, 88
適応指導教室　121
テタニー症状　183
転移　28
転換性障害　☞　変換症

投影法　71
統合型 HTP　72
登校拒否　283
疼痛行動　239
糖尿病　316
トゥレット症　89, 91, 224
特定不能の機能性腹痛症　153
特別支援学校(教育)　120, 294, 300
特別児童扶養手当　112
特別な健康管理を要する子ども　315

トークンエコノミー法　219
ドメスティックバイオレンス　109, 327
トラウマ　306

内側前頭前皮質機能低下　272
内分泌・自律神経異常　89
中井久夫　108
怠け　147
難聴　236

二次障害　291, 292, 295, 298, 300
二次性頭痛　163
二次性夜尿　215
二次的不安　21, 78, 79
入院治療　118
乳児期　24
入眠困難　203
乳幼児加算　132
認知行動療法　97, 98, 103, 185, 246, 247, 250, 253
認知再構成法　103
認知的技法　104

ネグレクト　287, 331

能動的起立試験　53
ノンレム睡眠からの覚醒障害　208
ノンレム睡眠随伴症　209

背景公式　100
排尿訓練　218
バウムテスト　72
曝露反応妨害法　253
箱庭療法　97, 98, 107
発達行動学　134
発達支援　64
発達障害　☞　神経発達症
発達障害者支援センター　297
発達障害者支援法　122
発達・知能検査　59, 61, 67
発達(的)特性　66

発達マイルストーン　35
抜毛症　232
歯並び　231
パニック症　182
ハビットリバーサル（習慣逆転法）　227, 233
場面緘黙　☞　選択性緘黙
反抗挑発症（反抗性挑戦性障害）　298
ハンドドロップテスト　256
反応性アタッチメント障害　330
反復性腹痛　155, 267

ヒ

被害妄想　277
非器質性視覚障害　235
非器質性聴覚障害　235
非言語的メッセージ　28
非行　305
非単一症候性夜尿　215
悲嘆のプロセス　337
被注察感　277
非定型抗精神病薬　89
人見知り　24
非24時間睡眠-覚醒型　204
皮膚温測定　55
非ベンゾジアゼピン系　91
非便秘型遺糞症　211
肥満　90
描画検査　59, 71
標準型精神分析療法　132
標準体重計算式　172
標準体重比　172, 173
病棟保育士　119
ビリーブメントケア　322
疲労感　267
貧困　287, 327
頻脈　92

フ

不安（症）　67, 69, 72, 74, 75, 89, 287
風景構成法　108
賦活症候群　90
不規則睡眠-覚醒型　204
副交感神経系　12
複合性局所疼痛症候群　56

腹式呼吸法　101
副腎皮質刺激ホルモン　14
腹部片頭痛　153, 154
腹腔神経知覚過敏　154
不合理性　252
不注意　☞　注意欠如・多動症
不登校　84, 195, 199, 282, 309
不眠障害　202, 203
不眠症状　203
プラセボ（効果）　87, 89
フラッシュバック　263, 270, 335
フリースクール　121
プレイルーム　106
プロカイネティックス　158, 213
分離不安症　241, 272, 335

ヘ

ペアレント・トレーニング　111, 307
ペアレント・プログラム　112
ペーパーバック法　185
変換症　17, 18, 87, 182, 256
片頭痛　164
　　前兆を伴う――　165
ベンゾジアゼピン系　91
扁桃体異常活性化　272
便秘　90
　　――型遺糞症　211

ホ

放課後等デイサービス　122
包括的治療　195
報酬　239
保健室登校　121
保険診療　131
ポスト・トラウマティック・グロース　336
ホーソン効果　89
ボディイメージ　173
ボンディング　325

マ

マインドフルネス　104
暴力　305
巻き込み　254
マルトリートメント　329

慢性機能性頭痛　163
慢性疾患　116, 315
慢性疼痛　238
慢性疲労　310
慢性不眠障害　203
慢性連日性頭痛　166
万引き　305

ミ・ム

診たて　38, 97

無月経　176

メ

メタボリック症候群　90
メディア依存　310
メディア歴　35
メディア・ワクチン　309
メラトニン　206
免疫系　14
面前ドメスティックバイオレンス　327
メンタルヘルス　336

モ

問診票　36
問題解決法　103

ヤ

夜驚症　89, 208
薬物濫用　305
薬物乱用頭痛　166
矢田部ギルフォード性格検査　68
夜尿症　89, 215

ユ

遊戯療法　97, 98, 106, 233

誘発因子　19
指しゃぶり　229

ヨ

養護教諭　121
幼児期　24
陽性症状　89, 90
要保護児童対策地域協議会　36, 307, 331
抑うつ（障害）　67, 69, 72, 263, 287
読み書きスクリーニング検査　299
夜型生活タイプ　202

ラ

ライフイベント　34, 212
螺旋形モデル　113

リ

離脱症候群　91
離人感・現実感消失症　261
療育手帳制度　122
療養担当規則　131
リラクセーション法　100

レ・ロ

レジリエンス　319
レセプト　131
連携　☞　多職種連携（協働）

ロイコトリエン受容体拮抗薬　191

ワ

ワーキングメモリ指標　62, 63
枠（治療の）　30, 266

## 欧文索引

 **A**

ADHD-RS-Ⅳ　68
alexithymia　21
anorexia nervosa（AN）　170
AQ 日本語版自閉症スペクトラム指数　68
at-risk mental state（ARMS）　277
autism spectrum disorders（ASD）　☞　自閉スペクトラム症
avoidant/restrictive food intake disorder（ARFID）　178
Axline の8つの原理　106

 **B**

bio-psycho-socio-ecoethical medicine　5
bullying prevention program（BPP）　302

 **C**

Cannon　11
CBT　☞　認知行動療法
Children with Special Health Care Need（CSHCN）　315
CMAS 児童用不安尺度　69
Conners 3 日本語版　68
CY-BOCS　253

 **D**

DAM　71
disimpaction　213
DSRS-C バールソン児童用抑うつ性尺度　69
dysfunctional breathing　184

 **E**

epigastric pain syndrome（EPS）　155
eye movement desensitization and reprocessing（EMDR）　264, 273

 **F**

Form X　☞　STAI 状態・特性不安検査
functional abdominal pain disorder（FAPD）　153
functional abdominal pain not otherwise specified（FAP-NOS）　153, 154
functional dyspepsia（FD）　153
functional symptomatic syndrome（FSS）　157

**G**

general adaptaion syndrome（GAS）　12
Great Ormond Street（GOS）criteria　178
Guillain-Barré 症候群　55

**H・I**

Hawthorne effect　89
head-up tilt 試験　53
homeostasis　11
hyperventilation syndrome（HVS）　182

irritable bowel syndrome（IBS）　153

**J・K**

Jung　107

Kalff　107

**L**

Lowenfeld　107
low T₃ 症候群　173

 **M・N**

M-CHAT 日本語版　68
MSPA　69

neuro-linguistic programming（NLP）　☞　神経言語プログラミング

 **P**

PARS-TR　69, 250
P-F スタディ絵画欲求不満テスト　73
Piaget　22
POMS 2 日本語版　69
post hyperventilation apnea　185
post infectious IBS　157

347

post-prandial distress syndrome(PDS)　155
post traumatic stress disorder(PTSD)　91, 270
　──，回復率　272
PRIME-J スクリーニング　278
PSC 日本語版　36
psychotic-like experience(PLEs)　277

##  Q・R

QTA30　36, 48

recurrent abdominal pain(RAP)　155

##  S

SC　☞　スクールカウンセラー
SCAS スペンス児童用不安尺度　250
SCT 精研式文章完成法テスト　73
Selye　11
S-HTP　72

S-M 社会生活能力検査(第3版)　68
SMQ-R　250
SP 感覚プロファイル　68
specific learning disorder(LD)　299
SSRI　☞　選択的セロトニン再取り込み阻害薬
SST　☞　社会技能訓練
SSW　☞　スクールソーシャルワーカー
STAI 状態・特性不安検査　69

## T

Tourette syndrome　224
trauma-focused cognitive behavioral therapy(TF-CBT)
　264

## Y・W

YG 性格検査　68

WISC-Ⅳ　61, 62

**初学者のための小児心身医学テキスト**

| | |
|---|---|
| 2018年4月30日　第1刷発行 | **編集者** 日本小児心身医学会 |
| 2024年6月10日　第3刷発行 | **発行者** 小立健太 |
| | **発行所** 株式会社 南江堂 |
| | ☏113-8410 東京都文京区本郷三丁目42番6号 |
| | ☎(出版)03-3811-7236　(営業)03-3811-7239 |
| | ホームページ http://www.nankodo.co.jp/ |
| | 印刷・製本　小宮山印刷工業 |
| | 装丁　渡邊真介 |

Primer of Psychosomatic Pediatrics
ⓒJapanese Society of Psychosomatic Pediatrics, 2018

定価はカバーに表示してあります．
落丁・乱丁の場合はお取り替えいたします．
ご意見・お問い合わせはホームページまでお寄せください．

Printed and Bound in Japan
ISBN 978-4-524-25274-9

**本書の無断複製を禁じます．**
JCOPY〈出版者著作権管理機構　委託出版物〉
本書の無断複製は，著作権法上での例外を除き，禁じられています．複製される場合は，そのつど事前に，出版者著作権管理機構（TEL 03-5244-5088，FAX 03-5244-5089，e-mail: info@jcopy.or.jp）の許諾を得てください．

本書の複製（複写，スキャン，デジタルデータ化等）を無許諾で行う行為は，著作権法上での限られた例外（「私的使用のための複製」等）を除き禁じられています．大学，病院，企業等の内部において，業務上使用する目的で上記の行為を行うことは私的使用には該当せず違法です．また私的使用のためであっても，代行業者等の第三者に依頼して上記の行為を行うことは違法です．